D1605575

La longevidad comienza desde niño

VALTER LONGO

La longevidad comienza desde niño

Un revolucionario programa
de nutrición para toda la familia

Traducción de
Juan Vivanco

Grijalbo

Papel certificado por el Forest Stewardship Council®

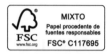

Título original: *La longevità inizia da bambini*

Primera edición: septiembre de 2020

Printed in Spain – Impreso en España

ISBN: 978-84-18007-27-9
Depósito legal: B-6.326-2020

Compuesto en M.I. Maquetación, S. L.

Impreso en Reinbook Serveis Gràfics, S. L.
Sabadell (Barcelona)

DO 07279

Penguin
Random House
Grupo Editorial

*Dedicado a todos los niños que luchan
contra una enfermedad y a los que no han tenido
la oportunidad de disfrutar de una vida longeva*

Índice

Aviso al lector

Se ha hecho todo lo posible por garantizar que la información recogida en este volumen, incluso la de carácter divulgativo, estuviera revisada y actualizada en el momento de la publicación. No puede responsabilizarse al autor ni al editor de posibles errores u omisiones, ni del uso inadecuado y la comprensión equivocada de la información proporcionada en esta obra, así como tampoco de las consecuencias nocivas para la salud, la economía u otras, sufridas por individuos o grupos que hayan actuado interpretando a su manera el contenido de este libro. Ninguna recomendación u opinión de esta obra pretende sustituir el criterio médico. Si el lector está preocupado por su salud, debe acudir a una consulta médica profesional. Todas las opciones y decisiones terapéuticas debe tomarlas con ayuda de su médico, que dispone las competencias y los conocimientos adecuados para ello, incluidos los datos fundamentales de su paciente. Este libro tiene un cometido divulgativo y en ningún caso debe usarse como referencia para cambiar por propia iniciativa un tratamiento prescrito por un médico.

La información sobre las medicinas o componentes afines, sobre su uso y su seguridad, evoluciona sin cesar, está sujeta a interpretación y debe evaluarse con arreglo a la peculiaridad de cada paciente y de cada situación clínica.

Prólogo

Salvatore Cucchiara,
catedrático de Pediatría, Sapienza
Università di Roma, director de los
Servicios de Gastroenterología y
Hepatología Pediátrica, Policlinico
Umberto I, Roma

Es para mí un inmenso placer presentar el libro *La longevidad empieza desde niño* del profesor Valter Longo, dedicado a la nutrición pediátrica y a las consecuencias derivadas de sus desórdenes tanto en el plano metabólico como sistémico.

El libro se caracteriza por un lenguaje a la vez científico y divulgativo que lo hace útil tanto para los especialistas del sector como para el gran público formado por las familias, los pacientes y los profesionales sanitarios.

No deja de ser sorprendente que Italia, tierra de saludables tradiciones culinarias y patria de la dieta mediterránea, tenga el triste récord, entre los países europeos, del sobrepeso y la obesidad en edad pediátrica. Es inaceptable que estas costumbres tan beneficiosas se hayan sustituido por unos estilos alimentarios objetivamente dañinos para la salud, caracterizados por una ingesta excesiva de grasas saturadas, carne roja y azúcares simples y complejos, y por la importante reducción de los niveles de fibra, hortalizas, cereales, fruta, legumbres y pescado azul. El uso desmedido de productos industriales (que contienen niveles alarmantes de espesantes, emulgentes y grasas hidrogenadas), fomentado por una publicidad capciosa y engañosa, es un fenómeno que pone de manifiesto la necesidad urgente de afrontar, en distintos ámbitos, el tema de la educación alimentaria a partir de la edad pediátrica, una educación que debe implicar a las familias, las comunidades educativas en sus distintas escalas, los pediatras y los médicos de familia (dado que estos últimos cada vez se hacen cargo con más frecuencia de los niños preadolescentes).

El contenido del libro es realmente exhaustivo y aborda el tema de la nutrición pediátrica con rigor científico, transmitiendo una serie de mensajes útiles para entender el daño sistémico que supone la obesidad, y para idear un plan racional de corrección de los desórdenes nutricionales infantiles. La obesidad y el síndrome metabólico (que es su consecuencia directa) son, esencialmente, trastornos inflamatorios multiorgánicos que pueden afectar al hígado (de la simple esteatosis o hígado graso a la esteatohepatitis no alcohólica, que hoy se considera la causa de patología hepática crónica en el mundo occidental), y producir daño cardiovascular, hipertensión y diabetes insulinorresistente, así como altos niveles de triglicéridos y colesterol en la sangre. Además, los datos epidemiológicos recientes han revelado una relación entre obesidad y cáncer. Tampoco se debe subestimar el nexo entre la obesidad y la alteración de la composición y funcionalidad de la microbiota intestinal, con presencia anormal en la luz intestinal de patobiontes o bacterias no beneficiosas dotados de propiedades inflamatorias y capaces de afectar la integridad del epitelio intestinal. Un asunto cada vez más estudiado es, por último, la relación de los desórdenes de la alimentación en el embarazo y las primeras semanas de vida del lactante con los trastornos del neurodesarrollo.

El libro me ha entusiasmado y creo que es un instrumento excelente de divulgación científica y un importante estímulo para la reflexión de quienes están implicados en la gestión nutricional de los distintos tramos de la edad pediátrica, tanto en la etapa de prevención como en la de tratamiento. Los pediatras y los médicos de familia tienen un cometido muy delicado y una gran responsabilidad a la hora de guiar a las familias, pero estas se constituyen en los actores más importantes de esta función. Ojalá quienes tienen la misión de tutelar la salud de los niños, quienes se ocupan de su formación cultural, como los docentes y los directores de centros de enseñanza y, por último, quienes tienen responsabilidades en la divulgación de mensajes publicitarios y periodísticos lean con provecho este libro.

Introducción

Me crie en Genova Certosa, al lado del puente Morandi —que para mí era como el puente de Manhattan que hizo célebre la película de Sergio Leone *Érase una vez en América*—, y que más tarde volvería a hacerse lamentablemente famoso en todo el mundo cuando se derrumbó en 2018. A unos cientos de metros del puente estaban mi colegio y mis tiendas preferidas, donde todos los días me detenía a comprar el pan y, a veces, pescado frito. Tenía suerte, porque en casa seguían la Dieta de la Longevidad (o casi) de mi madre, que había nacido en Molochio, un pueblecito calabrés con récord de longevidad. Pienso a menudo en mi infancia en Génova y, muchas veces, en cómo comíamos en los años setenta y cómo han cambiado desde entonces las costumbres alimentarias y las relacionadas con la actividad física de los niños.

En 2016, después de la publicación de mi primer libro, *La dieta de la longevidad*, los periodistas y los lectores me preguntaron por qué no había incluido una parte dedicada a la dieta infantil. Mi respuesta fue que en ese momento no sabía lo suficiente de nutrición infantil como para escribir sobre el asunto, pero que me proponía colaborar con pediatras y nutricionistas a fin de lograr que los médicos, los nutricionistas y los padres, pero también los propios niños y adolescentes evitaran la catástrofe que en Estados Unidos ha llevado a que el 70 % de los adultos tengan sobrepeso u obesidad.

En 1984, cuando recalé en Chicago con 16 años, me atiborraron de proteínas, grasas saturadas, almidón y azúcares, y al cabo de unos años yo también tenía sobrepeso, hipertensión y colesterol alto. Muchos de mis parientes de origen italiano tenían sobrepeso u obesidad, y varios de ellos padecían diabetes o enfermedades cardiovasculares.

Desde que volví a vivir en Italia seis meses al año, asisto también al mismo tipo de transformación que ya había visto en Chicago en los años ochenta. Esto reforzó mi propósito de escribir un libro sobre la nutrición infantil. Sabía que lo que influye y quizá también determina la longevidad empieza antes del nacimiento, pero, tras decenios de estudios clínicos, epidemiológicos y de base sobre la nutrición de los adultos, y de los estudios sobre la restricción calórica y sobre la Dieta que Imita el Ayuno, conocía bien el poder de ciertos tipos de alimentación sobre el peso y la salud.

De modo que para este nuevo libro pedí ayuda a la doctora, investigadora y pediatra Anna Claudia Romeo, jefa del Servicio de Patología Neonatal de la Azienda Ospedaliera Pugliese-Ciaccio de Catanzaro, doctoranda de Investigación en Fisiopatología y Clínica de las Enfermedades Endocrino-Metabólicas, Departamento de Medicina Interna, Università di Genova, con quien colaboro desde hace varios años; a la nutricionista Romina Inès Cervigni, de mi Fundación, que tiene un doctorado en oncología y ha trabajado como investigadora en el Istituto San Raffaele de Milán; a Alessandro Laviano, profesor asociado del Departamento de Medicina Traslacional y de Precisión de la Università La Sapienza de Roma y jefe del Servicio Operativo de Medicina Interna y Nutrición Clínica de la Azienda Ospedaliera Universitaria Policlinico Umberto I de Roma; y al doctor Domenico Meleleo, pediatra, experto en nutrición, responsable del Gruppo di Studio Attività Fisica e Sport de la Società Italiana di Pediatria Preventiva e Sociale (SIPPS) y miembro del Gruppo di Studio di Nutrizione de la Federazione Italiana Medici Pediatri (FIMP). Con ellos han colaborado también algunos de los principales expertos en nutrición pediátrica de Italia, que han revisado los capítulos principales, en especial los que tratan de los recién nacidos y los niños más pequeños.

En este libro, al igual que en el primero, he usado un sistema de varios pilares para basar mis recomendaciones: estudios clínicos, epidemiológicos, de investigación básica y de las poblaciones donde los niños parecen especialmente sanos de pequeños y luego alcanzan mayor longevidad. Era importante unir nuestro conocimiento orientado a la longevidad sana con el de los expertos en nutrición pediátrica, porque ahora sabemos que además de lo que come el niño, su estilo de vida también influirá en su peso y, por ende, tanto en el riesgo de desarrollar enfermedades en la edad adulta como en su longevidad. Por ejemplo, el sobrepeso prolongado en un niño puede cuadruplicar la posibilidad de que le diagnostiquen diabetes en la edad adulta. Incluso sabemos que, ya antes del nacimiento, lo que come la madre puede tener influencia sobre el estado de salud futuro del niño.

No me propongo aconsejar a los más pequeños la Dieta de la Longevidad que he ideado para los adultos, pero creo que es un error dejar que el niño se nutra con una visión miope de la alimentación, orientada exclusivamente al crecimiento y la salud a corto plazo. La elección de alimentos que fomentan el envejecimiento el sobrepeso y la malnutrición durante la infancia pueden afectar a la salud del adulto y del anciano, y acortan la esperanza de vida. Por eso he dedicado mucho espacio a los problemas de la acumulación de grasa, el exceso de peso y la obesidad, precisamente porque son factores de riesgo centrales ante la diabetes, las enfermedades cardiovasculares, el cáncer y las enfermedades neurodegenerativas, así como en relación con problemas y enfermedades mentales.

Pero no basta con repetir unos consejos nutricionales genéricos, porque ni en Estados Unidos ni en Italia ha servido de mucho recomendar a los niños y los jóvenes que coman menos bollitos industriales o azúcares, o que hagan más deporte. Es más, las cosas no solo no han mejorado, sino que se han alcanzado índices de obesidad y diabetes inusitados entre la población infantil.

Sorprenderá saber que, en realidad, los niños italianos consumen relativamente pocos bollitos y bebidas carbonata-

das azucaradas (por ejemplo, solo un refresco por semana).
Pero todos los días comen cerca de medio kilo de alimento que se transforma con bastante rapidez en azúcares, por lo que no es de extrañar que hayan alcanzado unos porcentajes de obesidad parecidos a los de los niños estadounidenses.

Por lo tanto, basándome en los Pilares de la Longevidad sana, debía encontrar un equilibrio justo que optimizara el crecimiento, la felicidad y la salud del niño, y sentar al mismo tiempo las bases de las costumbres, el peso y las modificaciones que alteran los genes, con el objetivo de llegar con salud no solo a los 18, sino también a los 110 años. Para ello han sido esenciales los debates, largos y a veces encendidos, entre mi equipo y yo, por un lado, y los expertos en nutrición pediátrica por otro.

La estrategia resultante, que propongo aquí para luchar contra el sobrepeso y la obesidad y sentar las bases para una sana longevidad no consiste en revolucionar la dieta de los niños que tienen sobrepeso, sino en introducir reducciones, pequeñas pero sistemáticas, del almidón y los azúcares a los que es más fácil renunciar, tratando de minimizar los cambios en los alimentos preferidos. A diferencia de muchos de mis compañeros, yo hablo de comer más y no menos, pero para el niño el aumento debe ser de verdura y legumbres. Esto no significa cambiar por completo la dieta, sino, por ejemplo, sustituir algunas patatas y un zumo de fruta por zanahorias, judías o brécol, o también por fruta con bajo contenido en azúcares, como manzanas y fresas.

La dieta ideal para la salud y la longevidad de los niños también permitiría consumir un poco de carne roja y blanca por semana, huevos, leche y otros productos de origen animal, pero se basa siempre en los Pilares de la Longevidad sana y, por tanto, en estudios de investigación básica, clínicos, epidemiológicos y de las costumbres alimentarias y el estilo de vida durante la infancia de personas que han llegado a ser centenarias. Entre estas costumbres es importante no solo la alimentación, sino también el ejercicio físico.

Durante toda mi infancia y también después, hasta que me marché a Estados Unidos con 16 años, mis amigos y yo salíamos de casa justo después del almuerzo y jugábamos al fútbol durante tres o cuatro horas. En verano muchas veces también jugábamos después de cenar. El perdedor debía comprar a los vencedores una botella familiar de Coca-Cola. Uso este ejemplo para dejar claro que una bebida carbonatada alguna vez por semana no tiene ningún efecto negativo si va acompañada de una dieta y unas actividades físicas adecuadas. No cabe duda de que estas costumbres, centradas en la práctica deportiva, están desapareciendo en muchos países, por lo que es fundamental recuperarlas o sustituirlas por actividades similares. Lo importante es que el niño no las experimente como obligación, sino como diversión. A nosotros, esas cuatro horas diarias se nos pasaban en un periquete y no veíamos el momento de salir a jugar. Si nos fijamos en la epidemia de niños con sobrepeso u obesidad, está claro que el sedentarismo es un factor importante que debe combatirse junto con las malas costumbres alimentarias.

El libro empieza poniendo de manifiesto una serie de aspectos para entender los problemas de la alimentación infantil, tanto desde el punto de vista del peso como de la malnutrición y la adquisición de costumbres alimentarias que probablemente le acompañarán el resto de su vida. Toca los temas de la nutrición de la madre en el embarazo y durante la lactancia, de las dietas restrictivas, como la vegana, y de la seguridad alimentaria. También aborda asuntos como los alimentos biológicos y la resistencia a los antibióticos. Veremos que los prebióticos contenidos en la verdura y las legumbres son importantes para generar una población intestinal protectora, pero también que algunas verduras pueden tener el efecto contrario y provocar estados inflamatorios intestinales que en algunos casos pueden conducir a graves enfermedades autoinmunes.

Hay un capítulo dedicado a los padres y a lo que hacen por la salud de sus hijos. Preguntamos a cientos de familias cómo hacen para que sus hijos coman lo que deben comer. La finalidad de la encuesta era evitar las recomendaciones abstractas, que a los padres podrían parecerles difíciles de seguir, y centrarnos en las soluciones sencillas y factibles. También les preguntamos a los niños y los adolescentes qué comen y cómo piensan que deberían comer.

He decidido excluir casi por completo la Dieta que Imita el Ayuno de las recomendaciones de este libro, no porque no crea que tenga un gran potencial contra la obesidad y ciertas patologías infantiles, sino porque todavía no sabemos lo suficiente al respecto y antes debemos completar varios estudios clínicos.

Por último, los apéndices proporcionan los instrumentos para poner en práctica lo que se explica en el libro: ante todo, muestro cómo controlar el peso del niño con dos sencillas mediciones; después hay esquemas dietéticos equilibrados para niños y adolescentes, para las mujeres embarazadas y para el destete, y una serie de tablas de los valores nutricionales de los alimentos.

Ojalá el esfuerzo del equipo de médicos y biólogos, que ha sido tan importante para este libro, pueda ayudar a muchos niños no solo a tener una infancia más sana, sino también a sentar las bases biológicas de su salud física y mental para que vivan sanos hasta los 110 años.

1

Los kilos de más, enemigos de los niños

Quiero dar las gracias por su investigación y aportación a este capítulo a la doctora Anna Claudia Romeo, jefa del Servicio de Patología Neonatal de la Azienda Ospedaliera Pugliese-Ciaccio de Catanzaro, doctoranda de Investigación en Fisiopatología y Clínica de las Enfermedades Endocrino-Metabólicas, Departamento de Medicina Interna, Università di Genova, y al profesor Alessandro Laviano, Departamento de Medicina Traslacional y de Precisión de la Università La Sapienza de Roma y jefe del Servicio Operativo de Medicina Interna y Nutrición Clínica de la Azienda Ospedaliera Universitaria Policlinico Umberto I de Roma.

El sobrepeso y la obesidad son un grave problema en el mundo para la salud pública, pues los padecen el 50 % de los adultos y el 30 % de los niños y adolescentes (1) de todo el planeta.

Según los últimos cálculos de la Organización Mundial de la Salud, en el mundo hay 41 millones de niños de edad inferior a 5 años y 340 millones de niños y adolescentes de edad comprendida entre 5 y 19 años con sobrepeso u obesidad. (2) Concretamente, en los países europeos, a la edad de 11 años, los padecen 1 de cada 3 niños.

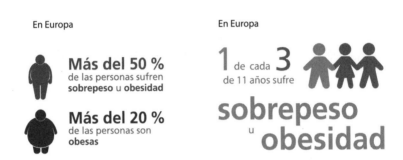

En Europa

Más del 50 %
de las personas sufren
sobrepeso u **obesidad**

Más del 20 %
de las personas son
obesas

En Europa

1 de cada 3
de 11 años sufre

sobrepeso
u obesidad

1.1. En Europa, 1 de cada 3 niños presenta una condición de sobrepeso u obesidad (Organización Mundial de la Salud, 2017).

Los últimos datos divulgados por la Organización Mundial de la Salud son muy preocupantes y merecen nuestra atención (3) porque indican una tendencia de crecimiento progresivo.

Según estos datos, en los últimos 40 años el número de niños en edad escolar y adolescentes obesos ha aumentado vertiginosamente: de 11 a 124 millones en todo el mundo. ¡Se ha multiplicado más de 10 veces!

Hay 216 millones de niños con sobrepeso. El problema es aún más alarmante, pues afecta también a 41 millones de niños de edad inferior a 5 años (tanto con sobrepeso como con obesidad): entre los años 1990 y 2016, el número ha aumentado en 9 millones (4).

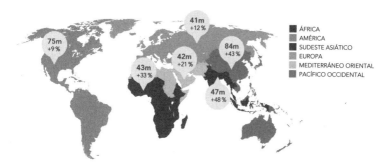

1.2. Número de niños y adolescentes con edades comprendidas entre 5 y 19 años con sobrepeso (216 millones) u obesos (124 millones) en 2016, y los porcentajes de aumento desde 2010 divididos por áreas (fuente: World Health Organization, *2017 Report - Taking Action on Childhood Obesity*).

En Europa, como ha revelado el proyecto COSI WHO Childhood Obesity Surveillance Initiative de la Organización Mundial de la Salud (5), los países del sur están más afectados. En Italia, Chipre, Malta, España, Grecia y San Marino, 1 de cada 5 niños es obeso, es decir, el 18-21 %. En algunos países del norte y centro de Europa (Dinamarca, Irlanda, Lituania, Noruega y Francia) el índice de obesidad es mucho menor y ronda el 5-9 %, cerca de 1 niño de cada 10. Si hablamos del Reino Unido y Alemania, que adoptan sus propios sistemas de vigilancia de la obesidad infantil (6), vemos que en el Reino Unido son obesos el 20 % de los niños de 6 años (1 de cada 5, como en los países del sur de Europa) y el 10 % de los niños de 10 años (1 de cada 10, más o menos como en los países del norte de Europa) (7), mientras que en Alemania el exceso de peso afecta al 15 % de los niños y adolescentes de entre 3 y 17 años, de los cuales el 6,3 % son obesos (8).

Los italianos son los niños europeos que tienen más sobrepeso después de los griegos. En la península italiana, el 42 % de los niños y el 38 % de las niñas tienen sobrepeso, y el 21 % de los niños y el 14 % de las niñas son obesos. Sorprendentemente, el porcentaje italiano se parece mucho al de Estados Unidos, donde tienen sobrepeso el 35 % y son obesos el 26 % de los niños (porcentaje que baja al 18 % según el Centro para el Control y la Prevención de Enfermedades estadounidense CDC, Center for Disease Control and Prevention, probablemente porque no se tienen en cuenta los casos muy graves de obesidad).

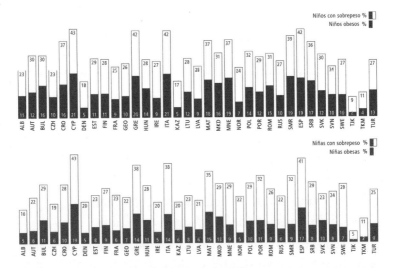

1.3. Sobrepeso en niños y niñas en Europa. Estos datos se refieren a una muestra de más de 300.000 niños de entre 7 y 9 años en varios países europeos, con la exclusión del Reino Unido y Alemania (fuente: Organización Mundial de la Salud, *WHO European Childhood Obesity Surveillance Initiative HIGHLIGHTS 2015-2017).*

En Estados Unidos se ha observado un empeoramiento del sobrepeso en niños y adolescentes de entre 2 y 18 años (9) de 1999 a 2018. Parece que la situación se agrava a un ritmo acelerado incluso entre los más pequeños, sobre todo entre los varones de entre 2 y 5 años, con un aumento de la obesidad de grado I en 2015-2016. En el mismo periodo, el sobrepeso entre las chicas adolescentes también pasó del 36 al 48 % con respecto a los dos años anteriores.

Vemos que el exceso de peso infantil está muy extendido y nos preguntamos por qué es tan importante poner coto a esta creciente amenaza.

¿POR QUÉ ES IMPORTANTE EVITAR EL SOBREPESO INFANTIL?

El peso excesivo en edad pediátrica pone en riesgo la buena salud porque expone al niño a varias enfermedades tanto durante la infancia y la adolescencia como en la edad adulta (10). En el adulto, las patologías relacionadas con un peso no equilibrado son las enfermedades crónicas (enfermedades cardiovasculares, diabetes, demencia senil, cáncer), principales causas de muerte y de reducción de la calidad de vida, que conllevan costes elevadísimos de gestión sociosanitaria por las terapias y hospitalizaciones de los pacientes.

Tener un peso excesivo en la infancia predispone al sobrepeso u obesidad en la adolescencia y la edad adulta.

Tras analizar los datos recogidos sobre el peso y la altura de 51.505 niños de entre 0 y 18 años, se comprobó que los que habían sido obesos a los 3 años también lo eran en la adolescencia en el 90 % de los casos. Del análisis de peso y altura de un banco de datos de 51.505 niños de entre 0 y 18 años se desprendió que los niños que eran obesos a los 3 años de edad, en el 90 % de los casos también lo son en la adolescencia (11).

Este peso excesivo puede predisponer a desarrollar o agravar condiciones como: (12)

- hipertensión arterial y enfermedades cardiovasculares;
- hiperglucemia (aumento de la glucosa en la sangre, prediabetes y diabetes de tipo 2);
- hiperlipidemias (aumento de los triglicéridos o del colesterol en la sangre);
- enfermedades del hígado relacionadas con el exceso de grasa (esteatosis hepática);
- trastornos gastrointestinales (estipsis, reflujo gastroesofágico, dolores abdominales, cálculos biliares);
- trastornos respiratorios (asma bronquial y trastornos respiratorios del sueño);
- complicaciones ortopédicas (por ejemplo, rodilla valga —desviación hacia dentro de los ejes longitudinales del fémur y la tibia, que acerca las rodillas entre sí—, pie plano, riesgo de fracturas);
- trastornos hormonales y ginecológicos, como el síndrome del ovario poliquístico y
- trastornos neurológicos (por ejemplo, dolor de cabeza agudo y crónico).

El papel de los padres en la elección de los alimentos, es decisivo para la futura conducta alimentaria de los hijos. En las últimas décadas hemos visto un aumento mundial de la obesidad infantil. Para entender lo que les está sucediendo a la población en general y a los niños y adolescentes en particular, y para prever lo que sucederá en un futuro no muy lejano, es importante analizar las variaciones del IMC (índice de masa corporal; en inglés BMI, *body mass index*) en la población mundial.

El IMC relaciona el peso con la altura, lo que nos permite tener una buena estimación de la grasa corporal. Es el estándar clínico más aceptado para cuantificar el sobrepeso y la obesidad infantil (13) (para obtener información más detallada sobre el IMC, léase la ampliación del tema en la página siguiente, donde se explica qué es y cómo se calcula). Es útil como medición inicial, sobre todo porque otras técnicas con las que se mide directamente la grasa corporal, como la impedanciometría o la absorciometría con rayos X (14) son más complejas y costosas.

En 2017, la prestigiosa revista *The Lancet* (15) publicó un estudio que repasaba la evolución del IMC medio a escala mundial entre 1975 y 2016, en nada menos que 128 millones de personas. De ellas, 31,5 millones eran niños y adolescentes de 5 a 19 años.

El pico más alto de crecimiento del IMC se registró en el año 2000 en los países más ricos, pero también aumentó considerablemente en los países del este y el sur de Asia y en los países de renta baja. En estos países se pasó con rapidez de una condición de malnutrición a una condición de sobrepeso.

IMC, índice de masa corporal (BMC, *body mass index*)

El IMC es el resultado de un simple cálculo basado en el peso y la altura. El peso en kg se divide por el cuadrado de la altura en metros:

$$IMC = kg \div \text{altura en } m^2$$

Ejemplo: una persona de 60 kg y 1,67 m de altura tendrá un IMC de 21,5 (cálculo: 60 ÷ (1,67 × 1,67) o más sencillo: 60 ÷ 1,67 ÷ 1,67).

Valores del IMC en la edad pediátrica y la adolescencia
Para los niños y los adolescentes, el valor del IMC calculado debe relacionarse siempre con la edad y el sexo, utilizando unas curvas específicas llamadas percentiles. Por este motivo, un mismo IMC puede tener un significado distinto si se refiere a un niño o a una niña, y siempre depende de la edad. En el Apéndice A de este libro están las curvas percentiles con las que puede calcularse el IMC de niños y adolescentes. En general, el IMC da una idea razonable de la cantidad de grasa corporal, aunque a veces puede ser algo impreciso (por ejemplo, sobrestima ligeramente la grasa en los niños bajos o que tienen una masa muscular especialmente desarrollada, o subestima la grasa en los niños que tienen una masa muscular menos desarrollada).

Para entender mejor la situación en que nos encontramos, conviene hacer dos observaciones.

1) A pesar del aumento global del IMC, es decir, del peso, en este momento hay en el mundo más niños

y adolescentes malnutridos que obesos. Pero si el IMC sigue aumentando, se prevé que en 2022 habrá más niños obesos que con infrapeso.

2) El incremento del IMC es paralelo a la disponibilidad, también en los países pobres, de comida barata, muy calórica pero pobre en nutrientes, como la *fast-food*, fruto del crecimiento económico y la globalización. El consumo de productos como los bollitos industriales, las hamburguesas con patatas fritas y ketchup, las bebidas azucaradas, la pizza, la pasta, el arroz, etc., provoca una situación que podría parecer paradójica: (16) la de niños y adolescentes sobrealimentados pero malnutridos, lo que causa un aumento del riesgo de desarrollar una serie de patologías que, a largo plazo, pondrán en peligro su vida (17).

Como hemos visto, la alimentación y el estilo de vida desempeñan un papel fundamental en la prevención de las enfermedades llamadas «no transmisibles», es decir, las enfermedades crónicas que son fruto de la interacción de una predisposición genética con factores ambientales. Estas enfermedades son la principal causa de muerte, incluso precoz: en 2017 determinaron el 73 % de las muertes en todo el mundo (18). En particular, más de 28,8 millones de muertes (+22,7 % desde 2007) pueden atribuirse solo a cuatro factores de riesgo: hipertensión, tabaquismo, hiperglucemia (azúcar elevado en sangre) y exceso de peso. Por sí solos, este último y sus complicaciones (enfermedades cardiovasculares, tumores, demencia y asma) provocaron más de 4 millones.

Para terminar, también es importante aclarar que, si bien en los últimos 28 años la esperanza de vida ha aumentado a escala global, en muchos países vivir más no significa vivir más años con buena salud. En efecto, de 1990 a 2017, la discapacidad creada por enfermedades no transmisibles como diabetes, cáncer, enfermedades respiratorias crónicas y enfermedades cardiovasculares aumentó 40,1 % (19).

Analicemos ahora una de estas enfermedades en concreto, la diabetes, para hacernos una idea clara de su peligrosidad y de la situación de emergencia en que nos hallamos.

IMC, SOBREPESO Y DIABETES

Hemos visto que el IMC es esencial para saber si hay sobrepeso y, por consiguiente, para ser conscientes de los riesgos que esto conlleva. Entre ellos está la diabetes, una de las enfermedades no transmisibles más comunes, que no afecta solo a los adultos, sino también a los más jóvenes. En Europa, en 2017:

- 58 millones de adultos padecían diabetes (glucemia en ayunas igual o mayor que 126 mg/dl o siempre superior a 200 mg/dl);
- 23 millones no sabían que la tenían;

- 31 millones estaban en una condición de «prediabetes» con riesgo elevado de volverse diabéticos.

En resumen, 1 de cada 11 adultos era diabético y 1 de cada 4 no sabía que lo era.

Los datos de los últimos años documentan un continuo aumento de casos de diabetes en la población adulta y se calcula que en 2045 en Europa serán 67 millones, un aumento del 16 %.

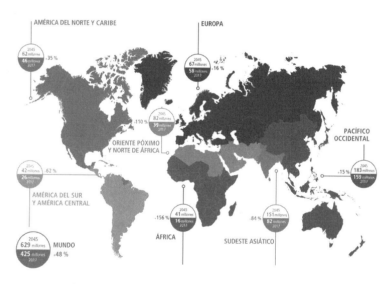

1.4. Prevalencia de la diabetes y estimaciones para los próximos 25 años (fuente: *IDF DIABETES ATLAS 8th edition 2017*).

Lamentablemente, los más jóvenes también pueden padecer diabetes tanto en su forma autoinmune, conocida como diabetes de tipo 1, como en su forma «alimentaria», conocida como diabetes de tipo 2, tal como ha constatado uno de los estudios más importantes realizados en Estados Unidos (SEARCH Study) hace unos años (20) con individuos de edad inferior a 20 años en 7 estados del país: Ohio, Colorado, Washington, Nuevo México, Carolina del Sur, California y Hawái. De 2001 a 2009, la prevalencia de casos de diabetes de tipo 1 aumentó un 21,1 % (con 18.436 nuevos

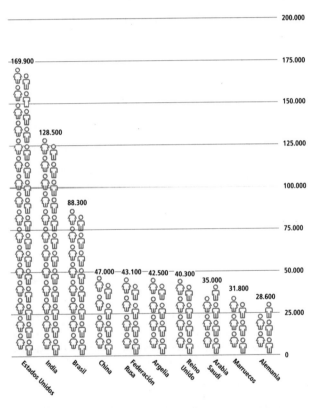

1.5. Los 10 países con cifras más altas de niños y adolescentes (menos de 20 años) con diabetes de tipo 1 en 2017 (el dato de Marruecos se ha extrapolado del de Argelia). Fuente: *IDF DIABETES ATLAS 8th edition 2017.*

casos de 2008 a 2009), mientras que la diabetes de tipo 2 aumentó un 30,5 % (con 5.089 nuevos casos de 2008 a 2009). Los últimos datos, referentes al número de jóvenes de menos de 20 años con diabetes de tipo 1, identifican a Estados Unidos como el país más afectado del mundo (21).

Los datos sobre la diabetes de tipo 2 en los jóvenes, en cambio, son más fragmentarios y revelan una frecuencia de estos casos comprendida entre el 0,2 % y el 5 % de acuerdo con el área geográfica y el tramo de edad (22).

En la edad pediátrica comprendida entre 0 y 11 años, la diabetes de tipo 1 es una enfermedad autoinmune más común que la diabetes de tipo 2. Las causas todavía no están completamente claras, pero parecen obedecer a una interacción entre una predisposición genética y varios factores ambientales, como la dieta, pero, sobre todo, el peso. La relación del aumento de peso con el riesgo de contraer diabetes de tipo 1 todavía está en discusión, pero en el caso de la diabetes de tipo 2 es indudable y fundamental (23) (24).

Cada vez con mayor frecuencia, acompañando a la diabetes de tipo 2 aparecen otras complicaciones como la esteatosis hepática (en el 37 % de los casos), conocida comúnmente como hígado graso, que es la acumulación de triglicéridos dentro del hígado, que dañan las células del hígado y afectan a la funcionalidad del órgano, y la hipertensión arterial (en el 21 % de los casos), que en la edad adulta se asocia con el riesgo de infarto, ictus e insuficiencia renal (para los adultos, valores superiores a 140 mmHg de presión sistólica [máxima] y 90 mmHg de presión diastólica [mínima]; en edad pediátrica los valores se interpretan con arreglo a la edad) (25). Los jóvenes adultos con diabetes de tipo 2 tienen 15 años menos de esperanza de vida que sus coetáneos no diabéticos (26).

Por eso la alimentación resulta crucial.

LA IMPORTANCIA DE LOS PADRES, MÉDICOS, NUTRICIONISTAS Y DIETISTAS

Para disminuir los casos de obesidad es preciso que la asistencia nutricional a los niños con sobrepeso sea precoz e incisiva. La importancia de una intervención a tiempo en la edad infantil es fundamental, pues es sabido que en muchos adolescentes obesos (gran parte de los cuales serán obesos en la edad adulta) el inicio del exceso de peso tiene lugar justamente entre los 2 y los 6 años.

Las intervenciones multidisciplinarias que incluyen la familia, el pediatra y el psicólogo son las más eficaces en la prevención y terapia de la obesidad (27), sobre todo en los niños de menos de 12 años, pero más aún antes de los 6 años (28). No obstante, los resultados a largo plazo de los niños que han seguido un programa de «dietoterapia» y comportamental no siempre son alentadores, y ponen en entredicho este enfoque.

Por eso es necesario orientarse no solo a la reducción del peso, sino también a la mejora global de la calidad de vida y de la salud (29). Los niños y los adolescentes deben tener un seguimiento frecuente y constante, lo cual requiere una gran dedicación de la familia y de los especialistas. Actualmente, sin embargo, las consultas a un médico o nutricionista son escasas y los padres:

1) a menudo no saben o no quieren reconocer que su hijo tenga un problema de peso y nutrición;
2) lo saben, pero hacen poco o no saben qué hacer al respecto.

En este sentido, además de subrayar, como no me cansaré de hacer, el efecto del exceso de alimentos amiláceos típicos de la dieta mediterránea en la epidemia de sobrepeso y obesidad, quisiera poner el acento en la necesidad y conveniencia de hacer un seguimiento profesional de la situación. A través de las fundaciones, las clínicas y los grupos de investigación internacionales que he creado, todos los años entro en contacto con miles de pacientes, lo cual me da una idea muy realista de lo que hace falta para intervenir en el peso y la salud de las personas. Una red de biólogos nutricionistas podría brindar su ayuda, colaborar estrechamente con los pediatras o los nutricionistas pediátricos de modo que, con una inversión mínima para su formación, se obtendrían enormes beneficios en términos de salud y de ahorro de costes sanitarios relacionados con la terapia de la obesidad y sus complicaciones crónicas.

En Italia y otros países existe una gran cantidad de biólogos nutricionistas, muchos desocupados y muchos de ellos con doctorado de investigación. Unos 10.000 de estos biólogos nutricionistas podrían tener un efecto enorme en la salud de los niños y adultos de nuestro país. Si calculamos un gasto medio de 50.000 euros en sueldos y cotizaciones de un biólogo nutricionista, con una inversión anual de 500 millones de euros no solo daremos trabajo a 10.000 licenciados, sino que habremos ahorrado miles de millones de euros en la sanidad pública. Hoy en día es difícil encender la televisión sin toparnos con un debate político o un programa sobre la salud, pero no se habla nunca de cómo resolver realmente los problemas. Frente a la situación actual de continuo aumento de adultos y niños con sobrepeso u obesidad, de sus consecuencias catastróficas y su impacto en los gastos sanitarios, resulta increíble que no se hagan propuestas concretas para cambiar las cosas.

¿Cómo vamos a tener niños y adultos más sanos si en vez de invertir más, lo que hacemos es limitar recursos? Según el *IDF Diabetes Atlas* de 2017, solo unos 5 millones de diabéticos le cuestan a Italia unos 12.000 millones de euros al año. Como sabemos por los estudios realizados con humanos y monos, y como he recordado en mi libro *La dieta de la longevidad*, la mayoría de los diabéticos pueden curarse con cambios radicales de la dieta, al menos si se interviene en las fases iniciales de la enfermedad. Aun admitiendo que esto no funcione al 100 %, estoy seguro de que el ejército de nutricionistas del que hablamos podría lograr una reducción de al menos el 20 % de los casos de diabetes. Es fácil calcular que, frente a los 500 millones de euros anuales que costaría la contratación de los biólogos nutricionistas, con solo una reducción del 20 % de la diabetes, el beneficio económico y humano sería de 3.000 millones de euros anuales. El ahorro probablemente sería mucho mayor, porque estas intervenciones influirían en limitar muchas otras patologías. A los escépticos les respondo que para cambiar las cosas hay que tener nuevas ideas con bases sólidas. En este caso estamos hablando de niños condenados probablemente una vida de enfermedades y más corta que la de sus padres. Espero que precisamente estos últimos acojan favorablemente mi propuesta y que el Estado y todos los ciudadanos estén interesados en apoyarla y patrocinarla.

SOBREPESO Y OBESIDAD EN ITALIA

¿Cuál es la situación de los niños y los adolescentes italianos? Al principio de este capítulo hemos visto que, según datos de la Organización Mundial de la Salud, se cuentan entre los europeos con mayor sobrepeso.

En 2007, el Ministero della Salute, en colaboración con el Istituto Superiore di Sanità (ISS), las regiones y el Ministero dell'Istruzione, dell'Università e della Ricerca (MIUR), puso en marcha una iniciativa muy interesante llamada OKkio alla Salute, un sistema de análisis, vigilancia y control del sobrepeso, la obesidad y los factores de riesgo asociados en los niños de primaria (6-10 años). Se tomaron los datos de peso y altura de una muestra amplia de niños, que contestaron un simple cuestionario sobre sus costumbres alimentarias, sus niveles de actividad física y su sedentarismo. A los padres les dieron otro cuestionario similar y un tercero recogió información de los directores de los colegios.

El objetivo principal de la iniciativa era describir la evolución, en el tiempo y por zona geográfica, del peso, las costumbres alimentarias, los niveles de actividad física de los niños y los programas escolares que promueven una alimentación sana y el ejercicio físico, todo ello con el propósito de idear programas útiles y eficaces que mejorasen las condiciones de vida y la salud de los niños de primaria.

Los resultados, actualizados en 2016 (30) con una muestra de más de 48.400 padres y 48.900 niños de más de 2.600 aulas de toda Italia, dicen que el 21,3 % de los niños que participaron en el estudio tenían sobrepeso, el 9,3 % eran

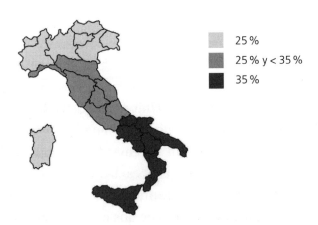

1.6. Distribución del sobrepeso y la obesidad entre los niños de 8 a 9 años en Italia (datos: OKkio alla Salute, 2016).

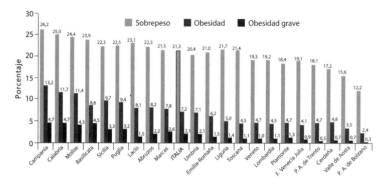

1.7. Porcentaje de sobrepeso y obesidad en niños de 8 a 9 años por regiones en Italia (datos: OKkio alla Salute, 2016).

obesos y el 21 % de estos, gravemente obesos. De modo que casi 1 de cada 3 niños tenía sobrepeso u obesidad.

En lo que respecta a la distribución geográfica, el sur ocupa el primer lugar con más del 35 % de los niños de entre 8 y 9 años con sobrepeso y obesos; le sigue el centro, con más del 25 %, y el norte, con menos del 25 %.

En cambio, si nos fijamos en la evolución en el tiempo, asistimos a una lenta disminución del sobrepeso y la obesidad. De 2008-2009 a 2016 se ha producido una disminución de la obesidad del 12 % al 9,3 %, y del sobrepeso, del 23,2 % al 21,3 %. Se observa un ligero aumento del sobrepeso, no significativo estadísticamente, en la última toma de datos de 2016 con respecto a la de 2014.

A pesar de esta disminución, Italia, España y Grecia siguen estando entre los tres países de Europa donde los niños sufren más de sobrepeso, una aparente paradoja para la patria de la dieta mediterránea, sinónimo de bie-

nestar y salud. Como veremos más adelante, la interpretación equivocada de este estilo alimentario, caracterizada
por excesos de alimentos con gran cantidad de almidón (las
«4 P»: pan, pasta, pizza y patatas), grasas saturadas y
proteínas animales, está contribuyendo a la propagación
de costumbres alimentarias poco saludables, como, por
ejemplo, un desayuno inadecuado; un almuerzo de alto contenido en almidón, que se transforma rápidamente en azúcares, y una merienda abundante.

El problema más grave es, sin duda, el consumo de
cantidades excesivas de almidón (las «4 P», más arroz y
zumos de futa) en las comidas principales preparadas por
los padres y los comedores escolares.

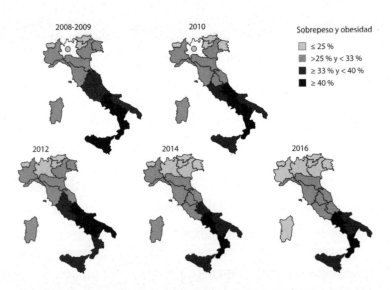

1.8. Sobrepeso y obesidad pediátrica en Italia por regiones de 2008 a
2016 (datos: OKkio alla Salute, 2016).

Si observamos los datos de la encuesta OKkio alla Salute vemos también que la merienda, aunque en los últimos
años se ha «aligerado», sigue siendo una de las comidas más
problemáticas del día. A menudo, la elección de los padres
y los niños son alimentos muy calóricos, pero poco sanos,
como bollitos industriales, cruasanes, pizza y productos de
panadería que superan las 100-150 kcal recomendadas por
los nutricionistas. Por suerte, también vemos que los niños
tienden a consumir menos bebidas azucaradas o carbonatadas.

Para acotar y resolver el problema no basta con una
alimentación sana. Tendría que ir acompañada de una actividad física adecuada (como veremos en el capítulo 10),
que aún no cuenta con la suficiente promoción. Otra tarea de los biólogos nutricionistas podría ser el seguimiento y la prescripción del ejercicio físico a niños y adolescentes. Nuestros niños y adolescentes suelen tener un
estilo de vida poco activo, con comportamientos muy
sedentarios, como pasar cada vez más tiempo delante del
televisor o la tableta en vez de moverse. Los datos de 2016
dicen que:

- el 23,5 % de los niños practican juegos de movimiento como máximo un día a la semana;
- el 33,8 % de los niños realizan actividades físicas or-
ganizadas (entrenamientos, clases, deporte en general) como máximo un día a la semana;
- el 18 % no han practicado ninguna actividad física el
día anterior a la encuesta;

- solo 1 de cada 4 niños, aproximadamente, va al colegio a pie o en bici.

Estas costumbres se agravan debido a un uso incorrecto de las tecnologías viejas y nuevas:

- el 44 % de los niños tienen un televisor en el dormitorio;
- el 41 % ven la televisión o juegan con videojuegos, tabletas o teléfonos más de 2 horas diarias, el tiempo máximo que recomiendan los expertos.

Este análisis demuestra que todavía queda mucho por hacer tanto en el ámbito de la nutrición como en el del ejercicio físico, y que todos deben implicarse, tanto los hijos como los padres, los abuelos, docentes, educadores y colegios, para difundir un estilo de vida sano.

Pero ¿somos conscientes de ello? Muchas veces nuestras ideas e impresiones se alejan de la realidad.

La percepción que tienen los padres del estado nutricional de sus hijos

Para reducir el sobrepeso y la obesidad y prevenir su aparición, cada vez es más importante que los padres tengan una percepción correcta y una conciencia clara del estado nutricional de sus hijos. No obstante, los estudios recientes han demostrado que la capacidad de los padres para reconocer el sobrepeso es limitada (31) (32). Según un importante análisis de 2012 de más de 51 artículos científicos referentes a 35.000 niños y adolescentes de entre 2 y 18 años (33), la mayoría de los padres no son conscientes del sobrepeso de sus hijos: para ser más exactos, el 63,4 % de los padres en general y el 86 % de los padres de niños (33). Resulta interesante observar que esta situación es común a todas las latitudes. En efecto, otros estudios han constatado, por ejemplo, que el 72 % de los padres de niños chinos con una media de edad de 8,5 años no reconocen que sus hijos sufren sobrepeso (34), mientras que, en el caso de los padres brasileños, el porcentaje a un 48,5 % (35).

¿Y en Italia? Los datos de OKkio alla Salute nos dicen que el 50,3 % de las madres de niños con sobrepeso y el 12,2 % de las madres de niños obesos consideran que sus hijos tienen un peso corporal normal (36).

¿Cuál puede ser el motivo de esta deformación de la realidad? Varios factores pueden influir en la percepción que tienen los padres del peso de sus hijos: el sexo del niño, la edad, el peso de los padres, la posición socioeconómica y el nivel de instrucción (37). Los padres son más propensos a hacerse una idea equivocada del peso, sobre todo cuando el niño es muy pequeño o está en la adolescencia. Además, los padres con sobrepeso u obesos tienden más a percibir el peso de su hijo como normal, cuando en realidad es un niño con sobrepeso u obeso (38).

Los estudios también muestran que muchos padres tienen una idea equivocada de la cantidad de alimentos que comen sus hijos. En una investigación italiana se vio que la mayoría de las madres de niños con sobrepeso (73,0 %) y más de la mitad de las madres de niños obesos (53,5 %) piensan que la cantidad de comida que ingiere su hijo es la adecuada (30).

A esto cabe añadir el hecho de que, en general, tendemos a percibir las características físicas, como el peso y las proporciones corporales, de acuerdo con las personas que nos rodean y nos sirven de referencia: familiares, amigos, docentes, educadores, compañeros, dados los altos índices actuales de sobrepeso y obesidad, estamos visualmente acostumbrados a percibir el peso de un modo distorsionado. Un importante estudio del 2013 puso de manifiesto que en el Reino Unido el 55 % de los hombres y el 32 % de las mujeres no se daban cuenta de que tenían sobrepeso (39); en una encuesta realizada en Estados Unidos con 16.000 personas, el 48 % de los hombres y el 23 % de las mujeres afirmaban que tenían un peso corporal normal, cuando en realidad tenían sobrepeso (40).

En el juicio sobre el peso y las proporciones corporales de los hijos también influye la comparación con niños de la misma edad, que hoy pesan más de media que antes. Esto también crea una visión distorsionada y tiende a ocultar la gravedad del problema. Los padres piensan que sus hijos tienen un peso normal cuando en realidad tienen sobrepeso, o que tienen sobrepeso cuando son obesos (41).

Por consiguiente, la percepción que tienen los padres del estado de salud de sus hijos es fundamental. En primer lugar, porque la familia es el modelo de comportamiento

alimentario para el niño y también es la primera que introduce los cambios necesarios para tener un estilo de vida
adecuado si es consciente de las lagunas nutricionales. En
segundo lugar, porque los modelos y las costumbres alimentarias que se instauran en la infancia tienden a persistir
a lo largo de la adolescencia y la edad adulta. Como ya he
comentado, está demostrado que un niño obeso durante la
infancia, si esta condición se prolonga en la adolescencia,
difícilmente podrá recuperar el peso adecuado durante la
edad adulta. En Estados Unidos, por ejemplo, se ha utilizado un modelo estadístico para examinar el riesgo de los
niños de ser obesos a los 35 años (41). Tras el análisis de
una muestra de 41.567 niños y adultos en la que se tomaron 176.720 datos, se ha concluido que, si el ritmo actual
de aumento del IMC se mantiene o no se reduce en los
próximos años, el 57,3 % de los niños actuales serán obesos en la edad adulta y en la mitad de los casos la obesidad
arrancará ya en la edad pediátrica.

Saber cómo alimentarnos y cómo alimentar a los niños
y adolescentes es esencial para sentar las bases de una vida
sana y protegerlos de enfermedades y problemas futuros;
pero más esencial aún es que los padres o las personas responsables de los niños y los adolescentes sean conscientes
no solo de su estado nutricional, sino también de su peso,
su IMC y su circunferencia abdominal. Por este motivo, en
el Apéndice A he puesto a disposición de los lectores las
indicaciones para realizar en casa, y con instrumentos
sencillos, una primera evaluación nutricional del niño y el
adolescente. Una vez realizada esta primera verificación, es

aconsejable dirigirse al pediatra para que lleve a cabo un análisis completo, sobre todo en caso de sobrepeso y obesidad, y así poder gestionar lo mejor posible la salud de los hijos y, si es necesario, hacer algo al respecto.

Tal es, justamente, el motivo que me ha llevado a escribir este libro: dar indicaciones sobre el modo de mejorar la salud incluyendo a los más pequeños. Pero antes de seguir es muy importante entender cuál es la situación de los niños y los adolescentes de todo el mundo. Por desgracia es muy preocupante: aproximadamente 1 de cada 3 niños tiene exceso de peso. Estos números también se aplican a nuestro país, pese a que por su situación geográfica debería contar con la ventaja de la dieta mediterránea, que a decir de muchos, es una de las mejores. Lamentablemente, como ya he dicho en mis dos primeros libros, no lo es, sobre todo cuando se adoptan las versiones modernas de dicha dieta.

Esta situación, como hemos visto en este primer capítulo, debe limitarse y modificarse lo antes posible. La obesidad pediátrica, así como las costumbres alimentarias, con su consiguiente elección de alimentos, ponen en serio peligro el presente y el futuro de niños y adolescentes. Hay que saber reconocer esta condición y estar informados sobre sus consecuencias. A tal fin, en el capítulo siguiente analizaré en concreto la obesidad pediátrica y sus características.

Qué hemos aprendido en este capítulo

1) En el mundo hay 41 millones de niños de edad inferior a 5 años y 340 millones de niños y adolescentes de edades comprendidas entre los 5 y los 19 años con sobrepeso u obesidad, y estos números no cesan de aumentar.

2) Los niños italianos son los europeos con más sobrepeso después de los griegos. Su proporción es similar a la de Estados Unidos: de cada 10 niños, cerca de 4 tienen sobrepeso y 2 son obesos.

3) Más de la mitad de las madres de niños con sobrepeso y el 12,2 % de las madres de niños obesos consideran que sus hijos tienen un peso corporal normal.

4) El aumento de peso y la acumulación de grasa están asociados a la abundancia de alimentos baratos y de baja calidad en los países pobres.

5) El sobrepeso y la obesidad coinciden a menudo con la malnutrición y la desinformación.

6) El peso excesivo en edad infantil incrementa el riesgo de enfermedad tanto durante la infancia y la adolescencia como en la edad adulta, y está relacionado con muchas enfermedades crónicas, como la diabetes.

7) La información, el control y la prevención de padres y de especialistas en nutrición podría ser una estrategia eficaz para atajar el problema.

2

Las características de la obesidad en niños y adolescentes

Quiero dar las gracias por su investigación y aportación a este capítulo a la doctora Anna Claudia Romeo, jefa del Servicio de Patología Neonatal de la Azienda Ospedaliera Pugliese-Ciaccio de Catanzaro, doctoranda de Investigación en Fisiopatología y Clínica de las Enfermedades Endocrino-Metabólicas, Departamento de Medicina Interna, Università di Genova, y al profesor Alessandro Laviano, Departamento de Medicina Traslacional y de Precisión de la Università La Sapienza de Roma, y jefe del Servicio Operativo de Medicina Interna y Nutrición Clínica de la Azienda Ospedaliera Universitaria Policlinico Umberto I de Roma.

En el capítulo anterior hemos visto hasta qué punto una percepción equivocada de los padres y, en general, del ambiente social que rodea a un niño o un adolescente puede incidir en la evaluación de su condición de sobrepeso u obesidad. Pero, además de la incapacidad de evaluar, también debemos tener en cuenta la tendencia a minimizar. Cuando se habla de sobrepeso u obesidad entre niños y adolescentes, con frecuencia la reacción de padres y abuelos consiste en desdramatizar, llamando al sobrepeso «unos kilos de más» o afirmando que el niño (o el adolescente) tiene que crecer o que las dietas no son adecuadas para niños y adolescentes.

A quienes, con argumentos de este tipo, deciden no intervenir en el peso y las malas costumbres alimentarias de niños y adolescentes, vale la pena recordarles cuáles pueden ser las consecuencias de la obesidad infantil. Porque sobrepeso y obesidad no son la misma cosa, y aunque del sobrepeso sí se puede decir que son unos kilos de más, la obesidad es más grave, pues ya en edad infantil o adolescente puede dar lugar a enfermedades precoces que, si no se tratan, en la edad adulta podrían transformarse en enfermedades más graves e irreversibles. Aunque ya lo he hecho en el capítulo anterior (1) vuelvo a mencionarlas aquí, para destacar las graves consecuencias de la obesidad infantil.

- Hipertensión arterial y enfermedades cardiovasculares (el aumento de la presión arterial se asocia con un mayor riesgo de enfermedades cardiovasculares, como infarto e ictus).
- Prediabetes y diabetes de tipo 2.
- Hiperlipidemias (aumento del colesterol y los triglicéridos en la sangre).
- Esteatosis hepática (el llamado «hígado graso»).

- Trastornos gastrointestinales (dolores abdominales, estipsis, reflujo gastroesofágico, cálculos biliares).
- Trastornos respiratorios (asma bronquial y trastornos respiratorios del sueño, apneas, ronquido).
- Complicaciones ortopédicas (problemas en la rodilla y los pies, y riesgo de fracturas).
- Problemas hormonales.
- Dolor de cabeza agudo y crónico.
- Trastornos psicológicos (trastornos de la conducta alimentaria, malestar psicosocial).

Para prevenir todas estas patologías y manejar el problema del sobrepeso y la obesidad, como he explicado en

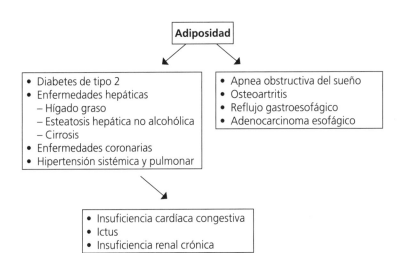

2.1. Esquema de la correlación entre el exceso de grasa (adiposidad) y la aparición de enfermedades como la diabetes de tipo 2, la esteatosis y la cirrosis hepática, enfermedades cardiovasculares, renales, respiratorias, óseas, reflujo gastroesofágico y carcinoma del esófago.

el capítulo anterior, los padres, abuelos, educadores etc., deben tener una percepción correcta del peso corporal y del estado nutricional de los niños y adolescentes. Invito, por tanto, a los lectores a leer las explicaciones y las tablas sobre las distintas mediciones (peso, altura, IMC, circunferencia de la cintura) que se encuentran en el apéndice.

Es igual de importante que todas las figuras que sirvan de modelo a los niños, empezando por los familiares, estén correctamente informadas sobre las causas y consecuencias de la obesidad. Por eso he dedicado este capítulo, más específico y analítico, a la obesidad en general y a la pediátrica en particular.

QUÉ ES LA OBESIDAD Y CUÁLES SON SUS PELIGROS

La obesidad es una condición caracterizada por un exceso de grasa corporal que tiene efectos negativos sobre el organismo. Al depositarse dentro de las células y los órganos, la grasa ejerce una serie de acciones:

1) **Una acción mecánico-anatómica perjudicial.** Cuando se localiza entre los órganos, puede interferir en su función. Por ejemplo, a la altura de los riñones, puede comprimir las arterias renales (donde están los «sensores» que responden a las variaciones de presión y volumen y regulan así la presión sanguínea), provocando hipertensión arterial; en el tórax, puede interferir en los movimientos respi-

ratorios; junto a los huesos y las articulaciones, puede interferir en los movimientos, presionando sobre las propias articulaciones.

2) **Una acción metabólica.** La grasa se comporta como un órgano endocrino, es decir, capaz de producir hormonas (leptina, adiponectina) que regulan el hambre, la saciedad y el metabolismo de la glucosa y de las grasas, así como unas moléculas llamadas «adipocitocinas», que pueden influir en el estado inflamatorio de todo el organismo. En los obesos, las células de la grasa (conocidas con el nombre de «adipocitos») también influyen en el sistema inmunitario, produciendo moléculas de acción inflamatoria (por ejemplo, la TNF o interleucina 6) y activando algunas células inmunitarias llamadas «macrófagos». Eso amplifica el efecto inflamatorio no solo en la zona donde está la grasa, sino en todo el cuerpo. Además, esta afección, conocida como «lipotoxicidad» (o sea, toxicidad causada por los lípidos, las grasas), provoca un aumento de las grasas en la sangre y el desarrollo de insulinorresistencia.

Pero ¿qué es la insulinorresistencia y por qué es importante para nuestro organismo? Por lo general, la insulina permite que la glucosa (los azúcares) que ingerimos al comer penetre en las células de los distintos órganos (hígado, músculos, etc.) para proporcionarles energía; el exceso se convierte en grasa. Sin embargo, cuando se produce un aumento crónico de los niveles de insulina, las células de los órganos disminuyen su sensibilidad a la acción de esta hormona. Como ya hemos visto antes. La insulina va perdiendo eficacia y se necesitarán cantidades cada vez mayores para introducir la glucosa en las células.

Mientras este mecanismo, llamado hiperinsulinemia, consiga despachar la glucosa que está en circulación, tendremos una fase de compensación; pero llegará un momento en que el páncreas ya no será capaz de producir suficiente insulina y la glucosa permanecerá circulando en la sangre, lo que provocará inicialmente hiperglucemia y luego diabetes.

Una peculiaridad de la obesidad de los niños que conviene subrayar es la relación entre la hormona del crecimiento (GH, del inglés *Growth Hormone*) y los factores de crecimiento similares a la insulina e inducidos por esta, como el IGF-1 (del inglés *Insulin-like Growth Factor* 1).

Para explicarlo de manera detallada: en condiciones de obesidad, la insulina puede aumentar la sensibilidad al IGF-1 de los tejidos periféricos y, en cambio, reducir la producción de proteínas que tienen el efecto opuesto, el de «bloquear el crecimiento». Dicho de otro modo: puede haber un crecimiento mayor de todos los órganos y tejidos corporales. En efecto, los niños obesos a menudo son también altos porque, más allá de la presencia de la hormona del crecimiento, que puede compararse con la de otros niños de su edad, el IGF-1 es más activo (2). La otra posibilidad, sin embargo, es que sea la propia insulina la que actúe como factor de crecimiento.

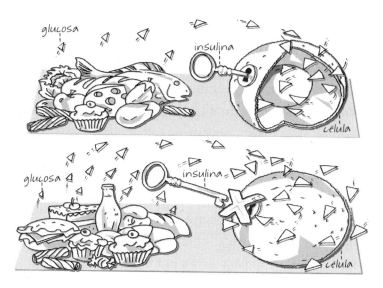

2.2. Insulinorresistencia. En condiciones normales, después de cada comida, la insulina, representada aquí con una llave, permite la entrada de la glucosa en las células. Si el aporte de azúcares con la dieta es excesivo, a largo plazo es posible que la insulina se produzca en exceso y las células se vuelvan resistentes a esta. Entonces, la «llave» ya no es capaz de abrir la puerta a la glucosa, que permanece circulando en la sangre y provoca primero hiperglucemia y luego diabetes, cuando se produce a su vez una disfunción de las células pancreáticas por la que ya no producen cantidades adecuadas de insulina.

Una serie de estudios realizados por mi equipo han demostrado que personas con niveles bajos del receptor de la hormona del crecimiento y del IGF-1 no desarrollan resistencia a la insulina ni diabetes, aunque tengan una dieta excesiva y se vuelvan obesas (3). Como veremos más adelante, las proteínas de la dieta son las que controlan los niveles de hormona del crecimiento y del IGF-1, lo que nos lleva a la conclusión de que un alto consumo de calorías acompañado de un alto consumo de proteínas crea las condiciones ideales para desarrollar prediabetes y diabetes.

Si analizamos la condición de obesidad en profundidad, observamos que presenta todas las características del llamado «síndrome metabólico»: se calcula que el 28 % de los niños obesos pueden padecerlo ya de un modo «silente» (4). Pero ¿qué es el síndrome metabólico?

El síndrome metabólico no es una patología concreta, sino una serie de «condiciones» que aumentan el riesgo de desarrollar enfermedades como las cardiovasculares, el ictus o la diabetes en los adultos y que son las siguientes:

- aumento de la presión arterial;
- alteraciones del colesterol y los triglicéridos en la sangre (reducción del colesterol «bueno» HDL y aumento del colesterol «malo» LDL y de los triglicéridos);
- aumento de la circunferencia abdominal y
- alteración del metabolismo de la glucosa.

En el caso de los adultos, cada uno de estos parámetros se define con valores muy precisos que permiten formular un diagnóstico.

En los niños, en cambio, los valores de referencia para triglicéridos, colesterol, presión y circunferencia abdominal varían con la edad. Para formular un diagnóstico tenemos que basarnos en las curvas de los percentiles, como las que se usan para el peso, la altura y el IMC. Si un niño tiene sobrepeso u obesidad, es fundamental, por tanto, consultar a un pediatra para saber si está desarrollando las características del síndrome metabólico, porque estas conllevan un riesgo de enfermedades mucho más elevado que el sobrepeso en ausencia de síndrome metabólico.

Tenemos que imaginar la obesidad como la punta de un iceberg bajo la cual coexisten una serie de alteraciones muy peligrosas para la salud.

Muchos niños que presentan uno o más factores de riesgo para el síndrome metabólico también experimentan un aumento de la insulina producida por el páncreas en compensación de una situación de resistencia a la insulina:

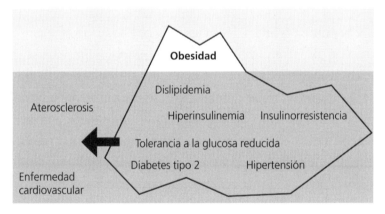

2.3. La obesidad, sobre todo la visceral o «central», a menudo esconde varias condiciones peligrosas para salud: valores alterados de triglicéridos y colesterol en la sangre (dislipidemia), de insulina y de presión arterial, además de una tolerancia reducida o alterada a la glucosa, la aparición de insulinorresistencia y diabetes de tipo 2. Todo esto, a su vez, lleva a la aparición de otras condiciones patológicas, como las enfermedades cardiovasculares y aterosclerosis, es decir, la rigidez de las paredes de las arterias.

como ya he explicado, la glucosa no consigue entrar en las células, donde se usa para producir energía. Una disminución del peso permitiría reducir también la insulinorresistencia causada justo por el exceso de grasa y la lipotoxicidad, que es la toxicidad debida a grasas e inflamación.

Tras explicar qué se entiende por obesidad y cuáles son sus peligros, como el síndrome metabólico y la diabetes, veamos cuáles son las causas de esta condición en los niños y los adolescentes.

LAS CAUSAS DE LA OBESIDAD

En la gran mayoría de los casos, la obesidad pediátrica se debe a un desequilibrio entre las calorías ingeridas y el gasto energético, con la consiguiente acumulación de grasa; es decir, se come demasiado o se «quema» demasiado poco. Esto es fruto de una interacción entre dos factores ambientales: el consumo de comida muy calórica (como explicaré en el capítulo 11, sobre la obesidad y la diabetes) y un estilo de vida sedentario caracterizado por la inactividad física en el que nos movemos demasiado poco. En este caso se habla de **obesidad esencial**, y el enfoque terapéutico para esta condición está centrado en los cambios de estilo de vida.

No obstante, algunas pequeñas diferencias individuales en la regulación y el funcionamiento de determinados genes (debidos a los llamados polimorfismos genéticos, que alteran la actividad de los genes responsables de las respuestas metabólicas del organismo a los alimentos) pueden influir en la tendencia de un individuo a extraer más energía de los alimentos y, por tanto, a engordar.

También existe un 2-5 % de casos en que la obesidad es **secundaria**, consecuencia de otras patologías. Se trata de:

- patologías de naturaleza endocrina u hormonal, como la enfermedad de Cushing, el hipotiroidismo o el déficit de hormona del crecimiento, con alteraciones hormonales que causan una condición de obesidad;
- patologías que afectan al hipotálamo, una estructura cerebral importante en el control del hambre y la saciedad, por daño tumoral, isquémico (la isquemia consiste en la falta de afluencia de sangre a un órgano), infectivo o farmacológico del hipotálamo o de la región hipotalámico-hipofisaria, o a causa de un síndrome llamado RoHHAD;
- patologías de naturaleza genética (entre los distintos síndromes, que no describiré con detalle; encontramos el de Prader Willi, el de Bardet-Biedl, el de Down, el de Klinefelter, el de Alstrom o el de Turner), en las que un conjunto de alteraciones genéticas y hormonales desembocan en obesidad. También hay otras formas de obesidad llamadas «monogénicas», debidas a una mutación específica de un gen responsable de la obesidad. Estas son formas muy poco comunes. Entre ellas está la mutación del gen para la leptina (o de su receptor), la proopiomelanocortina, la proconvertasa 1 y otras, que en general

presentan algunas peculiaridades, como la aparición de formas muy graves de obesidad ya en los primeros años de vida y

- patologías de naturaleza farmacológica (causadas por fármacos hormonales como los glucocorticoides, fármacos antidepresivos, antiepilépticos, tricíclicos, antipsicóticos y otros fármacos utilizados para los trastornos neuropsiquiátricos infantiles), por interferencia de los fármacos con el metabolismo energético.

En este 2,5 % de casos en que no estamos ante una obesidad esencial, el papel del estilo de vida y la alimentación es importante, pero limitado, porque la verdadera causa de la obesidad reside en la enfermedad principal. En estos casos es importante tratar, si es posible, la patología básica, aunque una alimentación adecuada también favorecerá el bienestar general del paciente.

En cambio, en el caso de la obesidad esencial la nutrición es fundamental y conviene indagar acerca de los factores que la determinan.

Veamos, por tanto, a qué debemos prestar atención para que los niños y adolescentes estén saludables.

Genes, epigenética y obesidad

La mayoría de los niños y adolescentes obesos comen demasiado y queman poco.

Cuanto antes empiezan estas dos malas costumbres, y cuanto más duran, mayor es la posibilidad de que alteren la expresión de algunos genes implicados en la regulación del metabolismo mediante las llamadas «modificaciones epigenéticas». ¿De qué se trata? Las informaciones contenidas en el ADN pueden alterarse por la acción de unos mecanismos llamados «epigenéticos», desencadenados por factores externos que interactúan con el organismo: factores ambientales (contaminación atmosférica, rayos UV), fármacos y, naturalmente, la alimentación.

Factores ambientales y obesidad

En los últimos cien años hemos ganado 30 años de media gracias, en parte, a la notable reducción de las enfermedades infecciosas. Hoy en día, la obesidad y las enfermedades crónicas se sitúan entre las principales causas de muerte. El aumento de la obesidad se debe a:

- la mayor disponibilidad de alimentos con respecto al pasado;
- el consumo de alimentos muy calóricos y poco nutritivos, servidos en raciones abundantes;
- el aumento del número de comidas, tentempiés y meriendas consumidos a diario: con frecuencia se come hasta 6 al día;
- el número de horas diarias que se dedican a comer: ¡en los adultos estadounidenses a menudo llegan a 15! (5)
- la disminución de la actividad física;

- el aumento del sedentarismo y del uso de televisores, *smartphones* y tabletas;
- el uso de algunos fármacos, como los antidepresivos y
- la reducción de las horas y la calidad del sueño, que puede tener como efecto secundario el aumento de peso.

Si examinamos todos estos factores ambientales, la terapia principal y más eficaz para la obesidad es, evidentemente, la dieta y una actividad física adecuada a un organismo en crecimiento para mantener el peso o reducirlo de un modo gradual. El uso de fármacos puede ayudar en ocasiones, pero no sustituye la dieta y solo está recomendado en casos muy graves, cuando la situación ya está fuera de control y aparecen problemas asociados a la obesidad, como hipertensión, hiperinsulinemia (aumento de la insulina), etc.

Es fundamental, en cambio, seguir siempre el consejo de «comer sano» y no «comer menos». Porque reducir la cantidad de alimento puede dar resultados a corto plazo, pero, en la mayoría de los casos, al cabo de unos años el peso se recupera. Es esencial entender que, dados los índices de sobrepeso y obesidad observados recientemente en los niños más pequeños, la estrategia de «comer sano» debe empezar ya desde la primera infancia, antes de que el niño supere el límite del peso ideal.

Como veremos, el problema de la obesidad de los niños italianos no se debe a los bollitos industriales o a los helados, sino al medio kilo de pan, pasta, patatas, pizza (las «4 P»), arroz y zumos de fruta consumidos a diario.

Esto no significa que los bollitos y los helados no sean dañinos y que no haya que reducir su consumo, sino que su demonización y la cuasiglorificación de las «4 P», el arroz, los zumos de fruta y la fruta, que son parte central de la dieta mediterránea, ha sido crucial para el récord actual de obesidad y enfermedades en medio mundo. La dieta mediterránea puede ser sana, siempre que no haya un abuso de las «4 P» y la fruta. En la mayoría de los casos podríamos prevenir el sobrepeso y la obesidad simplemente sustituyendo una parte de los almidones y la fruta por verdura y legumbres.

Dieta y actividad física, por tanto, son los factores más importantes para reducir el riesgo de obesidad en el niño. Pero los padres pueden intervenir incluso antes de su nacimiento y en los meses inmediatamente posteriores.

Demos un paso atrás y veamos cuáles son los factores prenatales y posnatales que pueden incidir en el riesgo de obesidad infantil.

LOS FACTORES DE RIESGO PRECOCES DE LA OBESIDAD INFANTIL

En la década de 1980, el epidemiólogo David Barker demostró que existía un vínculo entre la presencia de hipertensión arterial y la enfermedad coronaria en adultos jóvenes que habían nacido prematuros o con peso bajo. Desde entonces, un número creciente de datos epidemiológicos se ha centrado en el análisis de las condiciones durante el embarazo y después del parto, y ha demostrado que la exposición a ciertas situaciones, tanto durante el embarazo como después del nacimiento, puede determinar la predisposición a la obesidad o al sobrepeso en los decenios posteriores.

Por eso, aplicar una estrategia de prevención durante este periodo sería sumamente beneficioso, porque podría reducir el riesgo de obesidad tanto para la madre como para el niño. Lo importante es saber que la obesidad materna y el peso excesivo durante el embarazo, así como la reducción de la lactancia materna, pueden aumentar la posibilidad de que el niño tenga sobrepeso o sea obeso (6) (7).

A continuación, examinaré estos factores con detalle para remarcar la importancia de prevenir serios problemas de salud para nuestros hijos mediante una alimentación sana y una vida activa.

Obesidad materna

Además de compartir la predisposición genética, las costumbres alimentarias y los estilos de poco apropiados (8) (9) de la madre y de la familia, el niño puede sufrir otro factor de predisposición al exceso de peso: la obesidad de su madre. Baste pensar que el riesgo de que el hijo de una madre obesa sea obeso puede ser hasta 4 veces mayor que el que tienen los hijos de madres con peso normal, como se ha observado en numerosos estudios (10) (11) (12).

La importancia del peso de la madre se demuestra en un estudio (13) que en 2006 analizó el riesgo de obesidad en 172 niños de 113 madres obesas nacidos antes o después de la intervención quirúrgica dirigida a la pérdida de peso. De los niños nacidos antes de la intervención, los obesos o con sobrepeso eran el 60 %, mientras que de los hermanos nacidos después de que la madre perdiera peso el porcentaje se redujo casi a la mitad, el 35 %.

En otro estudio de 2013 se observó que entre los hijos nacidos después de que sus madres se sometieran a una operación quirúrgica bariátrica para perder peso, no solo había un número menor de obesos, sino también un riesgo menor de problemas cardiovasculares y del metabolismo en la edad adulta con respecto a los hermanos nacidos antes de la operación (14).

Por lo tanto, existe una relación evidente entre el peso de la madre y el de los hijos, en particular si la madre es obesa. La explicación es que las alteraciones del metabolismo causadas por la obesidad de la madre (la insulinorresistencia, las alteraciones de la glucemia/azúcar en la sangre y el estado inflamatorio crónico de grado bajo, así como cantidades altas de ácidos grasos libres y alteraciones de la flora intestinal, conocida como «microbiota») afectan al feto y causan efectos a largo plazo, que pueden exponer al niño al riesgo de sobrepeso.

Los efectos de las alteraciones del metabolismo de la madre en el feto pueden ser:

- alteración de la regulación del apetito;
- respuesta alterada del hipotálamo a la leptina: el hipotálamo (la parte del cerebro que da las órdenes para que varios sistemas y órganos de nuestro cuerpo entren en funcionamiento) responde de manera diferente y anormal a la leptina, una hormona producida por las células adiposas de nuestro cuerpo, que comunica al cerebro los niveles de masa grasa. Lo habitual, cuando la grasa disminuye, es que se reduzca el nivel de leptina y el cerebro reciba la información de que hay menos recursos energéticos, por lo que el metabolismo se frena para ahorrar recursos y se come más para tener más energía. En cambio, cuando aumenta la masa de grasa y con ella el nivel de leptina, el metabolismo se acelera y se come menos para reequilibrar la situación. Pero si el cerebro y el hipotálamo no reconocen de manera correcta los niveles de leptina, energía y masa grasa, el equilibrio de nuestro cuerpo se altera. Se percibe una cantidad baja de leptina aunque la masa grasa sea alta. Esto sucede porque los neurotransmisores que llevan la información al cerebro no comunican bien, por causas genéticas, o, como ocurre en un cuerpo con obesidad, porque el hipotálamo ya no es sensible a los niveles altos de leptina al haber estado expuesto mucho tiempo a esta y
- modificación de la respuesta insulínica a la glucosa y alteración de las células del páncreas que producen insulina (9).

Estas alteraciones en el feto pueden estar causadas por variaciones epigenéticas, es decir, alteraciones secundarias de la expresión de nuestros genes debidas a factores externos. Uno de ellos es el peso de la madre.

El papel del peso de la madre durante el embarazo

La futura madre debe vigilar atentamente su peso, incluso cuando no tiene sobrepeso ni es obesa. De entrada, hay que decir que no existe un valor ideal de aumento de peso durante el embarazo, dado que depende de la situación nutricional de partida de la madre. No hay duda, como ha demostrado taxativamente un análisis reciente (7), de que la acumulación excesiva de kilos justo en los meses de embarazo tiene serias repercusiones en el riesgo de obesidad y sobrepeso de los niños; como veremos más adelante, en el embarazo las mujeres con sobrepeso u obesas tienen que adelgazar y no ganar más kilos.

Un análisis de 12 estudios científicos (15) que examinaron el peso materno y el riesgo de obesidad de más de 52.000 parejas de madres e hijos ha demostrado que el peligro de obesidad o sobrepeso del hijo asciende al 11,4 % si la madre ha engordado demasiado durante el embarazo, mientras que es del 8,8 % para las madres que presentan un aumento de peso adecuado.

Un estudio inglés de 2010 reveló que los niños nacidos de mujeres que han acumulado un peso excesivo durante el embarazo, a los 4 y 6 años tienen una masa grasa mayor (de un 4 % y un 10 % respectivamente) que los nacidos de mujeres con un aumento moderado de peso durante el embarazo (16).

Otros investigadores han ido más lejos y se han preguntado si existe un periodo del embarazo en el que adquirir peso en exceso sea más perjudicial. La conclusión es que el comienzo del embarazo es la fase más crítica (17), pues en este periodo la acumulación de grasa suele ser más rápida, y si es desmesurada, expone al feto a alteraciones del metabolismo, con efectos a largo plazo en el control del apetito del niño por modificaciones epigenéticas de la regulación de los genes, tal como hemos visto antes.

A la luz de estos importantes descubrimientos son muchas las investigaciones que han puesto a prueba la eficacia de las estrategias de prevención de un aumento exagerado de peso en el embarazo. Un conjunto de estudios científicos que recogieron datos de 11.444 mujeres reveló que un régimen dietético adecuado, combinado con actividad física, permite reducir en un 20 % el riesgo de ganar demasiado peso durante el embarazo. Otro análisis realizado en Inglaterra en 2017 comparó a los hijos de madres obesas que habían seguido una dieta con baja carga glucémica y pocas grasas saturadas, y que habían hecho ejercicio físico, con niños nacidos de madres obesas que no habían seguido ninguna dieta. Se hizo un seguimiento de los niños hasta los 6 meses después del parto y se vio que los hijos de las madres que se habían atenido a la dieta presentaban menos grasa subcutánea. Esto, presumiblemente, se debía al efecto de la dieta materna durante el embarazo más que durante la lactancia (18).

Así pues, resulta evidente la importancia de la dieta de la madre durante el embarazo. Por este motivo he dedicado un capítulo a la alimentación y el embarazo, donde profundizaremos en estos aspectos nutricionales, definiremos cuál es el aumento de peso aconsejado dependiendo del peso inicial de la gestante y daremos consejos prácticos para ayudar a las futuras madres a nutrirse adecuadamente.

Además de este aspecto nutricional, esencial durante un periodo tan delicado como es el embarazo, la lactancia materna también tiene un papel muy importante.

La lactancia materna

La importancia de la lactancia materna está universalmente reconocida y también puede ser un factor de prevención de la obesidad del niño. Un análisis realizado con 226.598 niños de 12 países entre 1997 y 2014 concluyó que los niños alimentados con pecho corren menos riesgo de ser obesos o tener sobrepeso en los años posteriores, sobre todo si solo han tomado leche materna durante un periodo superior a 6 meses (19).

De hecho, la aportación de proteínas y la cantidad de energía son más altas en los bebés alimentados con leche de fórmula que en los amamantados (20) (21), y esto produciría un aumento de peso corporal durante el periodo neonatal (22). Numerosos estudios sugieren que tanto la ingesta más alta de proteínas como el aumento de peso en esta fase inicial de la vida están asociados al posterior desarrollo de la obesidad durante la infancia (23). También se han observado diferencias en la liberación de insulina y otras hormonas pancreáticas e intestinales en los niños amamantados frente a los alimentados con leche artificial. En los segundos, los niveles más elevados de insulina provocan un aumento de la grasa y un estímulo precoz de los adipocitos, las células encargadas de almacenar la grasa (24). La leche materna, en cambio, contiene hormonas y otros factores biológicos que contribuyen a regular la ingesta de alimento y el equilibrio energético, y a su mantenimiento a largo plazo (25).

Puede decirse, por tanto, que dar el pecho puede ser un factor que contribuye a reducir el riesgo de sobrepeso y obesidad en los años posteriores, pues limita los procesos metabólicos que favorecen la acumulación de energía y, por consiguiente, el aumento de peso durante la infancia (26) (27). El periodo posparto y la primera infancia son momentos importantes para el futuro desarrollo y para la vida de los recién nacidos.

Periodo neonatal y primera infancia

Se debate mucho sobre cuál es el periodo más crítico para el desarrollo de la obesidad, si los 2 primeros años de vida o la primera infancia. Un estudio muy reciente llevado a cabo con más de 50.000 niños alemanes se proponía establecer el intervalo durante el cual un rápido aumento del peso tendría mayores repercusiones en las etapas posteriores de la vida (28). Se han obtenido algunos resultados importantes (29):

1) Los adolescentes con peso normal, en la gran mayoría de los casos, también eran niños con un IMC normal a los 1-2 años y mantuvieron siempre un IMC dentro de la norma durante la infancia;

2) la mayoría de los niños que eran obesos a los 3 años, lo eran también durante la adolescencia;

3) los niños «grandes para la edad gestacional» (LGA por sus siglas en inglés: *large for gestational age*) es decir, con un peso al nacer igual o mayor que 4 kilos y situados más allá del 90.º centil de la curva del peso) corren más riesgo de desarrollar sobrepeso u obesidad que los nacidos con peso normal, aunque parece que este peligro empieza a partir de los 5 años. En efecto, se ha observado que el 75 % de los adolescentes obesos que eran niños nacidos grandes habían mantenido un peso normal durante los 2 primeros años de vida, pero alrededor de los 5 años habían desarrollado la obesidad;

4) el factor más importante y que permite prever el desarrollo de la obesidad durante la adolescencia es el aumento de peso que se produce entre los 2 y los 6 años de edad.

Resumiendo: en este segundo capítulo he explicado cuáles son los peligros relacionados con la obesidad y cómo predisponen a los niños a una salud más precaria en la edad adulta, con la esperanza de sensibilizar a los padres y a las familias sobre la necesidad de intervenir si se percatan de que un niño o un adolescente aumenta de peso y se acerca al límite máximo de peso normal.

También hemos visto cuáles son las causas de la obesidad: hay unas pocas inalterables, pero casi todas son prevenibles con una intervención que no debe posponerse. En particular, el sobrepeso y la obesidad en edad infantil o adolescente pueden tener una explicación que se remonte a alteraciones producidas durante el embarazo o en los primeros 1.000 días de vida, periodos cruciales en la «programación metabólica» del niño, como veremos también en el próximo capítulo. Por eso, al conocer los factores que predisponen al sobrepeso y a la obesidad, se puede prestar más atención a la nutrición del niño desde una edad muy temprana, ya que la longevidad se cimenta en la infancia. Es un camino que requiere una gestión exigente y bien organizada. De esto hablaremos más adelante con detalle.

QUÉ HEMOS APRENDIDO EN ESTE CAPÍTULO

1) La obesidad infantil es una condición grave y no debe infravalorarse, porque tiene consecuencias serias a largo plazo sobre la salud.

2) La grasa corporal interfiere en el funcionamiento de los órganos, produce hormonas que alteran el metabolismo y provocan inflamación.

3) La obesidad contribuye a varias características del «síndrome metabólico», una serie de factores que aumentan el riesgo de desarrollar graves patologías.

4) Las principales causas de la obesidad son la alimentación incorrecta y un ejercicio físico escaso.

5) Una estrategia de prevención de la obesidad antes de la concepción y durante el embarazo podría reducir el riesgo de obesidad tanto en la madre como en el niño.

6) Una estrategia de prevención de la obesidad ya durante la lactancia y en los 2 primeros años de vida podría disminuir el peligro de obesidad para niños, adolescentes y adultos. Véanse al respecto los capítulos 7 y 8.

3

La longevidad comienza desde niño

Quiero dar las gracias por su investigación y aportación a este capítulo a la doctora Anna Claudia Romeo, jefa del Servicio de Patología Neonatal de la Azienda Ospedaliera Pugliese-Ciaccio de Catanzaro, doctoranda de Investigación en Fisiopatología y Clínica de las Enfermedades Endocrino-Metabólicas, Departamento de Medicina Interna, Università di Genova, y al profesor Alessandro Laviano, Departamento de Medicina Traslacional y de Precisión de la Università La Sapienza de Roma y jefe del Servicio Operativo de Medicina Interna y Nutrición Clínica de la Azienda Ospedaliera Universitaria Policlinico Umberto I de Roma.

La edad pediátrica y la edad adolescente representan un proceso de crecimiento del niño que determinará su salud cuando sea adulto, como veremos detalladamente. En este tiempo de transformación, la combinación de influencias genéticas y ambientales es una mezcla a veces imprevisible que debemos aprender a conocer y a guiar por el mejor camino, cuya meta es una vida sana y lo más larga posible. En el caso del niño, estamos en una situación muy ventajosa, porque podemos intervenir desde el primer momento en una etapa precoz para obtener beneficios en la edad adulta y en la vejez. En otras palabras, debemos lograr que el niño llegue a ser un adulto capaz de permanecer joven y lo más sano posible, y frenar los procesos de envejecimiento.

LA TEORÍA DE LOS 1.000 DÍAS: LA IMPORTANCIA DE LA NUTRICIÓN DURANTE EL EMBARAZO Y LOS DOS PRIMEROS AÑOS DE VIDA DEL NIÑO

Lo que experimentamos de pequeños e incluso antes de nacer influye en nuestros sistemas biológicos y en el desarrollo de nuestro organismo. Por consiguiente, cada factor negativo al que está expuesto un niño en los primeros años de vida es capaz de producir «memorias» biológicas que pueden desembocar en alteraciones futuras de su salud física y mental (1). En este periodo el organismo se forma y es muy moldeable (y, por consiguiente, también vulnerable) por estímulos externos (y, en consecuencia, también vulnerable a ellos). Se produce lo que en términos científicos se conoce como «programación fetal y neonatal». Y es precisamente este intervalo, que abarca el periodo desde la concepción a los 2 años cumplidos. Esto que brinda una oportunidad única para definir las bases de una vida futura en salud o en enfermedad, hasta el punto de que los pediatras hablan de la «teoría de los 1.000 días».

La ciencia, y concretamente la biología de la salud, explica que las experiencias e influencias ambientales nos cambian profundamente no solo a corto plazo sino también a largo plazo, interactuando con nuestros genes y alterando la salud física y mental, el aprendizaje y el comportamiento (2) (3). Por este motivo, de acuerdo con investigaciones científicas recientes, podemos replantearnos los enfoques actuales sobre el fomento de la salud y la prevención de las enfermedades, que hoy se centran sobre todo en los adultos, y reconsiderar lo importantes que son las experiencias biológicas infantiles y las anteriores al nacimiento en el desarrollo de las enfermedades y la consecución de una longevidad sana (4).

La primera infancia es una etapa de rápido desarrollo del cerebro y de muchos sistemas biológicos de nuestro cuerpo que son determinantes para la salud y la longevidad. Las experiencias, pero sobre todo la nutrición en edad pediátrica, ejercen una poderosa influencia sobre su evolución inmediata y en su funcionamiento posterior.

Podemos imaginarnos al niño en sus primeros años de vida como un cohete en pleno desarrollo, cuya capacidad de sobrevivir en la atmósfera y en el espacio y de llegar a metas lejanas depende tanto de su programación como de las condiciones a las que está sometido durante la construcción, el despegue y el viaje inicial. Entonces es fácil entender que hace falta asegurar, primero al feto y luego al niño, una nutrición y un ejercicio físico adecuados, así como crear condiciones que optimicen su salud mental.

Es fundamental centrar la atención en tres contextos determinantes para el desarrollo de un buen estado de salud:

- **Un ambiente de relaciones estable, reactivo y sensible.** Es importante que los niños se críen en un ambiente de interacciones protectoras y estimulantes con la familia y con otros niños para mejorar su aprendizaje, su capacidad de adaptación y su comportamiento. Desde el punto de vista biológico, un ambiente social y relacional constructivo y sereno puede influir ventajosamente en el bienestar psicoemotivo del niño, en la regulación de sus respuestas al estrés y en su sistema inmunitario, y favorecer los estilos de vida saludables.
- **Un ambiente seguro desde el punto de vista químico, físico y arquitectónico.** Cabe destacar la importancia física y emotiva de disponer de espacios libres de peligros físicos y ambientales para apoyar el crecimiento de los hijos lo mejor posible. Por ejemplo, la exposición precoz del niño y el feto a sustancias nocivas, aunque estén en concentraciones muy bajas, puede desembocar en el desarrollo de patologías incluso muchos años después, como revela el descubrimiento, en 1970, del poder cancerígeno del dietilestilbestrol en mujeres jóvenes cuyas madres habían tomado este fármaco durante el embarazo para prevenir el aborto. Por eso es fundamental evitar en lo posible sustancias potencialmente tóxicas como pes-

ticidas y antibióticos contenidos en los alimentos, pero también minimizar la exposición al aire contaminado.
• **Una nutrición adecuada.** Es importante distinguir entre alimentación, que es proporcionar comida al organismo, y nutrición, que es «ofrecer» alimentos a nuestro cuerpo en cantidades y calidades adecuadas para mantenerse en buena forma física y mental. La importancia de una nutrición sana es fundamental incluso antes de la concepción. Por lo tanto, hay que cuidar también la nutrición de la madre, además de la de los primeros años de crecimiento del niño.

Estos tres elementos son necesarios para un desarrollo equilibrado. Por el contrario, la exposición a factores negativos, como una alimentación inadecuada (malnutrición) o excesiva (obesidad y sobrepeso), puede causar problemas y enfermedades durante la infancia y la adolescencia, y también en la edad adulta.

Estas condiciones desfavorables a las que está expuesto el niño pueden influir en la salud de la edad adulta de dos maneras y obedecen a dos causas (5).

1) **Un daño prolongado o repetido en el tiempo.** En este caso, se producen cambios dañinos a largo plazo o permanentes, suma de todas las experiencias negativas que vive el niño repetidamente. Tal como revelan gran cantidad de estudios, como The Adverse Childhood Experiences (ACE) Study, existe una correlación, por ejemplo, entre los episodios de violencia y abuso en edad pediátrica y el desa-

rrollo en edad adulta de patologías como enfermedades cardiovasculares, obesidad, enfermedades psiquiátricas, abuso de alcohol y drogas o depresión (6). En general, por tanto, algunas situaciones estresantes experimentadas durante la infancia pueden acarrear consecuencias patológicas en la edad adulta, que serán tanto más críticas cuanto más grave y prolongado haya sido el episodio originario. Pero ¿cómo es posible que unos episodios a veces aparentemente diversos provoquen al cabo de los años repercusiones en nuestra salud? Los factores «estresógenos» (que causan estrés) inducen una adaptación inmediata, ventajosa y necesaria del organismo para hacer frente a la emergencia y mantener un estado de máxima vigilancia y alerta. Activan distintas respuestas biológicas, como secreción de hormonas del estrés, aceleración del latido cardíaco, subida de la tensión arterial, aumento de la glucemia y de las proteínas inflamatorias, liberación de glucosa y grasas en la sangre como fuente de energía para el organismo, y reorientación del flujo sanguíneo hacia el cerebro. La persistencia de estos mecanismos (tendencia a la hiperglucemia y aumento de la tensión) a largo plazo puede ser un factor de riesgo para el desarrollo de patologías futuras (como la prediabetes, la diabetes y las enfermedades cardiovasculares). La exposición a situaciones de estrés crónico que conllevan un funcionamiento alterado de muchas vías metabólicas se traduce en una aceleración del envejecimiento, como se ha demostrado tanto en los ratones como en el hombre.

2) **La presencia de un «factor perturbador»:** por ejemplo, una alimentación inadecuada durante el periodo neo-

natal, en el que tienen lugar la formación y el desarrollo funcional de todos los órganos y aparatos, es un factor perturbador en un momento crucial del desarrollo. Estos periodos son especialmente receptivos y críticos, y un elemento que cree desequilibrio puede causar un cambio irreversible y permanente, una «modificación biológica» que provoque un funcionamiento fisiológico alterado de algunos órganos afectados.

Otro ejemplo de factor perturbador es la malnutrición de la madre, pues se ha demostrado que existe una correlación entre el bajo peso al nacer y un riesgo elevado de desarrollar hipertensión, obesidad, insulinorresistencia, síndrome metabólico y patologías cardíacas en edad adulta, como explicaré en breve con detalle.

Otros elementos externos son la alimentación, los fármacos, los contaminantes ambientales y el estrés emotivo o físico al que esté expuesto el niño. Estos factores pueden influir y modificar, mediante cambios llamados «epigenéticos», el funcionamiento de las células y los órganos, y en consecuencia influir también en el estado de salud al llegar a adulto. De acuerdo con lo que han revelado los estudios con ratones, simios y humanos, parece que la nutrición —tanto del niño como de la madre— es, de todos estos factores, el más influyente a favor o en contra de una longevidad sana.

NUTRICIÓN DE LA MADRE Y FACTORES DE RIESGO
MATERNOFETALES

Como hemos visto en el capítulo anterior, son importantísimas:

1) La alimentación de la madre antes del embarazo, durante este y durante la lactancia.
2) La dieta del niño durante la infancia y los periodos posteriores.

Ambas pueden tener efectos determinantes en la aparición de varias enfermedades y en la duración de la vida (7). Como analizaremos a continuación, un consumo adecuado de macronutrientes (proteínas, carbohidratos y grasas) y micronutrientes (vitaminas y minerales) es fundamental sobre todo en los primeros meses y años de vida, cuando el crecimiento corporal y el desarrollo cerebral son más rápidos que en cualquier otra etapa.

Esto ha quedado comprobado a partir de los años ochenta en los estudios antes mencionados del epidemiólogo David Barker. Barker planteó la hipótesis de que las patologías cardiovasculares en edad adulta son un «efecto programado» debido a condiciones de nutrición alterada durante las primeras etapas de la vida (8). De hecho, observó que de entre 5.654 niños, los que pesaban menos al nacer y con un año de vida presentaban muerte precoz en edad adulta a causa de episodios o enfermedades cardiovasculares. En particular, observó la asociación entre bajo peso al nacer y niveles altos de tensión arterial en la edad adulta. Esta circunstancia se debe a un desarrollo alterado de algunos tejidos, como los vasos sanguíneos y el hígado, en un periodo crítico del desarrollo del feto, probablemente condicionado por la malnutrición de la madre.

Pero ojo, porque también sabemos, a raíz de estudios realizados sobre varios organismos, que la restricción calórica o de algunos nutrientes, como el aminoácido metionina, puede alargar la vida y reducir las enfermedades en la edad adulta, de modo que es importante equilibrar con atención la nutrición pediátrica, tarea en la que es de gran ayuda un pediatra especialista en nutrición.

Malnutrición y sobrepeso maternos

Vemos, pues, que la malnutrición materna durante el embarazo u otros factores que limitan el crecimiento del feto determinan un desarrollo alterado de los órganos y un riesgo mayor de contraer enfermedades. La edad y la duración de estos déficits nutricionales pueden influir en varios tejidos, lo que en la edad adulta puede desembocar en una o más condiciones de hipertensión, intolerancia a la glucosa (o prediabetes) e hiperlipidemia (exceso de grasa en la sangre), que aumentan el riesgo de padecer enfermedades cardiovasculares (9) (10) (11).

La malnutrición materna, además, tiene un efecto sobre el desarrollo del sistema inmunitario del feto, porque las hormonas maternas del estrés, como el cortisol, influyen en el timo fetal, órgano responsable de la maduración de las células inmunitarias. Un timo pequeño se asocia a una respuesta inmunitaria escasa durante la infancia y la adolescencia, y a un riesgo mayor de morir de infecciones en edad adulta (12). Además, un nivel adecuado de folatos (vitaminas implicadas en el metabolismo de los ácidos grasos y presentes, por ejemplo, en el brécol) en la alimentación materna reduce en un 30 % el riesgo de que se desarrollen alteraciones en el sistema nervioso del feto (13).

Además de la malnutrición de la madre, el otro problema, que ya he mencionado en el capítulo anterior sobre la obesidad pediátrica, es el sobrepeso de la madre. Aunque pueda parecer lo contrario de la malnutrición, en realidad no lo es, porque una persona puede ser obesa y a la vez estar malnutrida. Estudios sobre madres que en el embarazo padecían diabetes, diabetes gestacional o también hiperglucemias (exceso de glucosa en la sangre sin un verdadero diagnóstico de diabetes) han demostrado que sus recién nacidos presentaban un riesgo mayor de obesidad y alteración del metabolismo de la glucosa, al margen de lo que pesara del niño al nacer. También se observaba un porcentaje mayor de grasa corporal en comparación con los hijos de madres con un nivel normal de azúcar en la sangre.

Por todos estos motivos, en el presente capítulo y en los siguientes, gracias a los consejos de algunos de los principales expertos italianos en nutrición pediátrica, explicaré cuáles son las dietas ideales para las madres embarazadas y para los niños de edades diversas.

Este trabajo no se ha basado únicamente en investigaciones y estudios clínicos y epidemiológicos, cuyas conclusiones pueden ser difíciles de aplicar. En particular, en el caso de los niños italianos, hemos preguntado directamente a las madres cuál es la realidad de la nutrición de sus hijos, para así poder dar consejos aplicables en la vida diaria. Estos consejos nutricionales se encuentran en las tablas correspondientes a cada condición (embarazo, lactancia, periodo neonatal, destete y etapas siguientes). Por ejemplo, siempre aconsejamos un aporte adecuado de vitamina A (que abunda en las zanahorias, el hígado de bacalao, los albaricoques, el diente de león y la anguila) y vitamina D (que encontramos en el hígado de bacalao, el arenque, la caballa y la carpa) durante los primeros años de vida, para favorecer un crecimiento adecuado y prevenir discapacidades motoras, neuropsicológicas y comportamentales, y condiciones futuras como la osteoporosis, el asma o la diabetes (14).

LA NUTRICIÓN INFANTIL

En el libro *La dieta de la longevidad* expliqué por qué «somos lo que comemos» y cómo influye de un modo determinante la composición de la dieta en nuestro aspecto y nuestro bienestar. Lo que come un recién nacido y un niño condiciona cómo y a qué velocidad se forma y funciona durante décadas, cuando no toda la vida, cada órgano de su cuerpo. Por ejemplo, el consumo de demasiadas proteínas en la infancia está asociado a un riesgo elevado de varias enfermedades, pero una dieta con niveles insuficientes de proteínas puede causar problemas de crecimiento y malnutrición. El resultado se aprecia en el aspecto físico, como por ejemplo en altura, obesidad o delgadez, musculatura más o menos desarrollada, y también en términos de salud: pensemos en esos niños enfermizos o que en el colegio muestran problemas de aprendizaje. Nuestro organismo, por tanto, se puede construir de un modo casi perfecto, dando a los genes todos los nutrientes y componentes necesarios para desarrollar un sistema que durará y funcionará bien hasta los 110 años. En cambio, un exceso o una carencia de sustancias nutritivas o de combinaciones desequilibradas producirán un sistema defectuoso ya en la infancia o a partir de la edad adulta.

Analicemos ahora con más detalle, junto con los colegas pediatras y nutricionistas que han colaborado en este libro, lo que debemos conocer sobre los componentes de los alimentos, sus propiedades y su implicación en nuestra salud, a fin de elegir lo mejor para el crecimiento saludable de nuestros niños.

Macronutrientes

Carbohidratos. Son la principal fuente de energía de la alimentación del niño y el adulto. En el recién nacido se ingieren sobre todo en forma de lactosa de la leche, en los adultos en forma del almidón y la glucosa que contienen el pan, la pasta, el arroz y las patatas, pero también en muchas hortalizas y legumbres. La ración de carbohidratos debe proporcionar el 45-60 % de la energía diaria. Se recomienda ingerir 4 raciones de carbohidratos durante el día; por ejemplo, 2 raciones de pasta/arroz, a ser posible cocidos al dente, y 2 raciones de pan. Consideramos que esto es mucho menos de lo que, como veremos, consumen diariamente los niños italianos. Además, según la Organización Mundial de la Salud, comer entre una ración y media y 3 raciones de cereales integrales, a ser posible ecológicos, tendría la ventaja de aportar más fibra y vitaminas, y reducir el riesgo de enfermedades crónicas como la diabetes de tipo 2, la obesidad o la hipertensión arterial. En efecto, los cereales integrales contribuyen a mantener niveles bajos de azúcar en la sangre en ayunas, evitando picos glucémicos y, por tanto, estrés en el páncreas, además de reducir el estado inflamatorio del organismo (15).

No en vano, los carbohidratos se clasifican según su capacidad de aumentar la glucosa en la sangre, sustancia que, tras su digestión y absorción, proporciona energía al cuerpo. Vamos a hablar ahora del índice glucémico y de la carga glucémica (volveremos a ellos en el Apéndice B).

- **Índice glucémico (IG):** mide la velocidad con que aumenta la glucosa en la sangre después de ingerir comida que contiene carbohidratos, comparada con la de un alimento que tiene índice glucémico 100.
- Para saber interpretar el IG, si un producto tiene índice glucémico igual a 60, significa que al ingerir 50 gramos de ese alimento la glucemia sube el 60 %

con respecto a lo que aumentaría con 50 gramos de glucosa (o pan blanco). Un IG es alto si es mayor de 70 (pan blanco, miel, patatas, *crackers*); mediano si está entre 56 y 69 (piña, muesli, copos de maíz, uvas, pan de centeno, pasta); y bajo si su valor es inferior a 55 (ciruelas, albaricoques, lentejas, yogur, leche de soja, judías). El índice glucémico se centra sobre todo en la «calidad» de los carbohidratos, mientras que la carga glucémica lo hace en la «cantidad» específica del carbohidrato ingerido y en el contenido de azúcar por porción.

- **Carga glucémica (CG):** indica la respuesta glucémica calculada a partir de la cantidad de carbohidratos del alimento, es decir, IG (índice glucémico) × gramos de carbohidratos del alimento. Al dividir este valor por 100, se obtiene el valor de la carga glucémica. Se considera CG baja si es inferior a 10 (calabaza, sandía, melón, pan de centeno, melocotón, kiwi), moderada si está entre 10 y 20 (pan integral, plátano, arroz integral) y alta si es superior a 20 (macarrones, ñoquis de patata, arroz blanco).

¿Por qué es importante conocer el índice glucémico y la carga glucémica? Tal como han confirmado muchos estudios, la elección de alimentos con índice glucémico y carga glucémica reducidos, como pueden ser la verdura y las legumbres, evita los rápidos y considerables aumentos de glucemia e insulina, y ayuda a controlar la glucemia; esto es importante tanto en sujetos ya diabéticos (porque permite gestionar mejor las glucemias y la terapia insulínica) como aquellos que quieran prevenir la diabetes. El consumo habitual de alimentos con alto índice glucémico, en cambio, determina continuos picos de secreción de insulina después de las comidas para contrarrestar los altos niveles de glucosa de la sangre, lo que provoca estrés en las células del páncreas y, a largo plazo, podrían agotar su capacidad de producir insulina. También se han realizado estudios con pacientes que siguen dietas con bajo índice glucémico y se ha llegado a la conclusión de que estos últimos gestionan de un modo más adecuado el peso y los azúcares y las grasas en la sangre.

La respuesta glucémica depende de distintos factores relacionados con la naturaleza del alimento que hemos consumido y también depende de los otros alimentos ingeridos en la comida, por ejemplo:

- **el tipo de azúcar** puede causar depósitos de grasa y contribuir a la insulinorresistencia. Por ejemplo, la fructosa, contenida en el azúcar de cocina, los zumos de fruta, los dulces industriales y las bebidas carbonatadas puede contribuir más que la propia glucosa a la insulinorresistencia;
- **la naturaleza y la forma del almidón** contenido en los cereales (trigo, maíz, avena, arroz, centeno, cebada, etc.), las patatas, las legumbres y la fruta. El almidón está formado por amilosa y amilopectina, y la proporción entre estas influye en el índice glucémico. Los alimentos con poca amilosa tienen un índice glu-

cémico más alto. Por ejemplo, las legumbres (judías, lentejas, garbanzos) son más ricas en amilosa (que se digiere más despacio) y tienen un índice glucémico más bajo que las patatas y el maíz, que contienen menos amilosa y tienen un índice glucémico más elevado. La amilosa contenida en el almidón también influye en el cambio del índice glucémico que se produce tras la cocción: los alimentos con poca amilosa tienen un índice glucémico más alto. Con la cocción se produce el fenómeno de la «gelatinización del almidón», tanto más acentuada cuanto menor es el contenido de amilosa. Es decir, que un almidón con poca amilosa se gelatiniza mucho y eso facilita su digestión (por una enzima digestiva llamada «alfa amilasa») y conversión en glucosa, con el consiguiente y rápido aumento de la glucemia. Con la cocción al dente (5-6 minutos) se puede mantener el índice glucémico de la pasta en un nivel más bajo, mientras que una cocción más larga (15-20 minutos) lo aumenta, precisamente debido a la gelatinización que se produce cuando el almidón se hidrata y se hincha de agua. Lo mismo puede decirse de las zanahorias, que al cocerlas aumentan su índice glucémico. En cambio, si se deja enfriar la pasta o el arroz después de la cocción, el índice glucémico será menor (por un proceso llamado «retrogradación del almidón»), y las lentejas guardadas durante horas en el frigorífico tienen un índice glucémico más bajo que las recién cocinadas. Los procesos de elaboración industrial también pueden influir en la respuesta glucémica. Por ejemplo, la producción de copos (como los del puré de patatas instantáneo y los de maíz) tiende a aumentar el índice glucémico. Por eso no los aconsejaremos en el esquema alimentario propuesto al final de este libro. Otros procedimientos, como el estallido del grano de maíz para hacer palomitas o del grano de arroz para hacer arroz inflado, aumentan un 15-20 % el índice glucémico original. La molienda de las harinas y, por tanto, el tamaño de la partícula de almidón puede influir en el índice glucémico: cuanto más pequeña sea, las enzimas digestivas la atacarán con más facilidad y la transformarán más deprisa en glucosa. Las harinas molidas a la piedra conservan partículas de almidón mayores que se digieren más despacio, por lo que su índice glucémico es más bajo. Aconsejamos consumir preferentemente las harinas más bastas (como las molidas a la piedra) antes que las refinadas (como las del pan blanco), obtenidas mediante procesos industriales (molinos de cilindro);

- **la presencia de otros nutrientes:** el contenido de fibra y proteínas de los alimentos reduce la absorción de los carbohidratos y, en consecuencia, de la glucosa. Los alimentos integrales, las legumbres y la verdura tienen esta característica. También la presencia del gluten en los cereales hace más lenta la digestión del almidón y limita el índice glucémico. La presencia de grasas en la comida (por ejemplo, aceite de oliva o una crema de almendras, nueces o pistachos) disminuye la velocidad de absorción de la glucosa en el intestino.

Como vemos, el índice glucémico de un alimento es el resultado de muchas variables, a las que se suman factores individuales, como la duración de la masticación y la digestión, y las características y capacidades metabólicas de cada persona. En todo caso, adoptar una dieta con índice y carga glucémica bajos podría ayudar a prevenir la prediabetes y la diabetes (16) (17).

Traslademos estas nociones a la alimentación diaria de nuestros niños: es importante evitar los azúcares añadidos (como azúcar blanco, azúcar de caña, miel, jarabe invertido, fructosa), que no deberían mezclarse nunca con la papilla de los lactantes. Su introducción debe retrasarse y limitarse en lo posible (para un 5 % de la energía diaria como máximo), porque determinan una preferencia del gusto que también condiciona las edades posteriores y favorece la aparición de sobrepeso. Estos azúcares se encuentran en grandes cantidades en productos de panadería industrial (bollería, galletas, etc.) y en las bebidas dulces, incluidos los zumos de fruta. Las calorías derivadas de los azúcares añadidos, además de estar «vacías», es decir, de carecer de valor nutritivo para el cuerpo, limitan la ingesta de otros alimentos más completos. El clásico ejemplo sería ese niño que durante el día come caramelos y bollitos y bebe zumos de fruta, y luego, en el almuerzo y la cena, cuando debería consumir el plato principal nutritivo, no tiene hambre y no come.

Proteínas. Aunque en exceso pueden ser dañinas, las proteínas son importantes, porque aportan los componentes necesarios para crear y mantener el funcionamiento de todas las células, no solo las de los músculos. A su vez, las proteínas están formadas por aminoácidos y se clasifican en proteínas de alto y bajo valor biológico según la cantidad, la calidad y la relación recíproca de los aminoácidos esenciales que contienen. Estos últimos siempre deben formar parte de la dieta, a diferencia de los no esenciales, que nuestro organismo es capaz de producir.

En los niños, la necesidad de proteínas se refiere a la cuota necesaria para asegurar su crecimiento y la formación de tejidos nuevos. Cuando las proteínas contenidas en los alimentos que ingerimos se digieren, liberan los aminoácidos, que son importantes no solo para la producción de energía (los llamados «aminoácidos ramificados»), sino también, como ya se ha dicho, para la formación de todos los tejidos del cuerpo. Dentro del organismo se produce diariamente un recambio y una renovación: los aminoácidos que forman las proteínas se degradan y hacen falta otros nuevos para mantener en funcionamiento los órganos.

En momentos especiales de la vida, como el embarazo, los primeros años y durante el crecimiento, este proceso de síntesis proteica del cuerpo humano se intensifica para formar nuevos tejidos. En estas etapas de la vida es importante mantener un balance positivo entre las entradas (proteínas ingeridas con la dieta) y las salidas (proteínas degradadas), mientras que en la edad adulta la situación tendrá que ser de empate.

Un elemento a tener en cuenta es el parámetro llamado «puntuación de aminoácidos corregida por la digestibilidad de las proteínas» (PDCAAS por sus siglas en inglés). Los valores cercanos a 1 son típicos de los productos animales como huevos, leche y carne de vaca, pero también algunos productos vegetales como las semillas de soja; los valores inferiores a 0,7 son típicos de los productos vegetales como el trigo, las lentejas o el centeno, que pueden carecer de al menos uno de los aminoácidos esenciales. Las proteínas de origen animal (sobre todo los huevos y la leche) a menudo tienen un valor proteico mayor que algunas de origen vegetal; dicho de otro modo: los aminoácidos que las componen son similares a los de las proteínas humanas. No obstante, se pueden combinar varios alimentos de valor biológico mediano y bajo para alcanzar la cuota de aminoácidos esenciales, por lo que no hace falta consumir sobre todo proteínas de origen animal. Es posible, y en algunos casos aconsejable, asociar varias proteínas de valor biológico mediano y bajo (cereales, legumbres, hortalizas, setas, fruta, etc.) para obtener el mismo resultado al acercar el PDCAAS global de la comida al valor 1.

Por eso, con la ayuda de expertos nutricionistas y dietistas pediátricos, hemos escogido una vía intermedia que por un lado maximiza el número de proteínas de origen vegetal, pero por otro incluye proteínas de origen animal de varios tipos, para que no haya riesgo de malnutrición. Por ejemplo, mientras que en la Dieta de la Longevidad de los adultos he aconsejado solo alimentos vegetales más pescado un par de veces por semana, en la dieta concebida para los niños hemos incluido carne y otros productos de origen animal (huevos, leche de vaca, leche de cabra, pescado), procurando recomendarlos en la medida en que se minimizan los peligros de malnutrición y se maximizan el bienestar y una longevidad sana. Con este fin, también se han tenido en cuenta las dietas típicas de los niños italianos de hace 50 o más años, en vista de que han alcanzado una longevidad de récord a escala internacional. Conviene, por tanto, dar margen a recetas que incluyan más clases de legumbres o verduras juntas, algo para lo que las regiones italianas brindan un repertorio sabroso y variado, como se ilustra ampliamente en el libro *Alla tavola della longevità*.

Pero concretemos: ¿cuántas proteínas necesita un niño? La necesidad proteica en edad pediátrica, hasta los 11 años, se ha reducido en la revisión de los niveles de referencia de ingesta de energía y nutrientes (LARN por sus siglas en italiano) establecidos por la Società Italiana di Nutrizione Umana en 2014, debido al impacto negativo sobre la salud de una carga proteica elevada. Se habla de 1,3 gramos por kilogramo de peso al día en los lactantes hasta los 12 meses, y de 0,9 gramos por kilogramo de peso al día en las edades posteriores, de modo que un niño delgado que pese 30 kilos necesita unos 27 gramos de proteínas al día, que encontramos, por ejemplo, en 300 gramos de garbanzos cocidos o en 150 gramos de salmón.

En el caso de la carne roja, hay que distinguir entre carnes rojas y carnes procesadas. A diferencia de las primeras (vacuno, cerdo, cordero, caza, etc.), entre las carnes procesadas se incluyen todas las que se hayan tratado para su conservación mediante ahumado, salado o conservantes químicos: panceta, embutidos varios, salchichas, etc. La Organización Mundial de la Salud ha incluido la carne roja entre los cancerígenos de tipo 2 o cancerígenos «probables» para el ser humano (18), mientras que la carne procesada está en el grupo de los cancerígenos de tipo 1, es decir, cancerígenos «ciertos» para las personas, en particular con respecto al cáncer de colon y recto, así como —aunque de un modo menos evidente— el cáncer de próstata y el de páncreas. De los estudios llevados a cabo por la Agenzia Nazionale per la Ricerca su Cancro (IARC, por sus siglas en italiano) se ha visto un aumento del 18 % del riesgo de carcinoma de colon por cada 50 gramos de carne roja procesada consumida, mientras que, según otro estudio, por cada 25-30 gramos diarios de carne procesada consumida el riesgo de desarrollar cáncer de mama aumentaría el 9 % (19). Por ese motivo se recomienda un consumo de carne en adultos no superior a 70 gramos (peso cocido) diarios (20). En el niño, el consumo de carne roja debería limitarse a una vez por semana, evitando o minimizando el de carnes procesadas. Lo ideal, además, sería encontrar proveedores que vendan carne de animales no tratados con hormonas y antibióticos, y preferiblemente que hayan pastado al aire libre. A quienes objetan que esta carne es más cara, les respondo que se recomienda comerla una sola vez por semana, con una diferencia de gasto que al final es mínima. Solo hará falta emplear un poco de tiempo y energía en encontrar carniceros que vendan carne de estas características.

Como la carne en general contiene altos niveles de aminoácidos esenciales y una proporción importante de hierro y vitamina B12, la Società Italiana di Pediatria aconseja no renunciar a ella, pero sí limitar su consumo a no más de 3 veces por semana en total entre carnes rojas, blancas y procesadas, con preferencia por las carnes blancas sobre las rojas, y una frecuencia de carnes procesadas inferior a 1 vez por semana (21). Nuestro consejo es bajar de 3 a 2 veces por semana y eliminar completamente o minimizar el consumo de carnes procesadas, añadiendo pescado 2 veces por semana. Pero hay que ser cuidadosos, porque en todo caso el niño necesita 0,9 gramos de proteínas por kilogramo de peso. Para una mejor orientación en este tema, revise el Apéndice B.

El consumo moderado de proteínas derivadas de la leche y los lácteos (yogur, queso) es adecuado para los niños por dos motivos:

1) por los valores nutritivos de la leche;
2) porque los niños que consumen más cantidad de leche y yogur son menos propensos a consumir alimentos ricos en azúcares y grasas saturadas, como aperitivos industriales y bebidas carbonatadas (22).

La mejor fuente, según los estudios sobre personas centenarias, es la leche de cabra. Como en el caso de la carne, lo ideal son los productos que proceden de animales que pastan libremente y a los que no se les hayan suministrado hormonas ni altas dosis de antibióticos.

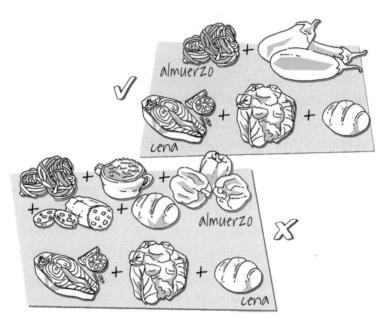

3.1. Ejemplos de combinaciones correctas y desacertadas de almuerzo y cena para un niño de 10 años, de 33 kg: arriba, el almuerzo aporta 9 g de proteínas (60 g de pasta + 150 g de verdura), mientras la cena proporciona 20,5 g (80 g de salmón + 150 g de verdura + 60 g de pan integral), con un total de 29,5 g.

Abajo, ya solo en el almuerzo tenemos 31 g de proteínas (60 g de pasta + 50 de ragú + 60 g de jamón curado + 150 g de verdura + 50 g de pan), mientras que la cena aporta la misma cantidad que en el ejemplo anterior.

Teniendo en cuenta que un desayuno con leche, pan y mermelada aporta unos 6 g más de proteínas y los tentempiés pueden variar de 3 a 7 g, la aportación de proteínas con la combinación de abajo resulta excesiva.

Grasas. Las grasas (también llamadas lípidos) suelen considerarse alimentos que aumentan el colesterol y los triglicéridos, y, por consiguiente, las enfermedades cardiovasculares, pero este es un ejemplo claro de distorsión y simplificación de la realidad. Las grasas, los carbohidratos y las proteínas pueden ser tanto negativos como positivos, depende de la cantidad y el tipo. En el caso de la primera infancia, las grasas de la leche materna o de la leche de fórmula son la principal fuente de energía para el lactante (40-50 %), y en los primeros años de vida contribuyen al desarrollo neurológico y a la maduración cerebral. Además, sirven para producir las hormonas y sus mediadores, y son necesarias para la absorción de algunos tipos de vitaminas liposolubles, en concreto las vitaminas A, D, E y K, todas ellas fundamentales: la D para la salud de los huesos y el sistema inmunitario, la A para proteger la vista y la piel, la E por su acción como antioxidante biológico que limita el efecto del estrés oxidativo sobre el organismo, y la K porque participa en la coagulación de la sangre y previene las hemorragias.

No obstante, además de la cantidad hay que conocer la clase de grasas que se introducen con la dieta, algo muy importante para la salud del niño.

La literatura científica coincide bastante en atribuir a las grasas saturadas y las grasas trans (contenidas en margarinas, dulces industriales, rellenos y glaseados para tartas, pizza, galletas y comida rápida, en particular la frita, como las patatas y las croquetas, y en los batidos) un papel en el desarrollo de las enfermedades cardiovasculares (ictus, infarto, etc.) y la diabetes de tipo 2 en edad adulta (23) (24). En alimentos como el queso y la carne también hay pequeñas cantidades naturales de grasas trans, pero la mayoría proceden de la transformación industrial de los aceites vegetales hidrogenados (a temperaturas elevadas). Se usan mucho en la industria alimentaria porque son baratas, duraderas y reutilizables (por ejemplo, se fríen varias veces) y también porque dan sabor a la comida. Pero este tipo de grasas contribuyen a la reducción del colesterol «bueno» HDL y al aumento del colesterol «malo» LDL en la sangre, lo que facilita la formación de placas ateroscleróticas en las arterias. Dichas placas están formadas por acúmulos de colesterol LDL, que puede oxidarse e inflamarse, causando un aumento de las células inflamatorias, con la consiguiente ruptura de la cubierta de las placas, y un reclamo de glóbulos rojos y plaquetas, que, al adherirse al vaso dañado, causan obstrucción e interrupción del paso de la sangre (25).

Según la Organización Mundial de la Salud, el consumo excesivo de ácidos grasos insaturados trans aumenta el riesgo de patologías cardíacas un 21 %, y de muerte, un 28 % (26).

En cambio, los ácidos grasos insaturados, monoinsaturados, como el aceite de oliva, o poliinsaturados, como los omega-3 y los omega-6 contenidos en el pescado (trucha, caballa, sardina, merluza, arenque), en el aguacate y en los frutos secos están asociados a efectos beneficiosos para nuestra salud y se consideran protectores frente a las enfermedades cardiovasculares. Al igual que las proteínas, las

grasas también se llaman «esenciales» si no podemos produ-
cirlas en nuestro organismo y debemos introducirlas. Esto
es más fácil con las omega-6, porque se encuentran en muchos alimentos, pero a menudo tenemos carencia de ome-
ga-3, porque abundan sobre todo en el pescado (las de los
vegetales no tienen el mismo valor biológico).

Para terminar, diremos que se debe prestar atención no
solo al contenido total, sino, aún en mayor medida, a las
proporciones de ácidos grasos saturados y trans por un
lado, y de ácidos insaturados omega-3 y omega-6 por otro.
Veamos cuáles son las reglas generales para el consumo
de grasas en los niños (15).

- Para los lactantes de hasta 1 año de edad, la necesidad
  de lípidos es de cerca del 40 % de la energía total.
- Para los niños de 1 a 3 años, la necesidad de lípidos
  está entre el 35 y el 40 % de las calorías diarias totales.
- A partir de los 4 años, la necesidad de lípidos totales
  es del 20-35 % de las calorías diarias totales.
- Las grasas saturadas deben representar como máximo el 7-10 % de las calorías diarias totales (por ejemplo, en una dieta de 2.000 calorías, el máximo permitido son 15-20 gramos de grasas saturadas).
- Las grasas trans, que no deberían superar el 1 % de las
  calorías diarias totales en adultos (2,2 gramos al día en
  una dieta de 2.000 kcal), deben reducirse al mínimo
  en los niños. Tengamos presente que, según las nuevas
  normativas europeas, los alimentos de fabricación in-

dustrial no deben contener más de 2 gramos de ácidos grasos trans por cada 100 gramos de contenido total de grasas (27).

- Colesterol: hasta 300 mg diarios.
- Omega-6: 4-8 % de las calorías totales.
- Omega-3: 0,5-2 % de las calorías totales (350 mg al día hasta 2 años, 250 mg al día después de 2 años).

En concreto (29):

- leche entera de 1 a 3 años para pasar después a la leche semidesnatada;
- preferir queso de cabra bajo en grasa (1-3 %);
- evitar alimentos con grasas hidrogenadas (frituras, salsas, productos industriales confeccionados con aceites hidrogenados);
- limitar el queso y la carne, que contienen naturalmente grasas trans;
- comer por lo menos 2 raciones de pescado a la semana (una de ellas de salmón, boquerones, arenques, etc.);
- preferir alimentos ricos en grasas insaturadas y especialmente aceite de oliva, pescado y nueces;
- preferir el aceite (de oliva) a la mantequilla;
- evitar el consumo frecuente de alimentos como bizcochos, magdalenas, cruasanes, galletas, tartas y bollitos, que suelen ser ricos en grasas saturadas y trans.

Veamos algunas sugerencias útiles para interpretar bien las etiquetas de los alimentos preparados e industriales, conocer su contenido total de grasas y así saber qué comprar y comer.

Alto contenido de grasas	más de 17,5 g de grasa por 100 g de alimento (por ejemplo, 100 g de mayonesa contienen unos 69 gramos de grasas)
Bajo contenido de grasas	menos de 3 g de grasas por 100 g de alimento sólido, o menos de 1,5 g por 100 ml de alimento líquido (por ejemplo, leche, bechamel, etc.)
Sin grasas	0,5 g o menos de grasas por 100 g de producto (por ejemplo, yogur desnatado)

Hay que fijarse en la indicación «bajo en grasas», que señala que el producto contiene el 30 % menos de grasas que un competidor en la misma línea. Pero si el alimento en cuestión es muy graso en sí mismo (por ejemplo, la mayonesa), aunque en la etiqueta diga «bajo en grasas» podría pertenecer a la clase de alto contenido en grasas si supera los 17,5 gramos de grasas por 100 gramos de alimento. Además, a veces las grasas se sustituyen por azúcares, con lo que estos productos resultan muy calóricos.

Veamos una tabla para orientarnos sobre el contenido de grasas saturadas de alimentos preparados e industriales.

Alto contenido de grasas saturadas	más de 5 g de grasas saturadas por 100 g (por ejemplo: 100 ml de mayonesa contienen 69 g de grasas y de estos 8 son saturadas, mientras que la versión «light» contiene 25 g de grasas, de las cuales 3 g son saturadas)
Bajo contenido de grasas saturadas	menos de 1,5 g por 100 g de alimento sólido, o 0,75 g por 100 ml de alimento líquido (por ejemplo: ragú preparado, tofu natural, hamburguesa de pollo)
Sin grasas saturadas	menos de 0,1 g de grasas saturadas por 100 g de alimento sólido, o por 100 ml de alimento líquido (por ejemplo: yogur griego y zumos de fruta)

Los ácidos grasos saturados y trans pueden tener un papel en el aumento del colesterol «malo» LDL y bajar el «bueno» HDL, con riesgo para nuestra salud. Sobre el colesterol corporal hay que hacer una aclaración. El 80 % del colesterol es endógeno, es decir, producido por nuestro hígado, y solo el 20 % es exógeno, esto es, deriva de la dieta. Un alto contenido de colesterol en la dieta puede aumentar el colesterol corporal solo en las personas predispuestas (1 de cada 3) a ser más «reactivas» al colesterol alimentario (ya que nuestro organismo posee un mecanismo de autorregulación para la producción de colesterol), y esto depende mucho de nuestra genética.

Por consiguiente, en sujetos sanos sin enfermedades concomitantes (diabetes, síndrome metabólico) debemos preocuparnos no tanto del contenido de colesterol alimentario, que abunda, por ejemplo, en los huevos y las gambas, como del contenido de ácidos grasos saturados y trans en los alimentos.

Fibra. La fibra también contiene carbohidratos, pero no es digerible por nuestro organismo, por lo que no proporciona energía, pero es muy valiosa para el funcionamiento del intestino. Otra de las propiedades de la fibra es que reduce la absorción de los azúcares y las grasas. En los niños, la cantidad aconsejada es de 8,4 g/1.000 kcal (16,8 g de fibra al día en una dieta de 2.000 kcal) o calculada añadiendo 5-10 a la cifra de la edad. En concreto, un niño de 10 años tendrá que consumir entre 15 y 20 gramos de fibra al día, contenida, por ejemplo, en 200 gramos de espinacas (4 g de fibra) + 100 gramos de manzana (2,5 g de fibra) + 50 gramos de pan integral (4 g de fibra) + 50 gramos de pasta (6 g de fibra).

Agua. El agua, que es el constituyente principal de nuestro cuerpo, representa el 75 % del peso corporal del neonato a término (nacido entre la 37.ª y la 41.ª semana de gestación) y el 50 % del peso en los adultos. Con el crecimiento corporal tiende a reducirse el agua presente en el exterior de las células, mientras que aumenta el volumen en su interior. El 70-80 % del agua de nuestro cuerpo procede de los alimentos sólidos y líquidos, mientras que el 20 % se forma en reacciones bioquímicas de transformación de los alimentos. El 60-65 % se elimina a través de los riñones con la orina; el 30 %, a través de la piel y la respiración, y una mínima parte, a través del aparato digestivo (15).

El agua es necesaria para todas las funciones de nuestro organismo. Influye en el desempeño físico y cognitivo, en la atención, en la habilidad motora y en la memoria. Se ha demostrado que beber entre un cuarto de litro y medio litro antes de una prueba mejora la memoria visual y la concentración de los niños. Además, tener agua disponible e incentivar su consumo en el colegio reduce en un 30 % el riesgo de sobrepeso. De acuerdo con las recomendaciones de la EFSA (European Food Safety Authority), los requerimientos hídricos del niño por tramo de edad son los siguientes (15):

2-3 años	1,3 litros al día
4-8 años	1,6 litros al día
9-13 años	2,1 litros al día para los niños y 1,9 litros al día para las niñas
14 años	2,5 litros al día para los niños y 2 litros al día para las niñas

Después de este repaso detallado de los macronutrientes, pasemos a los micronutrientes.

Micronutrientes (vitaminas y minerales)

Con el término «micronutrientes» nos referimos a las vitaminas y las sales minerales, cuyo aporte es importante para las reacciones bioquímicas de enzimas, hormonas y otras sustancias necesarias para el desarrollo y buen funcionamiento de la máquina que es nuestro cuerpo.

De ellos, el hierro es el mineral que en pediatría presenta el mayor riesgo de carencia, manifestado a menudo con anemia. Las épocas más delicadas son el periodo comprendido entre los 6 meses y los 3 años, cuando se produce un crecimiento notable de todos los tejidos del organismo, y en la adolescencia. La cantidad necesaria e indispensable es de 7 mg al día entre los 6 meses y los 6 años, y de 9 mg al día entre los 4 y los 10 años. En la adolescencia se recomiendan 12 mg al día para adolescentes (chicos y chicas, 18 mg al día para ellas en periodo menstrual). En los apéndices se indican varios alimentos ricos en hierro, pero para asegurar un aporte adecuado recomendamos acudir al pediatra y al nutricionista, sobre todo para los niños de menos de un año.

La leche, el queso y los fitatos (sales del ácido fítico) contenidos en las hortalizas de hoja ancha y en el té, obstaculizan la absorción del hierro. Determinadas sustancias como la vitamina C, presente en muchas frutas y verduras, facilitan su absorción. Además, algunos estudios han señalado una prevalencia más alta de anemia, debida a carencia de hierro, en los niños y adolescentes que no consumen carne o la consumen muy pocas veces. En caso de regímenes dietéticos y vegetarianos, es importante prestar atención a los alimentos consumidos para evitar la falta de hierro o añadir suplementos dietéticos si es necesario.

La **vitamina D** también es esencial, sobre todo para el crecimiento óseo. La encontramos en dos formas principales: vitamina D2 (ergocalciferol), producida por los vegetales por irradiación UV, que solo se puede ingerir con la dieta; y vitamina D3 (calciferol), contenida en pequeña cantidad en alimentos de origen animal (como yema de huevo, leche e hígado de bacalao), pero producida sobre todo en la piel por irradiación con rayos UVB a partir del precursor 7 dehidrocolesterol. En los primeros 12 meses de vida, tanto a los neonatos amamantados como a los que toman fórmula artificial, se les suelen suministrar 400 UI al día. Después, entre 1 y 18 años de vida, se aconseja un suplemento de 600-1.000 UI al día para las categorías de riesgo (insuficiencia renal crónica; insuficiencia hepática; osteoporosis; obesidad; embarazo y lactancia; malabsorción, como en pacientes celíacos; enfermedades inflamatorias crónicas intestinales; uso crónico de fármacos, como antiepilépticos o cortisónicos) y en caso de estilo de vida inadecuado (dieta carencial o exposición insuficiente a los rayos solares, poco ejercicio físico, periodo invernal).

En lo que respecta al **ácido fólico** (contenido, por ejemplo, en las hortalizas, el hígado y los huevos), un consumo adecuado previene condiciones como la anemia megaloblástica, que a menudo pasa inadvertida o se caracteriza por síntomas como fatiga, debilidad, ulceraciones en la lengua y hormigueo en manos y pies. Se recomienda una cantidad comprendida entre 110 y 250 microgramos al día para los lactantes y los niños en edad escolar, y 350-440 microgramos al día para los adolescentes y las mujeres embarazadas. Las verduras de hoja verde, como las acelgas y la coliflor, son los alimentos más ricos en ácido fólico. Es muy recomendable utilizar suplementos de ácido fólico en el embarazo.

De la insuficiencia de **vitamina B12** se ha oído hablar a propósito de casos recientes de lactantes hospitalizados a causa de regímenes vegetarianos. Otras causas de carencia son la celiaquía y la gastritis autoinmune, en las que hay muy poca absorción de esta vitamina. La vitamina B12 es fundamental sobre todo para el desarrollo neurológico de los lactantes y solo se encuentra en los alimentos de origen animal, como la leche, los huevos o la carne. La dosis recomendada es de 0,7 microgramos al día para el lactante y 2,4 microgramos al día para los niños. Abunda en algunos productos del mar como las almejas, el pulpo y los mejillones, pero también en el pollo, los huevos y la leche.

Reitero, por último, la importancia del **calcio**, tal como se señala en los niveles de referencia de ingesta de energía y nutrientes (LARN, establecidos por la Società Italiana di Nutrizione Umana) de 2014, que han aumentado la cuota requerida para todas las edades. El requerimiento medio es de 1.000-1.300 mg al día de los 4 a los 17 años, 1.200 mg al día en las mujeres embarazadas y los ancianos. Entre las fuentes de calcio, además de la leche (que contiene 120 mg por 100 ml), están la col y otras verduras de hoja verde (brécol, acelgas, espinacas), el sésamo, las nueces, las almendras, el salmón, las sardinas, las judías blancas, los garbanzos y el zumo de naranja. En modelos experimentales animales se ha visto que un aporte adecuado puede ser fundamental para mantener la salud de los huesos y que la actividad física podría maximizar estos efectos (29).

Después de este repaso de todos los macronutrientes y micronutrientes importantes para una longevidad sana, analizaré con detalle una comida en concreto, el desayuno, y su papel fundamental para la salud del niño primero y del adulto después.

LA IMPORTANCIA DEL DESAYUNO

Una serie de estudios tanto en niños como en adultos han subrayado la importancia del desayuno. ¿Por qué? Un desayuno sano y rico en cereales integrales ayuda a tener menos altibajos glucémicos durante el día y evita el consumo compulsivo de comida. La fibra que hay en los cereales integrales ayuda a mantener los niveles de glucosa más estables y aumenta la sensación de saciedad. En cambio, un desayuno rico en azúcares causa aumentos rápidos de glucemia y niveles altos de insulina, con la consiguiente hipoglucemia o bajada de azúcar en la sangre. Pero esto no significa que un niño de peso normal no pueda consumir niveles bajos de azúcares o alimentos con azúcar en el desayuno. Por ejemplo, pueden estar bien 10 gramos de azúcar o miel, fruta o zumo de fruta que contenga un máximo de 10-15 gramos de azúcar. Lo importante es no exagerar.

Después de explicar cómo pueden predisponerse las condiciones de salud de niños y adolescentes, incluso antes del nacimiento, si los padres cuidan la alimentación y el estilo de vida de sus hijos, y después de explicar qué se entiende por alimentación sana, en el siguiente capítulo explicaré las peculiaridades de algunas dietas restrictivas como las veganas y vegetarianas, y su efecto sobre la salud de nuestros hijos, para tratar de mostrar un cuadro completo de todos los tipos de alimentación a los que están expuestos los chicos y sus posibles peligros y ventajas.

QUÉ HEMOS APRENDIDO EN ESTE CAPÍTULO

1) El intervalo que abarca desde la concepción hasta que el niño cumple 2 años es un periodo crucial en su «programación metabólica» (teoría de los 1.000 días).

2) Propiciar un ambiente social y relacional constructivo y sereno para la madre y el niño.

3) Evitar en la comida, si es posible, sustancias que puedan ser tóxicas, como los pesticidas y los antibióticos, pero también minimizar la exposición al aire contaminado.

4) Seguir una alimentación correcta desde antes de la concepción.

5) Mantenerse alejados de situaciones de estrés crónico durante el embarazo y la infancia.

6) Prestar mucha atención a la malnutrición y al sobrepeso durante el embarazo.

7) Todos los días el niño debe comer entre 1 ración y media y 3 raciones de cereales integrales, a ser posible ecológicos, y evitar el exceso de azúcares y de alimentos con índice y carga glucémica altos.

8) Maximizar el uso de proteínas de origen vegetal, pero incluyendo pescado y cantidades limitadas de

proteínas de origen animal de varios tipos, para evitar el riesgo de malnutrición.

9) Eliminar por completo las carnes procesadas (salchichas, embutidos, etc.).

10) Comer también lácteos, priorizando los que procedan de animales que pastan libremente y a los que no se hayan suministrado hormonas ni dosis altas de antibióticos.

11) Consumir las cantidades adecuadas de grasas:
   a) 40 % de la energía total para los lactantes hasta que cumplan 1 año;
   b) 35-40 % de las calorías diarias totales para los niños de 1-3 años;
   c) 20-35 % de las calorías diarias totales para los niños de más de 4 años.

12) Prestar atención a la calidad de las grasas: limitar las saturadas como la mantequilla y el queso, y las trans que se encuentran en los productos fritos o industriales, como bollitos y patatas fritas. Favorecer el aporte de ácidos grasos omega-3 mediante el consumo de pescado, como caballa y sardinas, y usar sobre todo aceite de oliva para aliñar la comida.

13) La leche entera de vaca se puede consumir de 1 a 3 años de edad, para pasar luego a la leche desnatada.

14) Preferir queso de cabra bajo en grasa (1-3 %) y limitar el que tenga grasas trans.

15) Evitar la comida con grasas hidrogenadas (frituras, salsas, productos industriales que contengan aceites hidrogenados).

16) Preferir alimentos ricos en grasas insaturadas y en especial aceite de oliva, pescado y nueces.

17) La cantidad adecuada de fibra se puede calcular añadiendo 5-10 a la cifra de la edad. Por ejemplo, un niño de 10 años deberá consumir entre 15 y 20 gramos de fibra al día, que encontramos, sin ir más lejos, en 200 gramos de espinacas (4 g de fibra) + 100 gramos de manzana (2,5 g de fibra) + 50 gramos de pan integral (4 g de fibra) + 50 gramos de pasta (6 g de fibra).

18) Favorecer la hidratación adecuada por edades: cerca de 1,5 litros para los niños de 2 a 8 años, alrededor de 2 litros para los de entre 9 y 13, y 2,5 litros para los de 14.

19) Limitar la combinación de alimentos que contengan hierro con té, café, cacao, alimentos ricos en calcio (leche y lácteos) y fibra, para no inhibir su absorción. Añadir vitamina C para favorecerla.

20) Dar preferencia a alimentos fortalecidos con hierro (cereales, leche con hierro añadido) y consumir periódicamente suplementos.

21) Pasar al menos una hora diaria al aire libre y al sol (evitando las quemaduras) para facilitar la producción de vitamina D.

22) Si no se consumen alimentos de origen animal, ingerir suplementos de vitamina B12 y consultar a un nutricionista y a un pediatra.

23) Consumir verdura de hoja verde, como la acelga y la coliflor, para un aporte correcto de ácido fólico.

4

Dietas restrictivas en pediatría

Quiero dar las gracias por su investigación y aportación a este capítulo a la doctora Anna Claudia Romeo, jefa del Servicio de Patología Neonatal de la Azienda Ospedaliera Pugliese-Ciaccio de Catanzaro, doctoranda de Investigación en Fisiopatología y Clínica de las Enfermedades Endocrino-Metabólicas, Departamento de Medicina Interna, Università di Genova, y al profesor Alessandro Laviano, Departamento de Medicina Traslacional y de Precisión de la Università La Sapienza de Roma y jefe del Servicio Operativo de Medicina Interna y Nutrición Clínica de la Azienda Ospedaliera Universitaria Policlinico Umberto I de Roma.

Como hemos visto en los capítulos anteriores, los estilos alimentarios de las familias siempre son determinantes para la salud de los niños y adolescentes. En algunos casos son fruto de una elección determinada de los padres, como las dietas vegetarianas y veganas, cada vez más extendidas entre los adultos y, directa o indirectamente, entre los niños y adolescentes. Me ha parecido importante describir sus características principales, mostrar sus límites y posibles riesgos, y señalar qué hay que vigilar para garantizar un bienestar duradero.

LAS DIETAS VEGETARIANAS

El seguimiento de dietas vegetarianas cada vez es mayor entre los adultos y ahora también entre los más jóvenes. Se calcula que, en Italia, un 4,60 % sigue la dieta vegetariana y un 3 % la vegana, con una tendencia respecto a 2014 en ligero descenso para el número de vegetarianos (que entonces eran el 6,5 %) y un aumento notable de los veganos (0,6 % en 2014). Esto refleja la situación global, con un 2,3 % de vegetarianos o veganos en Estados Unidos (1), o un 3 % de vegetarianos y un 1 % de veganos, según un sondeo realizado entre 1.213 chicos estadounidenses de edades comprendidas entre los 8 y los 18 años (Vegetarian Resource Group [VRG]). Pero hay varios tipos de dietas vegetarianas con importantes diferencias cualitativas en el contenido de algunos nutrientes, de modo que es conveniente conocerlas para poder elegir de un modo consciente y responsable. En efecto, podemos distinguir ocho tipos distintos de dietas que suelen llamarse «vegetarianas», pero en realidad implican restricciones alimentarias diferentes.

- **Dieta pescetariana:** no incluye carne de animales, tanto terrestres como aves, pero sí pescado, marisco y alimentos que proceden de derivados animales como la leche, el queso, los huevos o la miel, que se suman al consumo de cereales, verdura, fruta y legumbres.

- **Dieta lactoovovegetariana (LOV):** no están presentes la carne, el pescado ni el marisco, pero se consumen la leche y sus derivados, huevos, miel y cualquier otro alimento de origen vegetal (incluyendo algas, setas, levadura y bacterias).
- **Dieta lactovegetariana (LV):** es como la anterior, con la diferencia de que excluye los huevos. No está muy extendida en Occidente y se practica más en algunas regiones de la India.
- **Dieta ovovegetariana (OV):** igual que la LOV, pero sin leche ni lácteos.
- **Dieta vegana:** se suprimen todos los alimentos de origen animal, incluso los huevos, la miel, la leche y sus derivados, el propóleo o la jalea real.
- **Dieta crudista:** solo se pueden comer alimentos vegetales no sometidos a cocción u otros tratamientos que superen los 41 °C, pero se admite el secado, por lo que incluye fruta, verdura, nueces y semillas, cereales y brotes de legumbres. También hay una variante con lácteos no pasteurizados, pescado y carne cruda.
- **Dieta frutariana:** solo permite el consumo de hortalizas de fruto (tomates, pimientos, pepinos, etc.), fruta fresca y seca (manzanas, peras, albaricoques, melocotones, etc.) y fruta grasa, como aceitunas y aguacates, y excluye las demás partes de las plantas, como raíces, flores, tallos y semillas (cereales, legumbres).

- **Dieta de los «recolectores»** (o dieta paleolítica, o dieta del cavernícola): en su variante vegetariana permite comer exclusivamente lo que ha caído de forma natural del árbol o la planta (semillas, fruta, semillas oleosas). En su variante principal, en cambio, se admiten la carne y el pescado.

Es fácil comprender que muchas de las dietas antes citadas pueden acarrear riesgos nutricionales, sobre todo en periodos más sensibles como la primera infancia, la adolescencia, el embarazo o la lactancia, cuando los requerimientos energéticos y nutricionales son mayores.

Estas dietas están desaconsejadas para niños, mujeres embarazadas y ancianos, que son las categorías más expuestas a un déficit nutricional. Pero quien quiera adoptarlas o tenga que hacerlo, debe centrar su atención, ante todo, en varios tipos de nutrientes para que no falten: las proteínas (en particular por los aminoácidos esenciales y semiesenciales) y los micronutrientes como el hierro, el selenio, el yodo, el zinc, el calcio y algunas vitaminas (D, A, B12, ácido fólico). Las «dietas Juan Palomo» pueden ser muy peligrosas si se carece de los conocimientos nutricionales adecuados. Estas tienen que estar controladas tanto en el periodo pediátrico como en la edad adulta y la vejez, porque los peligros que acarrea la malnutrición del niño no son solo los problemas de salud inmediatos, sino también los que podrían desarrollarse años después.

En el caso de mujeres embarazadas y lactantes, es necesario que la dieta materna esté equilibrada para aportar el alimento adecuado al feto a través de la placenta, y al recién nacido con la leche materna. Aunque es verdad que en las mujeres malnutridas la composición de la leche consigue mantener niveles aceptables de lactosa y proteínas, no sucede lo mismo con el contenido de vitaminas y minerales, como las vitaminas A, B1 (tiamina), B2 (riboflavina), B5 (ácido pantoténico), B6 (piridoxina), B12 (cobalamina), D, E, selenio, yodo y ácidos grasos esenciales de las dos series omega-3 (DHA) y omega-6 (ácido araquidónico), muy variables según sea la dieta materna. Para los niños de familias vegetarianas no amamantados deben elegirse fórmulas a base de proteínas y vegetales, pero tratadas e integradas específicamente para los lactantes con proteínas o aminoácidos (como la metionina) y vitaminas, que no están presentes en las leches comunes a base de arroz, almendras o soja.

En cuanto al aporte energético de las dietas veganas o vegetarianas, por lo general es inferior, debido a la presencia de alimentos muy saciantes (por su alto contenido en fibra) y con bajo contenido calórico. A las personas que tienden a perder peso, les conviene intercalar entre las comidas principales unos tentempiés con más densidad calórica, especialmente de cereales (biscotes con mermelada, rebanadas de pan con tomate y aceite de oliva) y frutos secos.

Veamos con detalle cuáles son las principales deficiencias de macro y micronutrientes de una dieta vegana o vegetariana en edad pediátrica.

Proteínas. En los niños que adoptan una alimentación vegetariana es importante la ingesta de aminoácidos esenciales (los que el organismo humano no puede sintetizar), que se encuentran en muchos alimentos de origen animal y en pequeñas cantidades en muchos alimentos vegetales. Es importante variar las fuentes de proteínas vegetales para compensar las carencias de un aminoácido en un alimento con otro en el que esté presente. Por ejemplo, los cereales son pobres en el aminoácido lisina (excepto la quinoa, que es rica en aminoácidos esenciales); las legumbres, en cambio, carecen de metionina, pero tienen una cantidad suficiente de lisina, por lo que la combinación de estos dos alimentos logra compensar las respectivas carencias de uno y otro.

Además, dada la variabilidad del valor biológico de las proteínas vegetales, el aporte proteico debe aumentarse de acuerdo con la opinión de un nutricionista experto, para suministrar al niño una cantidad suficiente de aminoácidos.

Grasas. Las esenciales (omega-3 y omega-6) son fundamentales para la formación del sistema nervioso desde la época fetal hasta los primeros años de vida, ya que influyen en el crecimiento intelectual, la coordinación motora y ocular, y el desarrollo de la retina; además, están relacionadas con un perfil metabólico que protege de la aparición de enfermedades cardiovasculares y obesidad. Algunas dietas vegetarianas o veganas pueden satisfacer la necesidad de omega-6 (ácido linoleico), que encontramos en las semillas y los frutos secos, pero a menudo escasean en omega-3 (ácido alfa linolénico), más presente en alimentos de origen animal (pescado, sobre todo el azul y los peces grasos, o los aceites derivados del pescado, como el de hígado de bacalao) y en algunas semillas oleosas (lino, cáñamo, nueces).

Para un aporte equilibrado, la ingesta de omega-6 y omega-3 debería respetar la proporción de menos de 5 a 1, es decir, que la cantidad de omega-6 debe superar menos de 5 veces la de 0mega-3 para favorecer la conversión y disponibilidad de derivados con acción antiinflamatoria procedentes de los PUFA omega-3 (ácidos grasos poliinsaturados), EPA (ácido eicosapentaenoico) y DHA (ácido docosahexaenoico). En general, esta relación ya se cumple en los suplementos de aceite de pescado de alta calidad.

Así pues, los vegetarianos y veganos deberían consumir alimentos ricos en omega-3 como algas, nueces, linaza, semillas de chía y nutrientes (proteínas, piridoxina, biotina, calcio, cobre, magnesio y zinc) que se consideren útiles para mejorar su conversión en los compuestos activos EPA y DHA.

Conviene insistir en que siempre es mejor consultar con un nutricionista antes de seguir nuevas dietas o usar nuevos suplementos, y en cualquier caso todos los vegetarianos y veganos deberían dirigirse a un nutricionista por lo menos una vez al año. En condiciones especiales, como el embarazo, la lactancia y los primeros dos años de vida, se recomienda consumir suplementos específicos.

Fibra. Es abundante en las dietas vegetarianas (sobre todo en los cereales integrales, la verdura, las legumbres, etc.), y aunque fundamental para el funcionamiento intestinal y para muchas vías metabólicas, en las dietas vegetarianas puede encontrarse en exceso e influir negativamente en la absorción de carbohidratos y de varios micronutrientes, como calcio, folatos y otros. Si un niño sigue una dieta vegetariana o vegana, el aporte excesivo de fibra puede obstaculizar la asimilación de los carbohidratos que consume y, al interferir en la extracción de energía de estos nutrientes, hacer necesario un suplemento diario de calorías. Además, los fitatos presentes en los cereales y las legumbres pueden entorpecer la absorción de hierro, zinc y calcio.

Hierro. El hierro que contienen los alimentos puede ser más o menos absorbible. La forma más biodisponible (es decir, la que el organismo asimila y utiliza mejor), llamada «hierro EME», se encuentra en los alimentos de origen animal, mientras que los de origen vegetal solo contienen la forma no EME, que es menos biodisponible. Mientras que en la dieta ovovegetariana el aporte de hierro biodisponible procede de los huevos, en la dieta vegana el hierro es solo no EME. En ambos casos, para alcanzar un aporte adecuado de hierro se aconseja una cantidad de este micronutriente que supere 1,8 veces la de los omnívoros, que se obtendrá consumiendo alimentos ricos en hierro (legumbres y verdura de hoja oscura) combinados con alimentos ricos en vitamina C, como zumo de cítricos, kiwi, tomate, brécol o pimiento, que favorecen la asimilación del hierro. Para neutralizar la acción de los fitatos (sustancias contenidas en las legumbres y los cereales integrales) que pueden entorpecer su absorción, hay que tomar algunas medidas: poner las legumbres y los cereales (por ejemplo, la cebada) en remojo durante 12 horas en agua tibia acidificada con zumo de limón y aclararlos bien antes de cocerlos. La levadura madre destruye el ácido fítico del pan. La cocción de la verdura también reduce su contenido. Por último, los taninos, sustancias que se encuentran en el té, el café y el cacao, tienden a ligar el hierro, disminuyendo la capacidad de nuestro cuerpo para absorberlo, por lo que sería preferible consumirlos lejos de las comidas principales. La combinación con alimentos ricos en calcio, como la leche y los lácteos, también impide la asimilación del hierro, por lo que es mejor no excederse. Las categorías especiales, como las mujeres embarazadas y los niños de menos de 3 años, que sigan una dieta vegetariana deberán dar preferencia a alimentos fortalecidos con hierro (cereales, leche con hierro añadido) y tomar suplementos periódicamente.

Calcio. La carencia de este micronutriente es menos probable en los lactoovovegetarianos gracias al consumo de leche, lácteos (aunque la proporción entre el calcio y el fósforo en la leche no es la óptima para la absorción del calcio), huevos y frutos secos; en cambio, en la alimentación vegana el calcio suele ser insuficiente. Según las recomendaciones de la Organización Mundial de la Salud, el requerimiento de calcio en edad pediátrica es de:

- 300 mg al día en los primeros 6 meses de vida;
- 400 mg al día entre 7 y 12 meses de vida;
- 500 mg al día entre 1 y 3 años;
- 600 mg al día entre 4 y 6 años;
- 700 mg al día entre 7 y 9 años;
- 1.300 mg al día entre 10 y 18 años.

Por tanto, conviene adoptar algunas costumbres diarias como reducir el consumo y la combinación en las comidas de sustancias que puedan interferir en la absorción de calcio (por ejemplo, té, café, chocolate y sal), y dar preferencia a los alimentos ricos en calcio (cereales y germen de trigo, frutos secos y agua mineral).

Vitamina B12. En su forma biodisponible (o sea, asimilable y biológicamente activa, utilizable por el organismo) solo se encuentra en los alimentos de origen animal (leche, huevos, carne y pescado); la que contienen los vegetales, aunque se absorba, no es funcionalmente activa. La vitamina B12 es esencial para la producción de glóbulos rojos, la eliminación de moléculas potencialmente dañinas y la formación de la mielina, que es la sustancia que envuelve las neuronas. Su carencia es muy frecuente en los periodos más frágiles (embarazo, edad pediátrica, adolescencia, vejez) y puede causar anemia o alteraciones del sistema nervioso. Los lactantes amamantados por madres veganas o destetados con una dieta vegana tienen un alto riesgo de sufrir alteraciones en el desarrollo del sistema nervioso central, que incluyen modificaciones de la velocidad de conducción de los estímulos nerviosos, lentitud del estímulo en los sistemas auditivos y visuales, e interferencia en el aprendizaje y la interacción social, así como retraso o regresión de las etapas de desarrollo neuromotor (como dificultades para controlar la cabeza y el tronco al caminar).

Vitamina D. La carencia de vitamina D es muy común en todos los tipos de dieta, tanto omnívoras como vegetarianas. En los niños puede comprometer el crecimiento

óseo y el funcionamiento del sistema inmunitario. Los pes-
cetarianos pueden optar por alimentos ricos en vitamina D
(por ejemplo, el salmón) y el uso de suplementos de esta
vitamina suele aconsejarse en el embarazo y la edad pediátrica a todos los sujetos que presentan factores de riesgo
por alguna carencia (por lo general 600 UI al día en la mujer embarazada, 400 UI al día en el primer año de vida y
600-1.000 UI al día de 1 a 18 años). De todas formas, mi
consejo es evitar, en la medida de lo posible, el suplemento
diario, seguir la dieta descrita en este libro y dejar que el
niño esté al aire libre y a la luz solar por lo menos una hora
al día, evitando las quemaduras. Así, su organismo puede
producir su propia vitamina D. Como he escrito en *La dieta
de la longevidad*, para el aporte de vitamina D, además de
una dieta bien equilibrada, es aconsejable tomar periódicamente un suplemento de alta calidad una o dos veces por
semana para evitar insuficiencias graves.

Sales minerales. El cobre y el selenio abundan en las
dietas vegetarianas, pero estas dietas pueden exponer a un
riesgo de carencia de zinc, cuya absorción depende del
consumo de proteínas y es obstaculizado por los fitatos. El
zinc es fundamental para el crecimiento, el desarrollo psicomotor y cognitivo, la maduración del sistema inmunitario y la respuesta a las infecciones. Se encuentra sobre todo
en los alimentos de origen animal y está presente, en buena
concentración, solo en unos pocos alimentos vegetales, como
el salvado de trigo, las legumbres secas y los frutos secos de
cáscara. Se considera que existe carencia cuando el zinc
plasmático está por debajo de 60 µ/dl.

En vista de todo lo comentado, y dadas las crecientes peticiones de dietas vegetarianas a los pediatras, el marketing cada vez más extendido de productos veganos/vegetarianos que se anuncian como sumamente saludables, y el aumento de lactantes veganos/vegetarianos hospitalizados en condiciones críticas por malnutrición extrema, la Società Italiana di Pediatria Preventiva e Sociale (SIPPS), de acuerdo con las evidencias científicas actuales, ha redactado una serie de recomendaciones para tratar de aclarar a los pediatras y a las familias cuáles son los beneficios, los peligros y la gestión consciente de estos regímenes alimentarios en edad pediátrica (2) (3).

Resumiendo, estas son nuestras conclusiones acerca de las dietas restrictivas.

1) **Efectos sobre las enfermedades.** De acuerdo con las evidencias científicas actuales, las dietas vegetarianas, sus variantes y la dieta vegana no son más ventajosas para la prevención de las enfermedades crónicas no transmisibles que una dieta con predominio de alimentos animales, por lo que, hasta el momento, no hay motivo para recomendarlas en edad pediátrica.

Los principales resultados son fruto de investigaciones y estudios con adultos, por lo que no pueden trasladarse sin más a los niños. Sin embargo, de los estudios con adultos se desprende que las dietas vegetarianas pueden mejorar algunos factores de riesgo. La alimentación vegetariana ha mostrado efectos positivos sobre el microbioma intestinal, con presencia reducida de especies patógenas (como algunas enterobacterias) y más presencia de especies protectoras (como una especie de bacterias llamada *F. prausnitzii*).

2) Efectos sobre el crecimiento y sobre el desarrollo neurocognitivo en los primeros 2 años de vida. Las carencias nutricionales de las dietas vegetarianas (sobre todo de hierro, vitamina B12, DHA, vitamina D y calcio) pueden comprometer el desarrollo de la altura y el peso, y el desarrollo psicomotor del niño en los primeros 2 años de vida si no se adecuan ni se añaden suplementos. Los estudios científicos que han analizado el efecto de las dietas vegetarianas en el crecimiento se han realizado sobre todo con sujetos que ingerían las vitaminas carentes. La conclusión es que las dietas vegetarianas equilibradas y bien suplementadas no conllevan déficit de crecimiento, mientras que las mediciones antropométricas son inferiores a la media en quienes no toman los suplementos adecuados. El desarrollo psicomotor puede verse muy afectado por las carencias nutricionales de las dietas vegetarianas desequilibradas, con consecuencias a corto y largo plazo.

3) Adecuación de las dietas vegetarianas en edad preescolar y escolar. Una dieta vegetariana bien planteada puede permitir un crecimiento y un desarrollo normal del niño. Deben evitarse a toda costa las dietas con incompatibilidades y las que no incluyan los suplementos adecuados. Por eso siempre conviene acudir a un especialista y seguir algunos consejos:

• Asegurar un buen aporte de calcio, hierro, ácido fólico y vitaminas (B12, D) consumiendo alimentos en los que abunden estos elementos o alimentos enriquecidos (disponibles en el mercado).

- Garantizar que todos los días se reciba un aporte energético adecuado.

- Llevar un diario alimentario de 7 días para verificar junto con un nutricionista si los macro y micronutrientes ingeridos son los adecuados.

4) **Adecuación de las dietas vegetarianas en la adolescencia.** De acuerdo con los estudios disponibles, en esta categoría las dietas vegetarianas pueden asociarse sobre todo a déficits de vitamina B12, hierro y vitamina D. También en este caso se recomienda acudir a una consulta nutricional especializada y añadir suplementos.

Después de analizar algunos tipos de dieta, he decidido centrarme en otro ámbito fundamental para brindar una longevidad saludable a los niños y los adolescentes: el consumo de alimentos y productos ecológicos. ¿Por qué es importante comer ecológico? ¿Cuáles son sus consecuencias sobre nuestra salud? En el próximo capítulo trataré de responder a estas preguntas.

QUÉ HEMOS APRENDIDO EN ESTE CAPÍTULO

1) Hay tipos de dietas restrictivas que excluyen una o varias clases de alimentos: pescetariana, lactoovovegetariana, lactovegetariana, ovovegetaria-

na, vegana, crudista, frutariana y «de los recolectores».

2) Deben evitarse las improvisaciones, porque estas dietas pueden conllevar riesgos nutricionales, sobre todo en periodos más sensibles, como la primera infancia, la adolescencia, el embarazo y la lactancia, por lo que requieren una buena organización y el control correspondiente.

3) Las carencias más comunes son las de proteínas, grasas esenciales, hierro, calcio, zinc, vitaminas D, A, B2, B5, B6, B12 y E, selenio, yodo y ácidos grasos omega-3 y omega-6.

4) Es preciso variar las fuentes de proteínas vegetales para compensar la insuficiencia de un aminoácido en un alimento con otro que sí lo contenga. Por ejemplo, combinando varios tipos de legumbres y cereales.

5) Consumir alimentos ricos en omega-3 como algas, nueces, linaza, y en nutrientes, como proteínas, piridoxina, biotina, calcio, cobre, magnesio y zinc, para favorecer el aporte adecuado de omega-3 y omega-6.

6) Prestar atención a la cantidad de fibra si está presente en exceso puede interferir en la absorción de nutrientes como el calcio y los folatos.

7) Poner en remojo las legumbres y los cereales durante 12 horas en agua tibia acidificada con zumo de limón y aclararlos bien antes de cocerlos.

8) Usar levadura madre en el pan y los panificados.

9) Tomar té, café y cacao lejos de las comidas para evitar la inhibición de la absorción del hierro y el calcio de los alimentos.

10) Limitar la combinación de alimentos que contienen hierro con alimentos ricos en calcio, como la leche y los lácteos.

11) Escoger alimentos con mucho hierro (cereales, leche con hierro añadido) y tomar periódicamente suplementos.

12) Favorecer el consumo de alimentos con una buena cantidad de calcio: cereales y germen de trigo, frutos secos y agua mineral cálcica.

13) Si no se introducen alimentos de origen animal, tomar suplementos de vitamina B12.

14) Pasar al aire libre y a la luz solar al menos una hora diaria, evitando las quemaduras, para favorecer la producción de vitamina D.

15) Para aquellas personas que tienden a perder peso, se recomiendan alimentos nutritivos y tentempiés con alta densidad calórica como biscotes con mermelada, fruta, rebanadas de pan con tomate y aceite de oliva o frutos secos.

16) Consultar con un nutricionista que nos ayude a completar las posibles carencias y utilizar productos disponibles enriquecidos con estos componentes.

17) Llevar un diario alimentario de los 7 días de la semana para verificar, junto con el nutricionista, que los nutrientes ingeridos sean los adecuados.

5

Los alimentos ecológicos y los antibióticos

Quiero dar las gracias por su investigación y aportación a este capítulo a la doctora Anna Claudia Romeo, jefa del Servicio de Patología Neonatal de la Azienda Ospedaliera Pugliese-Ciaccio de Catanzaro, doctoranda de Investigación en Fisiopatología y Clínica de las Enfermedades Endocrino-Metabólicas, Departamento de Medicina Interna, Università di Genova, y al profesor Alessandro Laviano, Departamento de Medicina Traslacional y de Precisión de la Università La Sapienza de Roma y jefe del Servicio Operativo de Medicina Interna y Nutrición Clínica de la Azienda Ospedaliera Universitaria Policlinico Umberto I de Roma.

LA IMPORTANCIA DE COMER ECOLÓGICO

Comer alimentos ecológicos se está convirtiendo en algo cada vez más importante para nuestra salud y para evitar la aparición de distintos problemas. Cabe preguntarse, obviamente, cuándo empezó a sentirse esta necesidad y por qué.

El origen de la comida ecológica se remonta a los años setenta, cuando, ante la creciente dependencia de la agricultura de pesticidas y fertilizantes, creció la demanda de productos más sanos y controlados. La filosofía de la agricultura ecológica se basa en métodos de cultivo que respetan el entorno y la salud de la persona en todas las etapas, mediante el uso de abonos naturales en vez de productos químicos sintéticos o modificados genéticamente, como los herbicidas, los anticriptogámicos (contra las enfermedades causadas por hongos) y los insecticidas. Desde el punto de vista agronómico, esta clase de agricultura se basa en rotaciones de cultivos que respetan y mantienen el suelo y las sustancias orgánicas que contiene. Los animales se crían con prácticas que respetan su bienestar, evitando las técnicas de la ganadería intensiva, criándolos con alimentos naturales y reservando el uso de medicinas para cuando estén enfermos.

La agricultura ecológica está regulada por la legislación europea. Se aprobó una ley en 1991 y más tarde, en 1999, se aprobó otra para las explotaciones animales, si bien ambas fueron derogadas en 2007 por otra legislación que regula los productos ecológicos de origen tanto agrícola como animal. La producción de alimentos ecológicos tiene más costes, empezando por las materias primas utilizadas y los sistemas que se dedican a la gestión de este tipo de agricultura, lo que se traduce en precios más altos para el consumidor, aplicados tanto por las explotaciones agrícolas como por la distribución a gran escala.

A pesar de este encarecimiento, la preferencia de los

consumidores por los alimentos ecológicos va en continuo aumento.

- En Italia fue del +10,8 % en 2018 (fuente: Coldiretti);
- en Europa, del +13 % en 2015 (fuente: IFOAM, Federación Internacional de Movimientos por la Agricultura Orgánica);
- en Estados Unidos, del 11 % en 2015 (fuente: IFOAM).

Según datos del Ministero delle Politiche Agricole, Alimentari, Forestali e del Turismo de 2018, sabemos que en Italia los alimentos ecológicos más apreciados y utilizados son la miel (14,7 %), los huevos (13,8 %), la fruta (8,5 %) y las hortalizas (5,7 %).

Es frecuente que las personas que compran comida ecológica sean muy cuidadosas con su alimentación, consuman más hortalizas y fruta, y tengan un estilo de vida más saludable. La elección de lo ecológico estaría dictada por el miedo a los contaminantes peligrosos para la salud y por la convicción de que la comida ecológica es más rica en vitaminas y nutrientes.

¿OFRECE REALMENTE LO ECOLÓGICO MÁS VENTAJAS PARA LA SALUD Y LA LONGEVIDAD?

Un estudio reciente (1) que ha analizado a 68.000 participantes durante 5 años revela que quienes consumen alimentos ecológicos tienen un 25 % menos de probabilidades de padecer cáncer, en especial el de mama y el linfoma. Esto confirma un dato dado en el Reino Unido, donde se registró una reducción del 21 % en la incidencia del linfoma de Hodgkin, un tumor del sistema linfático. Aunque no son datos concluyentes, dejan claro que es preferible comer alimentos ecológicos, entre otras cosas por los evidentes efectos tóxicos que pueden tener los pesticidas sobre las células humanas. En los próximos veinte años habrá grandes cambios en la calidad del alimento, con sistemas de cultivo, así como de control, cada vez más perfeccionados que permitirán no solo certificar que un producto sea realmente ecológico, sino confirmar su integridad. Mientras tanto, conviene adoptar una dieta lo más ecológica posible.

Como sucede en el resto de los sectores, tampoco el de la ganadería y los cultivos ecológicos está libre de prácticas ilegales, estafas o tejemanejes legales para sortear las leyes que lo regulan, pero este no es un argumento válido para desanimar al consumidor dispuesto a consumir ecológico. Mi fundación Create Cures ya ha empezado a trabajar con varias universidades para encontrar una solución a esta situación. A continuación, haremos un repaso detallado del mundo de la ganadería ecológica.

GANADERÍA ECOLÓGICA

Las explotaciones ganaderas ecológicas cumplen una serie de reglas y métodos orientados a tutelar la salud y el bienestar del animal, que se traducen en términos de calidad y seguridad en sus derivados (leche, queso, carne, huevos) comercializados y consumidos por el hombre. El gran problema de la ganadería intensiva tradicional es que utiliza sustancias artificiales (hormonas de crecimiento, antibióticos, etc.) para maximizar el rendimiento de los animales.

El uso de hormonas de crecimiento en la ganadería vacuna está prohibido en 27 países europeos (desde 1999) y también en Australia, Canadá y Japón. En cambio, la FDA (Food and Drug Administration) estadounidense lo aprobó a partir de 1993 para las explotaciones de este país. Esta hormona produce un incremento del factor de crecimiento insulinoide 1 (IGF-1, del inglés *Insulin-like Growth Factor*) y se utiliza para incentivar la producción de leche y el crecimiento rápido del animal. El peligro para la salud del animal se traduce en un aumento del riesgo de mastitis, con el consiguiente recurso a los antibióticos.

La cuestión de los antibióticos sigue siendo problemática en todo el mundo. El reglamento del Parlamento Europeo n.° 470/2009 establece los «procedimientos comunitarios para la fijación de los límites de residuos de las sustancias farmacológicamente activas en los alimentos de origen animal» (2). Estos límites ayudan a garantizar la seguridad alimentaria en los alimento de origen animal como la carne, el pescado, la leche, los huevos y la miel, ya que controlan el uso de antibióticos. Los expertos de la Autoridad Europea de Seguridad Alimentaria (EFSA) y la Agencia Europea de Medicamentos (EMA) han examinado las medidas adoptadas por la Unión Europea, han subrayado que no hay ninguna solución con validez universal y han recomendado reducir el uso de los antibióticos en los animales a lo imprescindible para curar las enfermedades infecciosas. Salvo en casos excepcionales, su uso para prevenir enfermedades debería dar paso gradualmente a medidas alternativas (vacunas, probióticos, prebióticos, bacteriófagos y ácidos orgánicos) y a prácticas ganaderas que impidan la introducción y propagación de enfermedades en las explotaciones.

No obstante, hay algunos fármacos que no están registrados, por lo que no existen dosis de referencia para su uso, sobre todo para las especies animales llamadas «menores», entre las que se encuentran, por ejemplo, las cabras, las ovejas, los équidos, los conejos o las abejas. En estas categorías a menudo se hace un uso *off-label* (fuera de las condiciones que autorizan los organismos correspondientes por patología, población o posología) bajo control veterinario, y se registran más incumplimientos en el uso de fármacos regulados que en las especies mayores (bovinos y porcinos).

Con el Reglamento CE 1831/2003 sobre los aditivos destinados a la alimentación animal, a partir del 1 de enero de 2006 se prohibió el uso de antibióticos como aditivos para estimular el crecimiento. En Estados Unidos, sin embargo, están permitidos. Con su acción antibacteriana, estos fármacos alteran la flora intestinal del animal. Si se genera resistencia a la acción del antibiótico, esta puede propagarse, en primer lugar, entre los que trabajan en contacto con los animales y, después, a toda la población mediante la dispersión de los antibióticos por el suelo y el agua. Más adelante, en este mismo capítulo, hablaremos de la resistencia a los antibióticos.

Numerosos estudios han revelado que respetar los plazos previstos de suspensión del fármaco antes de utilizar el animal o sus derivados (el llamado «periodo de carencia», es decir, el tiempo que debe pasar después de un tratamiento químico antes de que el producto se destine al consumo humano) no siempre garantiza que los niveles residuales de antibióticos presentes en el animal o en sus derivados se mantengan dentro de los límites establecidos por la ley, por problemas derivados de los modos de administración o de prácticas fraudulentas.

Lamentablemente, según los datos de la EMA y la EFSA, Italia es uno de los países europeos con mayor uso de antibióticos en las explotaciones. Los datos de la EMA muestran que en Italia esta dosis, por cada animal, duplica la media europea y supera 3 veces las cantidades de Francia y 5 veces las del Reino Unido. Los países del norte de Europa, que han aprobado normativas más restrictivas para el uso de los antibióticos en las explotaciones ganaderas, presentan niveles inferiores de resistencia bacteriana.

En Italia se ha aprobado un plan nacional de control de la resistencia a los antibióticos con el objetivo de reducir un 30 % los antibióticos utilizados en las explotaciones antes del final de 2020, delegando su aplicación en las regiones a través de sus organismos sanitarios (ASL, Istituti Zooprofilattici). Mientras que en algunas regiones como Emilia y Toscana el plan ya está muy avanzado, otras tienen dificultades para aplicarlo.

Las condiciones más propicias para el desarrollo de resistencia a los antibióticos se dan en las granjas porcinas y avícolas. Un estudio realizado en el Reino Unido ha comparado 12 explotaciones porcinas y avícolas ecológicas con 13 no ecológicas: en las segundas, por cada kilo de carne producida, se utilizaban hasta 30 dosis más de antibiótico que en las primeras.

Hay que recordar que en la producción ecológica está prohibido cualquier tratamiento antibiótico usado como medida preventiva. Las vacunaciones y la desparasitación son los únicos tratamientos que se pueden llevar a cabo, previa autorización de la autoridad nacional o del organismo de control. En este tipo de explotación, los animales enfermos deberían tratarse con productos naturales fitoterapéuticos (extraídos de las plantas), aromáticos (obtenidos de plantas aromáticas) o con oligoelementos (minerales necesarios que, en cantidades ínfimas, desempeñan funciones esenciales en los principales procesos vitales: hierro, cromo, yodo, zinc, magnesio, etc.), y, en caso contrario, con las sustancias que indica detalladamente el Reglamento CE n.º 889 de 2008. En caso de que el tratamiento con los productos mencionados anteriormente no surta efecto, el organismo de control de la explotación ganadera, si lo considera oportuno, puede autorizar el uso de antibió-

ticos. Para emplear estos productos, el periodo de carencia
(el tiempo que transcurre entre la administración de antibióticos y la utilización del animal) debe ser el doble del
anteriormente previsto para el uso en el ganado criado con
el método convencional. Las sustancias que no requieren
un periodo de carencia tendrán un intervalo de espera de
48 horas.

Pero ¿por qué hablamos de antibióticos, y en concreto
de resistencia a los antibióticos, en un libro que se ocupa de
la dieta, las costumbres alimentarias y las estrategias nutricionales enfocadas a niños y adolescentes? Porque la alimentación y la resistencia a los antibióticos están relacionadas.

ALIMENTACIÓN Y RESISTENCIA A LOS ANTIBIÓTICOS

Un estudio italiano publicado recientemente en la revista
International Journal of Antimicrobial Agents ha documentado la correlación entre el tipo de dieta adoptada y el fenómeno de la resistencia a los antibióticos. Se estudiaron
3 grupos de personas (26 veganos, 32 vegetarianos y 43 omnívoros) y se examinaron sus costumbres alimentarias y la
composición de su microbioma intestinal. Los participantes procedían de la misma área geográfica y ninguno se
había sometido a curas antibióticas en los 12 meses previos
al estudio.

Se analizaron con técnicas avanzadas de biología molecular los genes de las bacterias que confieren resistencia a

las cuatro clases de antibióticos con amplio espectro de acción contra las bacterias comunes causantes de infecciones (conocidos como «sulfamidas», «tetraciclinas», «aminoglucósidos» y «betalactámicos»). Se observó que en el intestino de quienes seguían una dieta vegana, la presencia de los genes responsables de esta insensibilidad al efecto de los antibióticos era inferior que la de quienes seguían una dieta omnívora o lactoovovegetariana; en cambio, no había diferencias entre omnívoros y lactoovovegetarianos. La explicación puede estar relacionada con el uso de antibióticos en las explotaciones o con el hecho de que estos genes se transfieren con más facilidad a partir de productos animales que de productos vegetales. Las explicaciones apuntan a la carne y los derivados animales consumidos por el hombre como los principales vehículos de resistencia a los antibióticos. En la figura 5.1 se puede ver un ejemplo de resistencia a los antibióticos.

Por su parte, un estudio chino ha identificado (3) en lechugas y tomates gérmenes portadores de genes que permiten resistir a la colistina (antibiótico usado como último recurso contra las infecciones de enterobacterias), y que podrían transmitirse al hombre, sobre todo si la verdura no se lava bien.

La resistencia a los antibióticos, si no se evita, puede tener efectos devastadores sobre la salud pública a escala mundial. Sus efectos se perciben de inmediato, como el número de infecciones resistentes a los antibióticos y, por tanto, potencialmente letales, y otras consecuencias más insidiosas relacionadas con el uso impropio de los antibióticos.

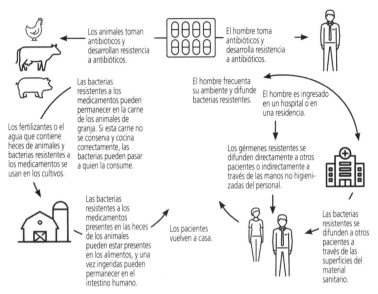

Los animales toman antibióticos y desarrollan resistencia a antibióticos.

El hombre toma antibióticos y desarrolla resistencia a antibióticos.

Las bacterias resistentes a los medicamentos pueden permanecer en la carne de los animales de granja. Si esta carne no se conserva y cocina correctamente, las bacterias pueden pasar a quien la consume.

El hombre frecuenta su ambiente y difunde bacterias resistentes.

El hombre es ingresado en un hospital o en una residencia.

Los fertilizantes o el agua que contiene heces de animales y bacterias resistentes a los medicamentos se usan en los cultivos.

Los gérmenes resistentes se difunden directamente a otros pacientes o indirectamente a través de las manos no higienizadas del personal.

Las bacterias resistentes a los medicamentos presentes en las heces de los animales pueden estar presentes en los alimentos, y una vez ingeridas pueden permanecer en el intestino humano.

Los pacientes vuelven a casa.

Las bacterias resistentes se difunden a otros pacientes a través de las superficies del material sanitario.

5.1. Ejemplos de difusión de la resistencia a antibióticos (modificado por: <https://www.canr.msu.edu/news/cdc_report_brings_renewed_attention_to_seriousness_of_antibiotic_resistance>).

Ante esta situación, muchos gobiernos del mundo están tomando medidas de control y preventivas (4). Todos debemos sumarnos activamente a esta causa para proteger nuestra salud, la de nuestros hijos y la de la comunidad, empezando por algunas prácticas diarias que propongo a continuación.

Mantener la higiene de las manos y de las superficies evitando productos que contengan antibióticos.

- Lavarse las manos a menudo y mantener limpias las superficies. Los gérmenes que causan intoxicación alimentaria pueden sobrevivir en muchos lugares y propagarse por la cocina.

- Lavarse las manos durante 20 segundos con agua y jabón antes, durante y después de preparar la comida y antes de comer.
- Lavar los utensilios, las tablas y las encimeras con agua caliente y jabón.
- Lavar la fruta y la verdura fresca bajo el grifo.

Separar los alimentos. La carne cruda, el pollo, el marisco y los huevos pueden propagar gérmenes a alimentos listos para comer.

- Cuando se hace la compra, mantener separados la carne cruda, el pollo y los mariscos de los otros alimentos.
- No guardar la carne cruda, el pollo, el marisco y los huevos al lado de otros alimentos en el frigorífico.
- Usar recipientes distintos y bien cerrados para conservar los alimentos.
- Utilizar tablas de cortar y platos distintos para carne cruda, pollo y marisco.
- No mezclar ni mantener en contacto las carnes con las verduras para evitar contaminaciones.

Cocer los alimentos a la temperatura adecuada. La comida se cocina de un modo seguro cuando la temperatura interior sube lo suficiente como para matar los gérmenes que pueden causar infecciones. El único modo de estar totalmente seguros de hacerlo correctamente es usar un termómetro para alimentos. Por ejemplo, las temperaturas aconsejadas para algunos de ellos son estas:

- 63 °C para cortes enteros de vaca, cerdo, ternera y cordero (dejar reposar la carne 3 minutos antes de comerla).
- 72 °C para carne picada de vaca o cerdo.
- 74 °C para las aves de corral, incluyendo el pollo y el pavo picados.
- 63 °C para el pescado.

Mantener los alimentos a las temperaturas adecuadas.

- Refrigerar rápidamente los alimentos a temperaturas inferiores a 4 °C para evitar que proliferen gérmenes. Las bacterias pueden multiplicarse con rapidez si se dejan a temperatura ambiente o en un intervalo de temperatura comprendido entre 4 y 60 °C, que no es seguro.
- No dejar nunca fuera del frigorífico comida perecedera más de 2 horas (una hora si el calor ambiente supera los 32 °C).
- Mantener el frigorífico por debajo de 4 °C y vigilar el deterioro de lo que hay dentro (es mejor tirarlo antes que arriesgarse).
- Descongelar los alimentos congelados de un modo seguro en el frigorífico, en agua fría o en el microondas.
- No descongelar nada a temperatura ambiente.

La resistencia a los antibióticos no depende solo de la alimentación, sino también de un uso excesivo y a veces injustificado de estos medicamentos.

USO DE LOS ANTIBIÓTICOS Y CONSECUENCIAS EN LA SALUD

Los antibióticos son fármacos fundamentales en la lucha contra las infecciones bacterianas, pero se usan en exceso, tanto en productos, como los jabones y otros limpiadores domésticos, como en los animales y las personas. Debido a este empleo exagerado, los antibióticos están perdiendo poco a poco su eficacia, ya que las bacterias son capaces de desarrollar mecanismos naturales de defensa contra sus efectos y se vuelven resistentes a los tratamientos. Las bacterias que sobreviven al antibiótico son las que han elaborado un mecanismo para evitar que estos fármacos las maten.

El principal motivo de que se genere resistencia a los antibióticos es la llamada «presión selectiva», causada por el uso de esos mismos antibióticos. Cuando se produce una resistencia bacteriana, los pacientes presentan infecciones más graves o difíciles de tratar, que exigen un mayor uso de antibióticos y tener que recurrir con mayor frecuencia a antibióticos de amplio espectro.

Este fenómeno natural de resistencia a antibióticos supone un gran reto para los sistemas sanitarios europeos y mundiales (5).

Según las últimas estadísticas (6) que analizan las principales causas de infección y resistencia a antibióticos en Europa, en 2015 murieron más de 33.000 personas a causa de infecciones resistentes a los tratamientos con antibióticos. Resulta impresionante comprobar que este número iguala al de muertos por gripe, tuberculosis y VIH/sida juntos. El origen de esas 33.110 muertes fueron 671.689 infecciones de bacterias insensibles al efecto de los fármacos. Según las previsiones de la OCSE (Organización para la Seguridad y la Cooperación en Europa), en 2050, países como Italia, Grecia y Portugal registrarán «las tasas más altas de mortalidad debidas a la resistencia a antibióticos» (7).

Se han realizado diversos análisis del consumo de antibióticos en los países europeos. En Italia se usan 27 dosis de antibiótico por cada 1.000 habitantes; solo son peores las cifras de Grecia (36 dosis) y Francia (30 dosis). Los países que los usan de un modo más responsable —a veces después de epidemias violentas que obligaron al Gobierno y a la opinión pública a tomar conciencia de la gravedad del problema— son Bélgica (10 dosis) y los países del norte de Europa (Estonia 12, Letonia 13, Eslovenia y Alemania 14, Dinamarca 15). En 2015, Italia registró la plusmarca europea de infecciones atribuibles a resistencia a antibióticos: 200.000; en segundo lugar, Francia, con 120.000 infecciones; y en el tercer puesto, Alemania, con 50.000.

En Italia, las muertes se deben sobre todo a infecciones de bacterias resistentes a carbapenemas y colistina (antibióticos de última generación); y en 2015 hubo más de

10.000 (el doble de las registradas en Francia y cuatro veces más que las de Alemania y el Reino Unido).

Además, de este estudio se desprende que 3 de cada 4 infecciones se contraen en el hospital, y este dato indica que aún queda mucho por hacer para garantizar la seguridad del paciente.

En Europa, el peligro número uno lo representa la *Escherichia coli*, resistente a los antibióticos conocidos como «carbapenemas de tercera generación», que en 2015 provocó casi 300.000 infecciones y más de 9.000 decesos, además de la pérdida de 37 años de vida saludable en 100.000 personas. El segundo puesto es para el estafilococo áureo, insensible a la meticilina (MRSA), que ha causado 148.000 infecciones y más de 7.000 muertes en toda Europa. Los

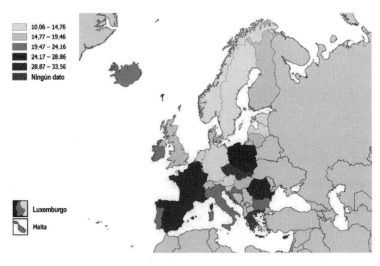

5.2. Uso de antibióticos en Europa en 2017 (fuente: European Centre for Disease Prevention and Control).

carbapenemas no afectan a la *Pseudomonas*, a consecuencia de lo cual ha provocado 4.000 muertes; la *Kleibsiella pneumoniae*, resistente a las cefalosporinas de tercera generación, ha provocado 3.600; y la *Kleibsiella pneumoniae* resistente a los carbapenemas, otras 2.000.

Pero ¿en Italia, el uso excesivo de antibióticos está injustificado, o se debe a la necesidad de hacer frente a un alto número de infecciones? El Centro Europeo para la Prevención y el Control de Enfermedades (ECDC, por sus siglas en inglés) señala que en Italia, una proporción importante de antibióticos se usan para combatir infecciones virales (que no responden a los antibióticos) como el resfriado, la gripe o el dolor de garganta, y no para combatir las infecciones bacterianas. Además, el porcentaje de italianos que están informados sobre la administración correcta de antibióticos y saben que son ineficaces ante los virus está por debajo de la media de los demás países europeos. El ECDC ha observado varias deficiencias de orden institucional, tanto nacional como local, en la organización, la coordinación y el control del problema.

El mayor consumo de antibióticos se da en los tramos de edad extremos, es decir, en los primeros 4 años de edad y después de los 75 años.

Se prescriben grandes cantidades para curar la faringoamigdalitis y las infecciones del oído medio (otitis medias). Un estudio (8) analizó, entre 2008 y 2012, la prescripción de antibióticos en Alemania, Italia, Corea del Sur, Noruega, España y Estados Unidos en el tramo de edad de 0-18 años y constató una diferencia de hasta 7,5 veces entre los niños de distintas partes del mundo. Veámoslo con detalle: según los resultados de este estudio realizado en 6 países, en los primeros 2 años de vida, por cada 1.000 niños, hubo 3.410 prescripciones de antibiótico en Corea del Sur, 1.600 en Italia, 1.500 en España, 1.100 en Estados Unidos, 1.000 en Alemania y 500 en Noruega. De modo que, con respecto a un niño noruego, la prescripción de antibióticos es 7,5 veces superior en Corea del Sur, 3,6 veces en Italia, 3,4 en España, 2,35 en Estados Unidos y 2,31 en Alemania.

Otro factor relacionado con la resistencia a los antibióticos es la tendencia a prescribir antibióticos de amplio espectro, mientras que la Organización Mundial de la Salud, con vistas a hacer un uso juicioso de estos medicamentos, recomienda los de espectro reducido (que atacan una cepa bacteriana determinada), en las dosis apropiadas y solo durante el tiempo necesario. Del estudio antes citado se desprende que la prescripción de antibióticos de espectro reducido, que es la que se aconseja como primera línea terapéutica, era superior en Noruega (64,8 %), mientras que en otros países era menor: 38,2 % en Alemania, 31,8 % en Estados Unidos, 27,7 % en España, 25,1 % en Italia y 9,8 % en Corea del Sur.

El análisis de los datos de la red Pedianet revela que a los niños italianos se les prescriben más antibióticos que a sus coetáneos que viven en los Países Bajos y en el Reino Unido (los porcentajes son: 52 % en Italia, 36 % en el Reino Unido y 18 % en los Países Bajos), pero sobre todo que reciben con mucha más frecuencia prescripciones de la asociación de amoxicilina y clavulanato (9).

Los estudios comparativos entre regiones italianas son escasos y se han realizado con indicadores y métodos distintos, por lo que no hay conclusiones ni datos precisos; un estudio documentaba una mayor prescripción de antibióticos en el sur del país (10).

En 2005 se puso en marcha en Emilia-Romaña el proyecto PRoBa (Progetto bambino e antibiotici) (11) que, gracias a la colaboración de pediatras de familia y clínicos, microbiólogos y farmacéuticos, se fijó la meta de revisar la gestión terapéutica de las infecciones pediátricas más comunes para limitar los daños que acabamos de explicar. El proyecto prevé la creación de unas directrices para la gestión y la terapia de las dos patologías, la otitis y la faringoamigdalitis, y ha dotado a los ambulatorios de pruebas rápidas para la detección del estreptococo (una bacteria temida, que suele ser el blanco de los tratamientos antibióticos). A los padres, en cambio, se les ha sensibilizado con campañas informativas, folletos y carteles en los ambulatorios, en los centros de atención, en los laterales y las marquesinas de los autobuses, sobre el uso correcto de los antibióticos y también sobre la importancia de lavarse las manos, en especial para los niños, con carteles repartidos en las guarderías y escuelas de primaria. Los resultados de esta campaña son esperanzadores: el informe de 2017 puso de manifiesto una reducción continua y significativa del índice de prescripción de antibióticos sistémicos en niños de 0-14 años. Se ha pasado de 1.277 prescripciones por 1.000 niños en 2008, a 881 en 2016. Además, se ha consolidado la práctica de recomendar antibióticos de espectro reducido, y se ha limitado la de los antibióticos de amplio espectro (como amoxicilina y ácido clavulánico), principales responsables del fenómeno de la resistencia bacteriana.

Una buena noticia que debería motivar a la colectividad a poner en práctica todas las medidas a su alcance para combatir la resistencia a los antibióticos, es que no se trata de un fenómeno estable, sino, en cierta medida, reversible. Como ha demostrado un estudio finlandés, debido al aumento de la resistencia del estreptococo grupo A a la eritromicina, se había reducido drásticamente el suministro de este fármaco: como consecuencia, su uso disminuyó cerca del 40 % y posteriormente la resistencia a la eritromicina se redujo aproximadamente a la mitad (12).

Esta resistencia de las bacterias a los antibióticos podría resolverse de tres maneras:

• Desarrollando nuevos antibióticos para tratar los agentes resistentes.
• Vacunando a la población para prevenir las infecciones.
• Mejorando el uso de los antibióticos.

Pero, como hemos visto en el apartado anterior, el problema de la resistencia a los antibióticos se autoalimenta en un círculo vicioso creado no solo por el uso excesivo de antibióticos en el hombre, sino también por su uso impropio en los animales. El hecho de tratar con los mismos antimicrobianos a humanos y a animales ha complicado el problema, pues la resistencia a los antibióticos pasa de los animales al hombre a través de la cadena alimentaria: la fruta, la verdura y los derivados animales como la carne, los huevos y la leche.

Para terminar, diremos que el interés creciente por la alimentación y la salud incluye también la calidad de los alimentos, y en particular las técnicas de cultivo, ganadería y producción. En este capítulo he descrito cómo la elección de alimentos de origen ecológico puede limitar el consumo de productos capaces de introducir en el cuerpo cantidades excesivas de antibióticos que actúan como vehículos de la resistencia a estos.

QUÉ HEMOS APRENDIDO EN ESTE CAPÍTULO

1) En Italia, la cantidad de antibióticos por animal usada en las explotaciones ganaderas duplica con creces la media europea, crea niveles más altos de bacterias resistentes y contribuye también a introducir dosis de antibióticos en el organismo de quienes consumen estos productos.

2) La producción ecológica utiliza solo 2 tipos de tratamiento preventivo: las vacunaciones y la desparasitación. Asimismo, los animales enfermos se deberían tratar y curar con productos naturales fitoterapéuticos (extraídos de las plantas), aromáticos (derivados de las plantas aromáticas), con oligoelementos (minerales necesarios en cantidades ínfimas que desem-

peñan funciones fundamentales en los principales procesos vitales, como el hierro, el calcio, el yodo, el cromo, el zinc, el magnesio, etc.) o, en caso contrario, con las sustancias que indica detalladamente el Reglamento CE n.° 889 de 2008.

3) En la medida de lo posible, escoger carne, huevos, leche, lácteos y otros alimentos procedentes de explotaciones ecológicas.

4) Para limitar la presencia y proliferación de bacterias y antibióticos:
   - mantener la higiene de las manos, las superficies y los alimentos;
   - separar los alimentos, cocerlos y conservarlos a la temperatura adecuada;
   - controlar el uso de los antibióticos como fármacos.

6

La nutrición durante el embarazo

Quiero dar las gracias por su investigación y aportación a este capítulo a la doctora Anna Claudia Romeo, jefa del Servicio de Patología Neonatal de la Azienda Ospidaliera Pugliese-Ciaccio de Catanzaro, doctoranda de Investigación en Fisiopatología y Clínica de las Enfermedades Endocrino-Metabólicas, Departamento de Medicina Interna, Università di Genova, al profesor Alessandro Laviano, Departamento de Medicina Traslacional y de Precisión de la Università La Sapienza de Roma y jefe del Servicio Operativo de Medicina Interna y Nutrición Clínica de la Azienda Ospedaliera Universitaria Policlinico Umberto I de Roma, y a varios de los principales expertos italianos en nutrición pediátrica que me han dado consejos y han hecho correcciones importantes.

En mi libro *La dieta de la longevidad* hablé de la nutrición y el estilo de vida que mejoran la salud de los adultos. Como ya hemos visto en este libro, la salud de la madre en general puede ejercer una influencia considerable en la de los hijos, pero su nutrición y su salud durante el embarazo aún pueden tener un papel más importante. Así pues, es fundamental que la madre esté muy atenta a su alimentación, a fin de que su estado sea óptimo tanto para su salud como para la del niño. De entrada, cabe hacer una observación: ya se ha mencionado que la información contenida en el ADN puede modificar su expresión merced a los mecanismos «epigenéticos» introducidos por factores externos que interactúan con el organismo, como rayos UV, contaminación atmosférica, alimentación y fármacos. Estos mecanismos pueden modificar la función de nuestro organismo y, si aparecen durante la vida embrionaria y fetal, sus efectos podrían durar toda la vida. En el feto, las alteraciones epigenéticas se producen a raíz de situaciones de estrés y patologías de la madre, tales como depresión, ansiedad, epilepsia, asma, anemia, obesidad, diabetes, malnutrición, exposición a sustancias tóxicas como fármacos, drogas, tabaco o alcohol, y agentes infecciosos.

No es de extrañar, por tanto, que las sociedades científicas de ginecología y pediatría den tanta importancia a la alimentación en este periodo delicado de la vida de la madre y del hijo. Pero, por lo general, no se la suelen dar a la influencia que ejercerá la alimentación en este preciso momento sobre toda la vida del niño. Durante mi exposición en un congreso sobre nutrición en Australia, un famoso experto de aquel país me dijo: «A mí no me interesa el efecto de la nutrición en la longevidad; solo me interesa qué hace lo que le doy al paciente en los próximos diez

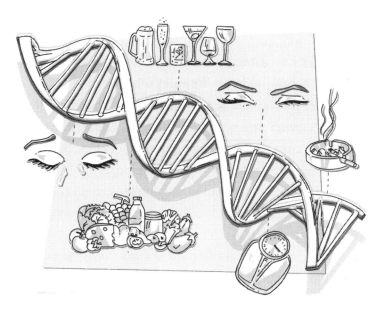

6.1. El sistema fetoplacentario se adapta a las condiciones uterinas mediante modificaciones epigenéticas. El estrés y las patologías maternas como la depresión, la obesidad, la malnutrición o la exposición a sustancias tóxicas como el tabaco y las drogas son algunos de los factores que pueden modificar la expresión de ADN en el feto sin cambiar las informaciones genéticas originales.

días». Hay cientos de libros dedicados a la importante influencia de la nutrición y de otros factores en el feto, el neonato y el niño. Mi objetivo no es prescribir la nutrición adecuada para que el niño esté bien a corto plazo, sino para que esté bien hasta los 110 años. La dieta de un individuo al principio de su vida puede influir en su longevidad y en la incidencia de enfermedades incluso en las últimas etapas de su existencia.

Como ocurre a menudo con el tema de la alimentación, hay una tendencia general a improvisar consejos dietéticos y prácticas nutricionales nada saludables basados en habladurías o búsquedas en internet o en redes sociales. Sucede sobre todo con la nutrición en el embarazo, acerca de la cual circulan una serie de tópicos y falsos mitos que, además de carecer del menor fundamento científico, a menudo pueden ser peligrosos para la salud.

Este asunto, justo por su peculiaridad, merece ser tratado con seriedad y con la ayuda de un profesional (ginecólogo, pediatra, gastroenterólogo, nutricionista, dietista) adecuadamente preparado para apoyar y ayudar a la madre en este periodo especial de la vida.

De acuerdo con las actuales recomendaciones y evidencias científicas, trataremos de analizar los falsos mitos y dar consejos básicos a las futuras mamás. El objetivo era hallar un denominador común que tuviera en consideración: 1) la salud del niño, 2) su crecimiento y 3) su predisposición a una vida larga y saludable.

ALIMENTACIÓN Y ESTADO NUTRICIONAL DURANTE EL EMBARAZO: ¿POR QUÉ ES IMPORTANTE?

Una alimentación correcta durante el embarazo contribuye a mejorar el bienestar y el desarrollo correcto del feto. Las madres con sobrepeso u obesas y las que padecen dolencias concomitantes con un exceso de peso (hipertensión, enfermedades renales, diabetes mellitus) pueden tener problemas durante el embarazo que repercutan también en el niño que va a nacer (1) como:

- **Aborto**, con pérdida del feto.

- **Parto antes del término fisiológico del embarazo:** (2) un niño prematuro presentará una inmadurez anatómica o funcional en los órganos comparado con un niño nacido a término, y el peligro será tanto mayor cuanto más precoz sea el nacimiento. Los niños prematuros tienen un riesgo mayor de desarrollar afecciones de tipo respiratorio, infeccioso, gastrointestinal, metabólico (hipoglucemia, hipocalcemia, etc.) y neurológico, a veces muy graves.

- **Dar a luz a niños con un peso superior al normal** (más de 4,2 kg) que pueden tener problemas ya sea en el momento de nacer, por las dificultades durante la extracción (cuando por «desproporción feto-pélvica» el feto es demasiado grande para el canal del parto pueden producirse fracturas de clavícula o de húmero, o estiramiento de los haces nerviosos de las extremidades, con la consiguiente parálisis de los músculos del brazo), ya sea en las horas posteriores al nacimiento, como reducción de la glucemia, o también desventajas a largo plazo como predisposición a la obesidad, hiperglucemia o insulinorresistencia (que como sabemos predispone a la diabetes) durante la infancia o la adolescencia, y alteraciones del desarrollo cognitivo y comportamental (3).

- **Dar a luz niños de peso inferior a 2,5 kg** por malnutrición del feto debida a problemas de la placenta. La placenta oxigena la sangre fetal y traspasa los nutrientes de la madre al feto. Estos niños se adaptan a la malnutrición fetal poniendo en marcha mecanismos de compensación hormonal para maximizar el crecimiento y las reservas de energía, intensificando la sensibilidad periférica a hormonas como la insulina y los glucocorticoides. Al aumentar la disponibilidad de nutrientes, se compensa el déficit de crecimiento en peso y estatura (en el 85-90 % de los casos), pero también se produce un incremento del tejido adiposo. En este proceso se altera la secreción de la hormona del crecimiento y de sus intermediarios. El niño que nace con poco peso lo recupera rápidamente en los primeros años de vida, y en el futuro estará predispuesto a desarrollar obesidad, aumento de la presión arterial y de las grasas en la sangre (tanto colesterol como triglicéridos) y diabetes. Por eso es importante que antes y durante el embarazo la mujer siga una dieta sana. La madre y el niño son dos organismos en simbiosis, uno de los cuales depende del otro y se transforma a través de aquel. Esta dinámica implica también cierta vulnerabilidad, por lo que un error en esta etapa puede traducirse en un daño permanente.

Ahora que ha quedado clara la importancia de la alimentación durante el embarazo, la examinaré en concreto, dando consejos prácticos y un punto de referencia para las futuras madres.

¿ES VERDAD QUE DURANTE EL EMBARAZO HAY QUE «COMER POR DOS»?

La alimentación durante el embarazo no es muy distinta de la de los otros periodos de la vida de una mujer, con la diferencia de que la madre, además de sus necesidades nutricionales, debe satisfacer las del feto, que consume y quema en proporción a su tamaño. Esto no justifica en absoluto la opinión, tan extendida, de que haya que duplicar la cantidad de alimento consumida habitualmente. Si acaso obliga a escoger con más cuidado unos alimentos más ricos en los nutrientes que necesitan la madre y el niño.

Según las directrices de la EFSA, Autoridad Europea de Seguridad Alimentaria, las calorías que una madre embarazada debe consumir a diario para garantizar el crecimiento normal del feto solo son ligeramente superiores, en el segundo trimestre (+260 kcal) y en el tercer trimestre (+500 kcal), a la alimentación equilibrada de una mujer adulta. Además, es importante recordar que, si por cualquier razón, la futura madre tiene sobrepeso, esas calorías de más pueden suprimirse o modularse debido a condiciones como la diabetes que se desarrolla durante el embarazo, mientras que si la gestante es una adolescente de peso normal, deben aumentarse.

¿Cuál es el aumento de peso que se considera adecuado y fisiológico durante el embarazo?

No hay una única respuesta, porque depende del peso de la mujer antes de la gestación. Un aumento adecuado de peso influye en su duración, en el peso del neonato y en la predisposición del neonato a desarrollar un riesgo mayor de obesidad y diabetes. Por consiguiente, es preciso que una mujer que ya tenga sobrepeso preste mucha atención al aumento de peso, que deberá ser inferior a los kilos ganados por una mujer de peso normal.

Para que el aumento de peso esté equilibrado, hay que tomar como referencia el valor del IMC antes del embarazo:

- si la mujer tiene infrapeso (IMC inferior a 18,5), el aumento de peso debería ser de 12,5-18 kg;
- si la mujer tiene normopeso (IMC 18,5-24,9), el aumento de peso debería ser de 11,5-16 kg;
- si la mujer tiene sobrepeso (IMC > 25) o es obesa (IMC > 30), existe una condición de riesgo para la madre y para el feto. Si el embarazo se programa de antemano, es muy recomendable pasar una consulta preconcepcional para establecer un plan nutricional y de actividad física personalizado, orientado a la pérdida de peso antes de la gestación, con el objetivo de alcanzar un IMC ideal no superior a 25 para las mujeres con sobrepeso inicial y al menos inferior a 30 para las mujeres con obesidad inicial.

Los riesgos que acechan a una madre obesa son la ges-tosis, la diabetes gestacional, el tromboembolismo venoso y, en consecuencia, un mayor riesgo de parto pretérmino y de alteraciones metabólicas del feto. En las mujeres obe-sas, el cribado para la diabetes gestacional previsto en la 24-28.ª semana tiene que hacerse también en la 16-18.ª se-mana de gestación.

Cuando hablamos de gestión del peso durante el emba-razo y de aumento controlado, también debemos tener en cuenta los comúnmente llamados «antojos».

¿QUÉ FUNCIÓN TIENEN LOS «ANTOJOS»?

La tradición popular atribuye a los «antojos» un papel que hasta ahora no ha recibido ningún respaldo científico. Se desconoce el origen de estos deseos alimentarios, a veces extravagantes, pero se piensa que se deben a las fluctuacio-nes hormonales típicas del embarazo. Muchos habrán oído decir que los antojos «insatisfechos» se manifiestan como manchas cutáneas en la piel del recién nacido, de un color que corresponde al de la comida deseada. En realidad, las manchas de color marrón claro son acumulaciones de me-lanina (pigmento natural de la piel típico de los lunares y responsable del bronceado) y no antojos de chocolate, mientras que las manchas rojas son angiomas, formados por una maraña de pequeños vasos sanguíneos. En conclu-sión, no se sabe si los «antojos» son un indicador de las necesidades nutricionales de la futura madre, pero pueden complacerse siempre que no supongan una desviación de la alimentación sana recomendada en la gestación (y fuera de esta).

No obstante, los antojos nos hacen pensar en el hecho de que puede haber alimentos que es mejor evitar en el embarazo, ya que a menudo expresan deseos de alimentos no precisamente sanos. Trataré de analizarlos más a fondo como parte del importante tema de la seguridad alimentaria.

¿EXISTEN ALIMENTOS DESACONSEJADOS DURANTE EL EMBARAZO?

En países como Italia, los operadores del sector alimentario y las autoridades competentes llevan a cabo un control de la seguridad alimentaria en toda la cadena de producción para reducir al mínimo o eliminar el riesgo microbiológico, químico o físico asociado al consumo de alimentos. No obstante, hay algunos alimentos menos aconsejables para las gestantes o que requieren tomar precauciones especiales, sobre todo cuando se preparan en casa, por el riesgo de infecciones que en algunos casos pueden transmitir al feto o por el riesgo químico, con efectos nocivos a largo plazo (4).

Riesgo infeccioso

Empezaremos por los riesgos infecciosos, pasando revista a una serie de posibles infecciones y a los métodos para prevenirlas, y a continuación seguiremos con los riesgos químicos.

• Infección por listeria: la listeria es una bacteria que crece y se reproduce a temperaturas comprendidas entre 0 °C y 45 °C, por lo que tiende a permanecer en el ambiente y a resistir los procesos de transformación de los alimentos. Los productos que suelen asociarse a estas infecciones con mayor frecuencia son el pescado, la carne y la verdura cruda, la leche no pasteurizada y sus derivados (quesos blandos como el brie, el roquefort y el gorgonzola), el paté, los quesos blandos de cabra, oveja o vaca, la mantequilla, las cremas, los helados, las ensaladas preparadas, los bocadillos y otros alimentos preparados como los perritos calientes y los platos precocinados. Los quesos curados suelen ser seguros porque contienen menos agua, algo que entorpece el crecimiento bacteriano. Entre las opciones menos peligrosas tenemos el cheddar, el edam, el emmental, el gruyer, el parmesano y el tofu (obtenido a partir de cuajada de leche de soja). Otros quesos que pueden consumirse con cierta seguridad, a condición de que se hayan preparado con leche pasteurizada, son la mozzarella, el feta, el requesón y los quesos de untar.

• Infección por *Campylobacter*: la carne poco pasada (sobre todo el pollo) y la leche sin pasteurizar son las principales fuentes de infección. Es muy recomendable lavarse bien las manos y limpiar las encimeras y los utensilios justo después de haber manipulado carne cruda, para no diseminar bacterias que puedan pasar a otros alimentos.

- Infección por salmonela: hay que tener cuidado con la comida a base de carne y huevos crudos, como el tartar de carne, la mayonesa casera o el tiramisú.
- Infección por *Toxoplasma*: es un parásito que puede causar aborto o malformaciones fetales. La infección es especialmente insidiosa, porque los síntomas maternos pueden ser inexistentes o poco específicos (astenia o fatiga, febrícula, faringitis). Para prevenirla se recomienda lavarse con frecuencia las manos, ponerse guantes para manipular la cama del gato (el principal posible vector), no comer carne cruda o poco hecha o embutidos y jamón, leche o derivados sin pasteurizar, lavar con especial cuidado (mejor usando un desinfectante específico) la verdura y evitar el consumo de ensaladas y otras hortalizas crudas.
- Riesgo infeccioso por pescado crudo: es mejor evitar el consumo de cualquier tipo de pescado crudo por el riesgo de intoxicación alimentaria o infecciosa (virus, bacterias, parásitos como el anisakis). No consumir cangrejos, gambas, langostas y crustáceos en general a menos que estén bien cocidos, aunque la cocción no siempre elimina las posibles toxinas. Abstenerse también de almejas, mejillones, ostras y otros moluscos de concha si no están bien cocidos, para

evitar el riesgo de salmonelosis. Los procedimientos de exposición al frío (enfriamiento rápido con abatimiento de la temperatura o al menos 4 días de congelación), ahumado y salado del pescado crudo eliminan el peligro de infecciones. El consumo de sushi cocido, o crudo siempre que se haya preparado con los procedimientos antes mencionados, es seguro. Conviene recordar que el pescado suele tener un precio relativamente alto, lo mismo que los abatidores de temperatura, su conservación y su mantenimiento: cuidado, pues, con los restaurantes que ofrecen bufet, sobre todo si son económicos. A menudo los procedimientos de abatimiento de la temperatura no se respetan como es debido, lo cual agrava el riesgo.

Riesgo químico

El pescado es una fuente excelente de omega-3, indispensable para la formación y el desarrollo del sistema nervioso del feto y para protegerlo de enfermedades cardiovasculares (5). Con respecto a la presencia de sustancias contaminantes potencialmente cancerígenas, como mercurio, dioxinas y policlorodifenilos (PCB), se ha llegado a la conclusión de que es más ventajoso el consumo que su eliminación de la dieta, siempre que se escoja adecuadamente su tipo y su procedencia.

Pero veamos qué son concretamente estas sustancias y cuáles son sus efectos. Las dioxinas y los PCB son sustancias liposolubles que se acumulan en el tejido adiposo y se

174 LA LONGEVIDAD COMIENZA DESDE NIÑO

encuentran sobre todo en el pescado azul como el salmón, la sardina y el arenque; por tanto, se aconseja limitar a 1-2 veces por semana el consumo de este pescado. Los niveles de metilmercurio, en cambio, no dependen de la cantidad de grasa del pescado; esta sustancia, que tiende a acumularse en la cadena alimentaria, está más presente en los peces depredadores (como el pez espada, el bacalao de gran tamaño y el atún), sobre todo los que proceden de aguas muy contaminadas, como las del mar Báltico (6). En tal caso, resulta aconsejable comer esa clase de pescado una vez al mes. Son sustancias que tienen una vida muy larga dentro de nuestro cuerpo, y el organismo tarda años en eliminarlas. Por tanto, los niveles presentes en el organismo, o «carga corporal», durante el embarazo no dependen del aporte de dioxina en ese periodo concreto, sino de la acumulación en los años anteriores. La supresión del pescado de la dieta en el embarazo no equilibra la acumulación crónica. Los grandes consumidores de carne también pueden superar la dosis máxima permitida de dioxinas y compuestos similares con independencia del consumo de pescado (7). Sustituir el pescado por carne no implica inevitablemente una reducción de la exposición alimentaria a estas sustancias tóxicas.

Los consejos prácticos para obtener el máximo beneficio del consumo de pescado y contrarrestar sus efectos negativos son:

- limitar el consumo de peces de gran tamaño como el pez espada, el esturión, el rape y el atún. Las mujeres gestantes que coman 2 raciones de pescado a la semana difícilmente superarán la dosis máxima de metilmercurio, a condición de que no consuman atún rojo, bonito, pez espada o tiburón. El atún en conserva suele contener menos mercurio que el atún fresco, porque se usan especies más pequeñas y con un ciclo vital más corto. Nuestro consejo es limitar este tipo de pescado a una vez cada 15-30 días;

- las mujeres embarazadas que introduzcan en su régimen alimentario hasta 2 raciones semanales (130 gramos por ración) de pescado «azul» como el salmón, la trucha o arenque que no proceda del Báltico no deberían superar la dosis semanal tolerable de dioxina y compuestos similares, y habrán de tener mucho cuidado de no pasarse de 2 veces por semana.

¿ES NECESARIO TOMAR SUPLEMENTOS DURANTE EL EMBARAZO?

Si la gestante sigue una alimentación completa y variada, consumiendo alimentos como fruta, verdura y legumbres, todas sus necesidades de vitaminas están garantizadas y no necesita suplementos a excepción del ácido fólico. Lo mismo que con las vitaminas, también con los minerales bastará una alimentación correcta para cubrir las necesidades nutricionales en la gestación, prestando atención sobre todo a la cantidad necesaria de calcio, hierro y yodo. Un estudio reciente (8) con 241 niños de alto riesgo por tras-

tornos del espectro autista, ha revelado que tomar polivi-
tamínicos 6 meses antes del embarazo y durante el primer
mes de este estaba asociado a un peligro reducido de diagnóstico de autismo o a síntomas menos marcados en el
grupo de niños cuyas madres habían tomado vitaminas
(prevalencia del 14 %), frente a los de las madres que no las
habían tomado (en este caso la prevalencia de autismo era
del 32,7 %). De todos modos, son resultados limitados y se
requieren estudios con muestras más amplias para verificar
esta asociación. La imposibilidad de seguir una dieta cuidadosa y adecuada impone, no obstante, la recomendación
de tomar suplementos multivitamínicos. En cualquier
caso, la alimentación durante el embarazo y la suplementación multivitamínica ideal deberán consultarse con el
médico, evitando la improvisación, que puede ser muy
arriesgada.

¿CUÁNDO EMPEZAR A TOMAR ÁCIDO FÓLICO?

Un nivel bajo de folatos en la madre puede causar una anemia severa y aumentar el riesgo de malformaciones fetales,
como las que se producen en los labios y el paladar (labio-
palatosquisis), y graves defectos como los cardiovasculares
congénitos, los del tracto urinario y los del tubo neural.

Según el sistema europeo de vigilancia de las anomalías
congénitas EUROCAT (European Surveillance of Congeni-
tal Anomalies) hay, de promedio, 20 casos de malformaciones congénitas por cada 1.000 nacidos.

Se trata de vitaminas del grupo B (vitamina B9), y la palabra procede del latín *folium*, que significa hoja. Estas vitaminas se encuentran sobre todo en los alimentos de hoja verde y ancha, como las espinacas. Los folatos están de forma natural en los alimentos, mientras que el ácido fólico es la molécula de síntesis que se añade a los alimentos o que está presente en los suplementos. Nuestro organismo carece de estas vitaminas. Por eso es fundamental consumir diariamente fruta, verdura y legumbres que contengan folatos, y, en caso de planear un embarazo, es preciso completar la dieta con ácido fólico en forma de suplemento.

El aporte de ácido fólico en el embarazo debe alcanzar al menos los 400 microgramos diarios. La suplementación con ácido fólico debería empezar por lo menos un mes antes y prolongarse al menos tres meses después de la concepción. Esta recomendación deben seguirla sobre todo los grupos de riesgo, como las mujeres que ya han dado a luz fetos con defectos del tubo neural, las que padecen malabsorción o son celíacas, las que toman fármacos antiepilépticos, las mujeres que tienen familiaridad con patologías/malformaciones neurológicas, padecen diabetes pregestacional o son obesas. Numerosos estudios han demostrado que tomar un suplemento de ácido fólico durante el embarazo es eficaz en la prevención primaria de los defectos del tubo neural y reduce el riesgo hasta en un 70 %.

Al margen de los suplementos, también resulta fundamental seguir una alimentación correcta, que además contribuirá a paliar los síntomas típicos del embarazo.

¿AYUDA LA ALIMENTACIÓN A PALIAR LOS SÍNTOMAS ASOCIADOS AL EMBARAZO COMO EL VÓMITO Y EL ESTREÑIMIENTO?

Estos dos síntomas, corrientes en el embarazo, se deben 1) al efecto mecánico del útero, que crece poco a poco, comprimiendo hacia arriba el estómago y el intestino; 2) al aumento fisiológico de la hormona del embarazo, la progesterona. La función de esta hormona es evitar contracciones inoportunas del útero en los primeros 7 u 8 meses de embarazo, y su acción miorrelajante, es decir, relajante de la musculatura, se extiende un poco más allá del área genital a todos los músculos del cuerpo, incluyendo la musculatura lisa gastrointestinal (relaja la unión gastroesofágica que conecta el esófago con el estómago, facilitando el reflujo; reduce los movimientos intestinales causando estipsis) y basal (favorece el estancamiento de líquidos, la retención hídrica y las hemorroides).

El vómito, llamado «hiperemesis gravídica», que acompaña sobre todo los primeros meses de gestación, es un síntoma común que puede paliarse tomando algunas medidas alimentarias:

- comidas frecuentes y poco abundantes a base de alimentos secos;
- evitar alimentos que exacerben los síntomas (por ejemplo, con olores fuertes);
- beber infusiones de jengibre (sin azúcar), que ayudan a paliar las náuseas;

- abstenerse de comer alimentos ricos en grasas y azúcares simples;
- reducir y minimizar los olores que provocan náuseas y vómitos (por ejemplo, la carne y el pescado hervidos huelen menos y se digieren mejor que los asados a la plancha o al horno);
- preferir los alimentos fríos, que son menos olorosos que los calientes;
- beber mucha agua, pero fuera de las comidas y a sorbitos;
- no acostarse justo después de comer, dejar que transcurran por lo menos dos o tres horas;
- controlar el peso y mantener un buen nivel de actividad física;
- evitar alimentos que aumenten la acidez gástrica, como los que contienen grasas cocidas (por ejemplo, el caldo de carne).

El estreñimiento también depende de la composición de la dieta. Por lo tanto, conviene:

- ingerir fibra y líquidos;
- consumir cereales combinados con verdura (por ejemplo, pasta u otros cereales con brécol o grelos) para agilizar el tránsito intestinal y reducir la absorción;
- introducir el consumo de prebióticos y probióticos juntos (por ejemplo, yogur y nueces, yogur y avena) para propiciar la biodiversidad de la flora bacteriana intestinal;

- mantener un buen nivel de actividad física (por ejemplo, caminata a paso rápido durante al menos 30 minutos diarios).

En cuanto a una dieta en concreto, a menudo me preguntan cuáles son las contraindicaciones para una dieta vegana o vegetariana durante el embarazo.

¿ES SEGURA LA ALIMENTACIÓN VEGETARIANA O VEGANA DURANTE EL EMBARAZO?

Está documentado (9) que las mujeres vegetarianas pueden tener problemas de carencia, sobre todo de vitamina B12, DHA (ácido graso omega-3), hierro y zinc. En consecuencia, si deciden mantener esas costumbres alimentarias durante el embarazo, es preciso que sigan las indicaciones de expertos y se sometan a controles tanto durante la gestación como durante la lactancia, para recibir, en caso necesario, los suplementos adecuados y cubrir la carencia de nutrientes necesarios. Ya se ha hablado de que en estas dietas puede haber una ingesta mayor de ácido fólico y magnesio; veamos ahora cuáles son los nutrientes que faltan más a menudo.

- **Vitamina B12.** Se recomiendan 2,6 microgramos diarios. Se estima que la carencia de vitamina B12 afecta a entre el 17 y el 39 % de las mujeres veganas/ vegetarianas, con riesgos asociados al crecimiento y el desarrollo neurológico del niño. Hasta el momento no existe un método compartido ni un nivel de referencia que permita cuantificar la insuficiencia de vitamina B12, pues el límite inferior, de 180 pmol/l, no siempre excluye una condición de carencia, y a menudo el déficit simultáneo de folatos puede enmascarar el de vitamina B12. Por este motivo, siempre conviene añadir los dos factores juntos (vitamina B12 + ácido fólico). En la práctica clínica es mejor no fiarse únicamente de la presencia de vitamina B12 en la sangre, ya que algunas de las fuentes suplementarias de B12 predilectas de los vegetarianos y veganos la contienen en forma no utilizable por nuestro organismo, aunque sí aparezca en la sangre, dando resultados falsos. Por eso, además de la proporción directa en la sangre, para saber si existe un nivel suficiente se usan otros dos marcadores implicados en la vía metabólica de la vitamina B12: el ácido metilmalónico y la homocisteína. Si uno o ambos aumentan, significa que la cantidad de vitamina B12 es escasa, pese a una aparente normalidad de los niveles séricos de la vitamina.

- **Hierro.** La carencia de hierro tiende a aumentar a medida que avanza la gestación y aumenta el riesgo cardiovascular para el feto. La insuficiencia, que a menudo no es evidente, puede manifestarse en forma de anemia. Las principales fuentes de hierro son la carne, el pescado, las legumbres y la verdura de hoja verde. Se recomienda incorporar al menos 27 mg al día (mínimo aconsejado por los LARN) y un máximo de 60 mg al día (como indica la Organización Mundial de la Salud). Resulta útil favorecer su absorción añadiendo buenos niveles de vitamina C (endivia, naranja, kiwi, fresas), y hay que evitar el consumo de alimentos ricos en hierro junto con los que contienen calcio, café y chocolate, que lo retienen y reducen su asimilación. Al final del libro se incluyen varias tablas nutricionales donde se indican los alimentos más ricos en estos minerales y vitaminas.

- **Ácido fólico.** 400 microgramos diarios es el suplemento aconsejado a todas las mujeres, tanto omnívoras como vegetarianas, y debe empezarse ya antes de la gestación.
- **DHA.** Forma parte de los ácidos grasos «buenos» del tipo omega-3. A veces, las madres pescetarianas, gracias al consumo de pescado azul y vegetales, consiguen ingerirlo en cantidad suficiente. La dosis necesaria en el embarazo es de 200 mg diarios. Se han encontrado niveles plasmáticos demasiado bajos de DHA en mujeres que siguen dietas vegetarianas restrictivas, dietas veganas, mujeres que no toman suplementos y mujeres que no reciben un aporte adecuado de pescado o que mantienen la costumbre de fumar durante el embarazo. Cabe señalar, a propósito de las fuentes vegetales de DHA como el aceite de linaza, los aceites vegetales en general, las nueces, las algas, el aguacate, las hojas verdes y las semillas de soja, que todas ellas (salvo las algas) proporcionan

como mucho el precursor del DHA, el ácido alfa-li-
nolénico o ALA, cuya eficiencia de transformación
en DHA es baja (10 %). Ello significa que para asegurar 200 mg más de DHA hay que ingerir por lo menos
2 g de ALA (el que contienen 70 g de nueces o casi
20 ml de aceite de linaza). Como se ha dicho, muchas
variedades de algas comestibles, como nori o kom-
bu, son buenas fuentes de DHA preformado. Pero
hay varios motivos para desaconsejar a las mujeres
encintas que las consuman: no se sabe cuál es la concentración de DHA, existe riesgo de contaminación
por mercurio, dioxinas y otras sustancias, así como
de ingesta excesiva de yodo, con la consiguiente tiro-
toxicosis debida a un exceso de hormonas tiroideas
en circulación, tanto de la mujer como del niño.

• **Vitamina D.** Recordemos que el organismo sintetiza
la vitamina D mediante la exposición al sol. En la
síntesis endógena, es decir, interna, influyen varios
factores como el sexo, la actividad física, el peso, el
tiempo de exposición a la luz solar, la estación, la contaminación, el uso de filtros solares y la toma de suplementos. Algunas patologías que inducen a una mala
absorción intestinal, como la celiaquía, la enfermedad de Crohn, la fibrosis quística, la rectocolitis ulcerosa, la insuficiencia renal y ciertos fármacos, pueden
contribuir al desarrollo de una carencia de vitamina D. Las principales fuentes alimentarias de vitamina D son la leche y sus derivados, los huevos y el
pescado (sobre todo el pescado azul, como el aren-

que o el salmón). Se cree que unos niveles adecuados de vitamina D reducen el riesgo de presión arterial alta durante el embarazo (que puede desembocar en la llamada «gestosis» o preeclampsia), de parto prematuro y de peso bajo al nacer, y que favorecen el neurodesarrollo en la primera infancia.

- **Calcio.** Se aconseja una dosis de 1.200 mg diarios, un 20 % más que lo recomendado a las madres que siguen dietas omnívoras (1.000 mg diarios).

Además, a quienes siguen dietas que excluyen proteínas animales, les recomendamos vivamente que ingieran una cantidad extra de proteínas vegetales para compensar el hecho de que son menos digeribles y el organismo tiene menos capacidad para utilizarlas.

NUTRICIÓN EN LA GESTACIÓN: CONSEJOS PRÁCTICOS

En general, la idea de que la dieta diaria debe ser de lo más variada y rica en nutrientes, con alternancia de alimentos distintos cada día y preferiblemente de temporada, también vale para la gestación. Es mejor subdividir las comidas diarias en desayuno, 2 comidas principales y 2 tentempiés ligeros. También es aconsejable consumir alimentos frescos, para mantener inalterado su contenido de vitaminas y minerales, y beber por lo menos 2 litros de agua al día para asegurar el buen funcionamiento del organismo.

- Las carnes tienen que estar siempre bien cocinadas para evitar el riesgo de infección por parásitos como la toxoplasmosis, y hay que dar preferencia a las carnes magras limpias de grasa y piel.

- El pescado más recomendable es el de pequeño tamaño, como los boquerones, las sardinas, el bacalao fresco, la merluza, la trucha, la musola, el dentón o la dorada, cocinados de un modo muy sencillo (al horno, en papillote, al vapor o guisado). Los peces de gran tamaño, como el pez espada y el atún, deberán consumirse con moderación (no más de 1 o 2 veces al mes), porque contienen más metales pesados, y en cantidades que no superen los 100 g por ración. En cuanto al pescado crudo, hay que asegurarse de su procedencia y de las formas de abatimiento de la temperatura (procedimiento de exposición del pescado a temperaturas muy bajas para detener el crecimiento bacteriano), porque el peligro de infecciones y parasitosis es elevado.

- Los lácteos preferidos deberían ser los magros (tipo mozzarella, requesón, burgos, robiola, leche y yogur desnatado o semidesnatado), importantes por su contenido de calcio.

- La verdura de temporada debe consumirse en todas las comidas; es preciso lavarla bien, lo mismo que la fruta, porque siempre hay riesgo de infección. Es mejor usar productos ecológicos.

Además de llenar el carrito de la compra con alimentos muy sanos, conviene tomar algunas medidas para maximizar su rendimiento nutricional. Por ejemplo, la cocción a altas temperaturas de alimentos proteicos como la carne y el pescado desencadena una serie de reacciones bioquímicas (reacción de Maillard) que les dan una coloración tostada. Estas reacciones liberan sustancias potencialmente nocivas (productos de glicación), que aumentan el estrés oxidativo y producen inflamación.

Por consiguiente, resulta aconsejable optar por la cocción a fuego lento y evitar las frituras y los asados a la parrilla o a la brasa a temperaturas altas. Además, el uso de productos ácidos como el vinagre o el zumo de cítricos (limón, naranja, bergamota) contrarresta la liberación de estas sustancias dañinas; dejar los alimentos durante al menos una hora en aceite de oliva (que tiene poder antioxidante) también los protege (10).

Pasemos ahora a los alimentos y las bebidas que pueden consumirse, pero con moderación.

ALIMENTOS Y NUTRIENTES QUE DEBEN CONSUMIRSE
CON MODERACIÓN

Café y té, chocolate, bebidas dulcificadas a base de cola: contienen cafeína o sus análogos, una sustancia de acción excitante que durante el embarazo se metaboliza más despacio y es capaz de atravesar la placenta y llegar al feto. Es mejor escoger productos descafeinados o desteinados. La dosis de cafeína no debe superar los 200 mg diarios (dos tacitas de café expreso; ¡en el café llamado moka y en el americano hay mucha más cafeína!).

Sal: preferiblemente la yodada; usarla con moderación.

Azúcares: evitar la comida industrial (bollos, tartas, aperitivos salados), rica en azúcares siempre añadidos. Evitar también la fructosa, a menos que la contenga naturalmente la fruta.

Soja: durante la gestación, un régimen alimentario sano puede contener soja en forma de leche, yogur, flanes, tofu, miso o aceite. La soja contiene unos compuestos llamados «fitoestrógenos» que son beneficiosos para la osteoporosis, las enfermedades cardiovasculares y la menopausia. Pero en algunos estudios su consumo se ha asociado a una incidencia más alta de hipospadia en el niño, una malformación congénita debida a un desarrollo incompleto y anómalo de la uretra y el pene.

Huevos: no más de 2 o 3 por semana, bien cocinados.

Grasas: evitar o reducir al mínimo el aporte de grasas saturadas y grasas trans. Es mejor dar preferencia a las fuentes de ácidos grasos monoinsaturados (aceites vegetales de girasol, soja y sobre todo oliva) y poliinsaturados-omega-3 (salmón, semillas de chía, linaza) y omega-6 (aceite de oliva, nueces), en una proporción aconsejada de 1:4. Estos ácidos grasos tienen un efecto favorable sobre el desarrollo del sistema nervioso y de la retina del niño.

ALIMENTOS QUE DEBEN EVITARSE

Bebidas alcohólicas: el alcohol es una sustancia teratógena (causa muerte celular y daña los órganos en formación) que atraviesa fácilmente la placenta; una vez ingerido por la madre, a los pocos minutos llega a la sangre del feto, pero este no puede metabolizarlo porque no tiene las enzimas adecuadas. Por consiguiente, el alcohol y sus metabolitos se acumulan en su sistema nervioso y en otros órganos y los dañan. Si una madre toma alcohol, el feto corre el riesgo de contraer el síndrome de alcoholismo fetal, caracterizado por alteraciones físicas y mentales: anomalías craneofaciales, de las extremidades e incluso genitales, cardiopatías congénitas, malformaciones renales, alteraciones oculares, disfunciones del sistema nervioso central (hiperactividad, déficit de atención, retraso mental y disfunción del aprendizaje) y ralentización del crecimiento. En general, la madre debería abstenerse de consumir alcohol durante el periodo preconcepcional, es decir, desde el momento en que decide procrear hasta el de la concepción, y en el primer trimestre del embarazo; más tarde, debería también evitarlo o, a lo sumo, limitarlo a 2 vasos diarios de un vino que no tenga una graduación muy alta (un vaso = 125 ml).

Hemos visto con detalle que las decisiones tomadas durante el embarazo pueden influir en la salud del niño, tanto a corto como a largo plazo, subrayando la importancia de la alimentación y el estado nutricional de la madre.

Las respuestas a las preguntas y dudas que surgen durante este periodo tan importante pueden servir de guía para tomar las decisiones más conscientes.

En el Apéndice C hemos confeccionado un esquema dietético diario para las mujeres embarazadas, que puede utilizarse como guía y personalizarse según las características personales, sin perder de vista que siempre es aconsejable consultar a un médico.

Después de exponer con detalle los alimentos que deben consumirse o evitarse durante el embarazo, en el capítulo siguiente centraré mi atención en otro periodo delicado: la lactancia.

QUÉ HEMOS APRENDIDO EN ESTE CAPÍTULO

1) Durante el embarazo es esencial estar muy atentos a la alimentación, no solo en interés del niño, sino también del futuro adulto.
2) No es verdad que durante el embarazo haya que «comer por dos». Atenerse al esquema siguiente, que recoge los aumentos de peso adecuados en función del IMC:
   a) Mujer con infrapeso (IMC inferior a 18,5) → aumento de peso de 12,5-18 kg.
   b) Mujer con normopeso (IMC entre 18,5 y 24,9) → aumento de peso de 11,5-16 kg.
   c) Mujer con sobrepeso (IMC mayor de 25) u obesa (IMC mayor de 30) → antes del embarazo prepa-

rar un plan personalizado y orientado a la pérdida de peso.

3) Evitar las infecciones y no consumir pescado de gran tamaño, que puede contener mercurio.

4) No comer carne, huevos y pescado crudos (incluidos los embutidos), leche no pasteurizada y sus derivados (es decir, quesos blandos como brie, roquefort, gorgonzola, paté, quesos blandos de cabra, oveja y vaca, mantequilla, cremas y helados), ensaladas preparadas, bocadillos y comida preparada tipo perritos calientes, platos preparados. El tofu, el queso curado tipo cheddar, edam, emmental, gruyer o parmesano, la mozzarella, el feta, el requesón y los quesos de untar son opciones seguras.

5) Evitar cocciones prolongadas a alta temperatura, frituras, asados a la parrilla y a la brasa.

6) Lavarse a menudo las manos y con especial cuidado (es preferible usar un desinfectante) la verdura; abstenerse de consumir ensaladas y otras hortalizas crudas.

7) Guardar separados los alimentos crudos de los cocinados.

8) El enfriamiento rápido del pescado con abatimiento de la temperatura, o al menos 4 días de congelación, el ahumado y el salado del pescado crudo eliminan el riesgo infeccioso y lo hacen apto para el consumo, aunque yo aconsejo evitar los productos ahumados.

9) Introducir en la dieta 2 veces por semana «pescado azul» como salmón, trucha o arenque.

10) Seguir una dieta lo más variada posible, con alimentos ricos en vitaminas y minerales, y eventualmente añadir suplementos, incluido el ácido fólico (al menos 400 microgramos diarios).

11) Modificar la alimentación o las normas de comportamiento en caso de vómitos y estreñimiento.

12) Si se sigue una dieta vegana o vegetariana, además de las recomendaciones generales, añadir vitamina B12, hierro, ácido fólico, omega-3, vitamina D y calcio; consultar periódicamente a un nutricionista.

13) Limitar los productos que contengan cafeína, demasiada sal, demasiados azúcares, soja, huevos y grasas saturadas y trans.

14) Evitar el alcohol y abstenerse de fumar.

15) Mantener un buen nivel de actividad física.

16) En el Apéndice C de este libro hay un ejemplo de esquema dietético pensado para las mujeres embarazadas.

7

La nutrición de la madre durante la lactancia

Quiero dar las gracias por su investigación y aportación a este capítulo a la doctora Anna Claudia Romeo, jefa del Servicio de Patología Neonatal de la Azienda Ospidaliera Pugliese-Ciaccio de Catanzaro, doctoranda de Investigación en Fisiopatología y Clínica de las Enfermedades Endocrino-Metabólicas, Departamento de Medicina Interna, Università di Genova; al profesor Alessandro Laviano, Departamento de Medicina Traslacional y de Precisión de la Università La Sapienza de Roma y jefe del Servicio Operativo de Medicina Interna y Nutrición Clínica de la Azienda Ospedaliera Universitaria Policlinico Umberto I de Roma, y a varios de los principales expertos italianos en nutrición pediátrica que me han dado consejos y han hecho correcciones importantes.

El papel de la madre durante la lactancia es fundamental, pues debe nutrir al neonato con un alimento insustituible que influirá en su crecimiento y desarrollo a corto y largo plazo: la leche materna. La Organización Mundial de la

Salud recomienda lactancia materna exclusiva durante los 6 primeros meses de vida y, más adelante, completada con otros alimentos (1).

La leche materna se produce ya durante el último periodo de la gestación y es un alimento propio de cada especie; cada mamífero produce leche con una composición peculiar adecuada a la cría de su especie. La de vaca, por ejemplo, es mucho más rica en proteínas que la leche humana, porque el ternero tiene que crecer deprisa y andar mucho antes que el niño.

Por otro lado, la composición de la leche materna de los seres humanos varía a lo largo del día y en cada toma, y evoluciona con el paso de los días y las semanas.

La primera leche, llamada «calostro», es de color amarillento, muy rica en calorías procedentes sobre todo de azúcares y proteínas que previenen las infecciones y estimulan la maduración gastrointestinal.

En los días siguientes, la leche tiene color blanco porque se enriquece con grasas, que prevalecen en la fase final de la toma, mientras que al principio la leche es más clara y tiene más proteínas.

La leche materna transmite un conjunto único e inimitable de nutrientes, factores de crecimiento, células inmunitarias, anticuerpos, enzimas (que facilitan la propia digestión de la leche), oligomonosacáridos y bacterias que contribuyen al desarrollo correcto del sistema gastrointestinal e inmunitario y de la microbiota intestinal. La leche materna también cubre el requerimiento hídrico del neonato, porque está formada por un 85 % de agua, de modo que durante los primeros 6 meses de vida no hace falta añadir agua.

Durante la lactancia, la madre debe seguir una alimentación correcta para proporcionar al niño una nutrición ideal y completa, que varía entre 500 y 900 ml de leche diarios.

Según las directrices italianas (LARN 2014) e internacionales (2) (3) (4) (5), las mujeres lactantes deben seguir algunas sencillas recomendaciones.

* En la etapa de lactancia, las necesidades energéticas son mayores que en condiciones normales. Se aconseja aumentar las calorías diarias ingeridas en unas 330-500 kcal diarias (150 kcal si se trata de mujeres obesas) durante los primeros 6 meses de lactancia.
* Conviene aumentar el consumo de agua en al menos 700 ml diarios.
* El consumo de proteínas debe aumentar: 19 g más de proteínas diarias en los primeros 6 meses y 13 g de proteínas diarias en los 6 meses posteriores, con respecto a las necesidades de una mujer adulta.
* Entre las grasas, las omega-3 (DHA) deben aumentar en 100-200 mg diarios con 1 o 2 raciones de pescado semanales, incluyendo los pescados llamados «grasos» o «azules» (caballa, salmón, anguila, jurel, arenque) o «semigrasos» (salmonete, mújol, carpa, sardina), o bien con suplementos.
* Conviene consumir una cantidad adecuada de vitamina C, folatos, vitaminas del grupo B y vitamina A

con una alimentación sana o con suplementos, sobre todo, en mujeres con un estilo alimentario restrictivo (veganas, macrobióticas). Hay que controlar el aporte de vitamina B12 y de las vitaminas liposolubles (A, D, E, K) si el consumo diario de grasas es bajo. Se encuentran en la leche y en algunos productos del mar, como los pulpos y los calamares.

- También hay que consumir 1.000 mg de calcio y 15 microgramos de vitamina D, como en el caso de las mujeres no embarazadas.
- Se aconseja la ingesta diaria de 290 mg de yodo para garantizar una buena concentración de yodo en la leche materna. Por lo general, una dieta equilibrada que incluya el consumo de pescado 2 veces por semana y el uso de sal yodada proporciona las cantidades adecuadas.
- Hay que aumentar en un 50 % el aporte de zinc para alcanzar una ingesta diaria de al menos 13 mg, que encontramos en el marisco (crustáceos y moluscos), las legumbres y los frutos secos.
- Se aconseja ingerir 11 mg de hierro diarios; abunda en las almejas, los mejillones y los altramuces. En el último apéndice se pueden consultar las tablas con los alimentos ricos en estos nutrientes.

QUÉ HEMOS APRENDIDO EN ESTE CAPÍTULO

1) Durante la lactancia, la madre debe seguir una alimentación correcta, porque de ella depende la calidad de la leche que proporciona al recién nacido.

2) Solo durante los 6 primeros meses de lactancia debe aumentar las calorías diarias en 330-350 kcal, que se reducirán a 150 kcal diarias si la mujer es obesa.

3) Beber más agua, ingerir grasas omega-3 y prestar especial atención a consumir alimentos con vitamina C, folatos, vitaminas del grupo B y vitamina A, o bien utilizar suplementos, sobre todo cuando el régimen alimentario es restrictivo (vegano, macrobiótico).

4) Asegurarse de ingerir cantidades suficientes de vitamina B12 y de vitaminas liposolubles (A, D, E y K), así como de calcio, vitamina D, yodo, zinc y hierro.

8

La nutrición en el periodo neonatal y los primeros años

Quiero dar las gracias por su investigación y aportación a este capítulo a la doctora Anna Claudia Romeo, jefa del Servicio de Patología Neonatal de la Azienda Ospidaliera Pugliese-Ciaccio de Catanzaro, doctoranda de Investigación en Fisiopatología y Clínica de las Enfermedades Endocrino-Metabólicas, Departamento de Medicina Interna, Università di Genova; al profesor Alessandro Laviano, Departamento de Medicina Traslacional y de Precisión de la Università La Sapienza de Roma y jefe del Servicio Operativo de Medicina Interna y Nutrición Clínica de la Azienda Ospedaliera Universitaria Policlinico Umberto I de Roma; a los pediatras que me han dado consejos útiles, y a varios de los principales expertos italianos en nutrición pediátrica que me han dado consejos y han hecho correcciones importantes.

En este capítulo trazaré un esquema de la nutrición ideal después del parto, desde la lactancia y en los primeros años de edad, para brindar directrices y consejos importantes enfocados a un crecimiento y un desarrollo equilibrados que preparen el camino a una longevidad sana.

LA LACTANCIA MATERNA

La leche materna debería ser el único alimento del neonato por lo menos durante los primeros 6 meses de vida, salvo excepcionales contraindicaciones médicas debidas a (1):

- La salud de la madre.
- El uso de algunos fármacos.
- Las enfermedades que padezca el niño.

Es frecuente que la suspensión de la lactancia se produzca por situaciones que en realidad son contraindicaciones «falsas». En caso de duda o dificultad, conviene que la madre consulte a un pediatra o a un asesor profesional de lactancia materna. Analicemos juntos las tres clases de contraindicaciones.

Contraindicaciones de origen materno

- Infección materna por virus del sida (las indicaciones de la Organización Mundial de la Salud son distintas para los países en vías de desarrollo).
- Enfermedades que debilitan gravemente, sobre todo si son de origen infeccioso transmisible (por ejem-

plo, sepsis y nefritis crónica —o sea, infecciones sistémicas y problemas renales—, tifus, tuberculosis en fase activa).

- Psicosis posparto, que no debe confundirse con la depresión. Pueden ser alteraciones del humor con alternancia de periodos de euforia y desánimo, así como episodios de alucinaciones.
- Infección por *Herpes simplex* bilateral en el pezón (mientras no se cure).

Contraindicaciones por uso de fármacos

Entre las verdaderas contraindicaciones están las secundarias causadas por estos fármacos:

- Fármacos antitumorales (ciclofosfamidas, ciclosporina, doxorrubicina, metotrexato).
- Sustancias radiactivas utilizadas en radiodiagnóstico (limitadas a lo que dure su acción).
- Antitiroideos.
- Cloranfenicol (sus niveles en la leche son muy bajos, pero hay riesgo de defectos en la producción de células sanguíneas en la médula).

En estos casos se aconseja suspender temporalmente la lactancia hasta que termine la terapia y pedirle al médico indicaciones sobre cómo mantener la producción láctea durante el periodo de interrupción.

Para los siguientes fármacos, las contraindicaciones no

son absolutas pero sí «discutibles». En estos casos, la prudencia aconseja no utilizarlos por sus posibles efectos colaterales graves.

- Ergotamina
- Litio
- Metimazol
- Amiodarona
- Ciprofloxacina, tetraciclinas, sulfamidas (si hay déficit de G-6-PD, neonato pretérmino, ictericia)

Solo hay que usarlos cuando sean realmente esenciales y no exista una alternativa más segura. El médico debe dar a la madre instrucciones claras sobre los posibles efectos colaterales y, si estos aparecen, imponer la suspensión del fármaco o, en su defecto, el paso a la lactancia artificial hasta el final del tratamiento.

También debe excluirse la lactancia si se toman sustancias estupefacientes (anfetaminas, cocaína, heroína, marihuana, metadona, LSD).

Contraindicaciones por enfermedades del niño

La lactancia debe interrumpirse también en caso de que aparezcan algunas enfermedades raras del niño, que aquí solo me limitaré a citar, porque una explicación detallada resultaría demasiado prolija y específica.

- Galactosemia
- Fenilcetonuria (se admiten pequeñas cantidades de leche materna)
- Enfermedad de la orina con olor a jarabe de arce (se admiten pequeñas cantidades de leche materna)

Como se ha dicho antes, a menudo la suspensión de la lactancia se produce en presencia de contraindicaciones «falsas» que, por tanto, no deberían excluirla. Veamos algunos ejemplos.

- Madre positiva por el antígeno de la hepatitis B si el recién nacido ha recibido inmunoglobulinas específicas y vacunación contra la hepatitis B justo después de nacer.
- Hepatitis C (a menos que la mujer esté infectada al mismo tiempo con el virus del sida).
- Enfermedades internas leves (fiebre, gripe, infecciones urinarias, diarrea).
- Ictericia por leche materna.
- Problemas oculares maternos (por ejemplo, miopía).
- Hipotiroidismo materno.
- Anestesia general o local (por ejemplo, por una intervención del dentista).
- Reaparición de las menstruaciones.
- Embarazo.

En estos casos, la lactancia puede continuar y el niño puede aprovechar los beneficios de la leche materna, un alimento completo al que dedico las siguientes observaciones más detalladas.

LECHE MATERNA

La leche materna es el alimento perfecto por sus valores nutricionales, pues proporciona al recién nacido todo lo que necesita para crecer en la medida adecuada y del modo más natural. Además, es una fuente única de sustancias de procedencia materna que favorecen la maduración correcta de los órganos y tejidos, y son factores antiinfecciosos: 1) anticuerpos; 2) enzimas que combaten las infecciones (lisozima); 3) células inmunitarias con acción protectora frente a infecciones y alergias; 4) sustancias de acción prebiótica (oligomonosacáridos); 5) bacterias «buenas» que favorecen el buen funcionamiento gastrointestinal; 6) hormonas y 7) enzimas que facilitan la digestión de la leche.

Desde el punto de vista nutricional, la leche materna está formada por un 85 % de agua, mientras que el 15 % restante son proteínas, carbohidratos, grasas, vitaminas, hierro, etc. La composición de la leche materna es muy dinámica, pues varía en los días siguientes al parto y más adelante también, según las fases de la toma (al principio es más líquida y hacia el final está enriquecida con grasas) y el momento del día (por la noche contiene menos grasas).

La leche materna se considera el alimento ideal para el niño, porque está equilibrada para los requerimientos del neonato primero y del lactante después, y por la presencia de sustancias biológicas insustituibles, ausentes en las fórmulas artificiales. La lactancia materna también es ventajosa para la madre, pues al parecer protege del cáncer de útero y de mama. No hay que olvidar que es el primer paso de la relación afectiva madre-hijo; no obstante —obviamente—, esta relación también se entabla aunque a la madre le resulte imposible dar de mamar. Sus efectos beneficiosos se producen a corto y a largo plazo, ya que se le atribuye una función protectora contra muchas enfermedades: enterocolitis necrotizante (grave dolencia intestinal que puede desembocar en la extracción del intestino), obesidad, diabetes mellitus de tipo 1, enfermedades cardiovasculares, modulación del apetito, regulación hormonal y metabólica, alergias e hipertensión arterial.

Por último, cabe recordar que la leche materna puede conservarse, en caso de producción sobreabundante o de necesidades maternas especiales, usando recipientes estériles:

• Fresca, fuera del frigorífico durante 4 o 5 horas.
• Fresca, en el frigorífico (parte más fría) de 3 a 5 días, aunque lo aconsejable es no pasar de 24 horas.
• Fresca, congelada a –18 °C de 3 a 6 meses. En este caso, la descongelación ideal consiste en sacar el recipiente con mucha antelación del congelador y dejarlo en el frigorífico; o dejar que se derrita o entibie bajo el grifo a temperatura moderada, o al baño maría. La leche materna no debe calentarse a tempera-

turas altas. Si es necesaria una descongelación y un calentamiento rápidos, puede hacerse en el horno microondas, agitando bien la leche después de calentarla, para que se disuelvan los puntos calientes generados por las microondas.

En los recipientes que se utilicen para conservar la leche durante mucho tiempo hay que anotar la fecha de envasado para consumir antes la leche que tenga más tiempo. Además, hay que tener en cuenta que con la congelación se pierden todos los componentes celulares protectores de la leche fresca y se reducen en una proporción mínima las concentraciones de determinadas vitaminas hidrosolubles (2). En algunas poblaciones, las madres cuentan con la interesante posibilidad de donar su leche sobrante a un banco de leche.

Los bancos de leche humana donada (BLUD, por sus siglas en italiano) se encargan de seleccionar, recoger, tratar, conservar y distribuir la leche donada por madres que se consideran idóneas. Esta leche se usa para necesidades médicas específicas en los centros de neonatología, en servicios hospitalarios de pediatría y en el domicilio de pacientes para los que exista una indicación justificada. Si no se puede acceder a estos servicios y la madre no puede amamantar directamente al neonato, a menudo es preciso utilizar leche artificial con distintas características.

CUANDO FALTA LA LECHE MATERNA: LAS LECHES DE FÓRMULA

A falta de leche materna, la alternativa son las fórmulas artificiales (la llamada «leche artificial», formulada a partir de leche de vaca o cabra y, en casos especiales, a partir de leche con base vegetal, de soja o arroz). Estas fórmulas son capaces de cubrir las necesidades nutricionales del neonato, aunque con este tipo de alimento poco puede hacerse para proporcionarle los componentes protectores típicos de la leche humana.

Hay fórmulas para lactantes designadas con el número 1, que son adecuadas para nutrir al niño hasta que empieza a ingerir comida sólida (alrededor de los 6 meses), y fórmulas 2, también llamadas «de continuación», destinadas a la alimentación en el momento en que empieza el destete (a partir de los 6 meses); a estas les siguen las leches de crecimiento (pasado el primer año), designadas con el número 3. Las fórmulas pre-0, 0 y pre-1, en cambio, están destinadas a neonatos prematuros o con necesidades nutricionales especiales.

Estas fórmulas tienen una composición específica, adecuada a la edad del niño y a sus necesidades nutricionales, y que respeta en gran medida las normativas internacionales del *Codex Alimentarius*; en Europa, los tipos 1 y 2 están regulados por reglamentos UE que se revisan periódicamente (el último es el Reglamento 609/2013; el nuevo Reglamento 127/2016 entró en vigor el 22 de febrero de 2020).

Además de su composición normalizada de macro y micronutrientes, las fórmulas pueden estar enriquecidas con sustancias de síntesis o naturales que tratan de reproducir en la medida de lo posible algunos de los efectos beneficiosos de ciertos componentes de la leche materna, como los ácidos grasos poliinsaturados de cadena larga (LC-PUFA), la lactoferrina, los nucleótidos, los prebióticos, los probióticos y los posbióticos.

Las leches formuladas y la leche de vaca tienen una concentración de proteínas mayor que la leche materna y, de acuerdo con estudios recientes sobre el papel de las proteínas a nivel renal y metabólico, se ha rebajado notablemente el límite máximo permitido de proteínas, tanto para las fórmulas con proteínas animales como para las que contienen proteínas vegetales (soja y arroz) y para las que poseen proteínas hidrolizadas, es decir, prácticamente predigeridas. Las fórmulas 1 que se venden hoy en Italia, por tanto, contienen entre 1,2 y 1,5 g de proteínas por 100 ml, y las fórmulas 2 entre 1,3 y 1,9 g de proteínas por 100 ml. Hemos visto que el aporte proteico excesivo, sobre todo en las primeras etapas de la vida, puede desencadenar mecanismos metabólicos (aumento de aminoácidos insulinogénicos, aumento del IGF-1) que favorecen el desarrollo de disfunciones metabólicas u otros problemas en edades posteriores (riesgo doble para los niños alimentados con fórmulas hiperproteicas).

En cuanto a las grasas de la leche materna y la leche formulada, la primera posee ácidos grasos poliinsaturados de cadena larga y una proporción óptima de insaturados/

saturados. Los ácidos grasos poliinsaturados de cadena larga son fundamentales para el desarrollo neurocognitivo, que será rápido en los 3 primeros meses de vida, y la leche materna asegura una adecuada concentración, pese a las variaciones de dieta de la madre, gracias a unas vías enzimáticas muy particulares. Las fórmulas 1 y 2, en cambio, contienen sobre todo ácidos grasos precursores del ácido graso omega-3 DHA (ácido docosahexaenoico) y del ácido graso poliinsaturado araquidónico (ARA) y, por consiguiente, necesitan enzimas que quizá aún no funcionen a la perfección en el neonato (no obstante, existen varias fórmulas en el mercado que ya contienen DHA o ARA preformado). Además, los triglicéridos de la leche artificial tienen una estructura química diferente de la de los triglicéridos de la leche materna. En la primera está presente un conjunto de aceites tropicales como los de coco, palma y borraja, y el ácido palmítico, que es poco digerible y pasa a las heces, donde forma aglomerados con el calcio, que dan más consistencia a las deposiciones, lo que puede causar estipsis en el lactante. Hay fórmulas que contienen ácido palmítico de manera similar a la que prevalece en la leche materna (β-palmitato).

Pasemos ahora al siguiente periodo, conocido tradicionalmente como «destete».

LA ALIMENTACIÓN COMPLEMENTARIA (DESTETE)

El término «destete», usado en el lenguaje común, significa literalmente «quitar la teta», por lo que en pediatría se prefiere hablar de «alimentación complementaria».

El periodo de la alimentación complementaria coincide con una etapa especialmente vulnerable del crecimiento, desarrollo y estado de salud del niño, que va de los 6 meses a los 2 años de vida aproximadamente. Debe considerarse un momento de fomento, a corto y a largo plazo, de la salud en todos sus aspectos: metabólicos, neurofisiológicos y relacionales.

Por alimentación complementaria se entiende la introducción de alimentos distintos de la leche materna o de fórmula cuando estas, por sí solas, ya no son capaces de cubrir las necesidades nutricionales del lactante. Los alimentos complementarios, por tanto, no sustituyen la leche materna o de fórmula, sino que se suman a ella y la complementan.

Así, el niño evoluciona gradualmente hacia una nutrición que incluye alimentos líquidos, semisólidos y sólidos (los llamados «complementarios») distintos de la leche materna o de fórmula, cuya función consiste en cubrir las crecientes necesidades nutricionales del niño (energéticas, vitamínicas y de minerales, y en pequeña medida también proteicas). El niño cambiará su relación con la alimentación, que pasa de ser dependiente (de la madre) a ser cada vez más independiente, y empezará a desarrollar el sentido del gusto y las preferencias por ciertos alimentos, al conocer nuevos sabores y consistencias distintas.

El modo en que se plantea la alimentación complementaria podría tener consecuencias a corto plazo (sobrepeso, déficits nutricionales) y también a largo plazo, como la mayor o menor protección frente a determinadas enfermedades crónicas (hipertensión, obesidad, diabetes, caries, etcétera).

En los párrafos siguientes se examinan las distintas situaciones que se les presentan a las familias durante esta delicada fase del desarrollo del niño. Por su parte, el Apéndice D, al final del libro, presenta unos esquemas dietéticos válidos desde los 6 meses cumplidos hasta los 12 meses del niño.

LAS GRANDES DUDAS SOBRE LA ALIMENTACIÓN COMPLEMENTARIA

Para acabar con el mito de que el destete es una etapa de la vida del pequeño que agobia a madres, padres, tíos y abuelos, contestaremos a una serie de preguntas frecuentes y ofreceremos las aclaraciones pertinentes de acuerdo con las directrices actuales, compartidas por los pediatras y actualizadas según las últimas evidencias científicas, a fin de facilitar este momento de transición para el niño y quienes le rodean.

¿Cuándo debe empezar la alimentación complementaria?

La decisión sobre el periodo adecuado para empezar la alimentación complementaria es importante. No existe un momento concreto e igual para todos los lactantes; depende de muchas variables individuales, como las exigencias nutricionales específicas, el desarrollo neurofisiológico y anatomofuncional, el crecimiento, la relación madre-niño, los requerimientos particulares de la madre y el ambiente sociocultural.

El pediatra es la figura de referencia que puede apoyar a la madre y a la familia en esta importante etapa, ayudando a evaluar cuándo es más conveniente empezar a introducir los nuevos alimentos.

El propio niño también será de ayuda: en efecto, será el pequeño quien dé las primeras señales de apertura al cambio. Bastará con observarlo y estar preparados para captarlas.

Cuando muestre interés por la comida o la pida activamente, y cuando presente otros signos de desarrollo neuromotor adecuado significará que está listo para comer algo que no sea leche. Suele suceder alrededor de los 6 meses, pero podría ser un poco antes (pasados los 5 meses, pocas veces antes) o un poco después (también hasta los 7).

Lo importante es que el niño se siente a la mesa con sus padres para que ellos puedan captar las señales de su interés por el alimento.

En líneas generales, es importante que el niño haya cubierto algunas etapas sencillas del desarrollo psicomotor:

- que se mantenga sentado en su silla de bebé con la cabeza erguida, sin que se le caiga a los lados o hacia delante;
- que sepa agarrar un trozo de comida con las manos, como una tajadita de plátano o de pera, una cima de brécol o una rodajita de zanahoria cocida;
- que sepa tragar la comida. Esta señal no es algo evidente, pues el niño escupe si no está preparado, sencillamente porque todavía no ha madurado las capacidades motoras indispensables para comer y aún conserva un elevado reflejo de extrusión (sacar la lengua para chupar).

Aunque el momento de empezar la alimentación complementaria es individual, se han intentado establecer unas fechas generales basadas en los lactantes nacidos a término, de peso normal y con buena salud.

Los organismos y sociedades científicas internacionales no acaban de ponerse de acuerdo al respecto. Sea como fuere, cada niño tiene unas características físicas y de maduración distintas, y la alimentación complementaria solo debe empezarse si el niño goza de buena salud y por tanto está en las mejores condiciones para adaptarse a los cambios.

En lo que sí coinciden las sociedades científicas internacionales es en la recomendación de mantener la lactancia materna al menos hasta los 6 meses, pero el periodo en que hay que empezar a introducir nuevos alimentos aún no está bien definido.

El pediatra dará las indicaciones de buena práctica clínica de acuerdo con las necesidades del niño 1) tanto nutricionales y de crecimiento, para las que la leche por sí sola podría ser insuficiente; 2) como neuromotoras (masticación, deglución); o 3) anatomofuncionales de órganos y aparatos (por ejemplo, el funcionamiento gastrointestinal y renal necesario para metabolizar una carga proteica mayor, así como los demás nutrientes).

En todo caso, es importante respetar los plazos de cada niño, teniendo en cuenta que un retraso excesivo (después de los 7 meses) en la introducción de los alimentos complementarios puede provocar:

- un freno real y no solo aparente de la velocidad de crecimiento;
- malnutrición por aporte inadecuado de algunos nutrientes como el hierro, el zinc, el calcio o el cobre.

Ahora bien, adelantar demasiado el momento plantea estos inconvenientes:

- crecimiento y peso excesivos que pueden contribuir al desarrollo de diabetes, obesidad y enfermedades cardiovasculares en edades posteriores;
- reducción del efecto protector de la lactancia materna;
- desequilibrio de la dieta del lactante hacia una alimentación hipercalórica e hiperproteica;
- carga renal excesiva.

Edad (meses)	Habilidades neuromotoras/ reflejos	Tipos de alimentos que se pueden consumir	Ejemplos de alimentos
0-6	Succión, deglución	Líquidos	Solo leche materna
4-7	Aumenta la fuerza de succión, mordisqueo	Purés (añadir alimentos complementarios con arreglo a las necesidades nutritivas)	Leche materna + puré de verdura/ fruta/carne o cereales con o sin gluten (posibilidad de consumir gluten a partir de los 6 o 7 meses)
7-12	Vaciamiento de la cucharilla con los labios, mordedura, masticación, movimientos laterales de la lengua, desarrollo de movimientos finos para empezar a comer con autonomía	Tres comidas principales al día + dos meriendas (ampliar el surtido de fruta y verdura en puré o trocitos alternando alimentos nuevos con los que ya son familiares)	Leche materna + carne cocida y picada, verdura y fruta en trozos, cereales (trigo, avena)
12-24	Movimientos rotatorios de masticación, aumento de la estabilidad de la mandíbula	Alimentos consumidos en familia	Leche materna + alimentos consumidos en familia (si son saludables y adecuados para el lactante)

8.1. Ejemplos sugeridos por UNICEF de alimentos apropiados para varias edades y etapas de desarrollo. Se trata de ejemplos, no de los únicos alimentos posibles (3).

En todo caso, es fundamental acudir al pediatra, que evaluará el conjunto de los requerimientos nutricionales del niño y las etapas del desarrollo neuromotor, y explicará a los padres qué signos deben observar y cómo deben interpretarlos.

A este respecto, reproducimos aquí una tabla confeccionada por UNICEF con algunos ejemplos de alimentos apropiados para distintas edades de 0 a 24 meses, con sus correspondientes reflejos y habilidades.

¿Cómo empezar a proponer nuevos alimentos al niño?

El papel de los padres durante el proceso de la alimentación complementaria es importante, porque toman decisiones sobre los momentos y los contenidos de la dieta ofrecida (calidad, variedad, presentación adecuada a las capacidades del niño). También es probable que el modo en que se proponen los alimentos y la interacción entre el progenitor y el niño influyan en las preferencias alimentarias y dietéticas de este y en la regulación de su apetito.

A la mayoría de los niños se los acostumbra a comer los alimentos nuevos en forma de puré usando una cucharita y la introducción de comida semisólida se deja para después de los 6-7 meses.

Existe una tendencia creciente a evitar la fase inicial, en la que el padre ofrece la comida con una cucharita, para dejar que el niño comparta la comida con sus padres y escoja lo que quiere comer tomándolo con las manos. Este modelo de «autodestete», en opinión de algunos, hace que el niño controle mejor su aporte calórico, lo que podría reducir el riesgo de sobrepeso y obesidad, y favorecer el consumo de una gama mayor de alimentos. Las dudas sobre este método se centran justamente en el aporte calórico y de micronutrientes (como el hierro), que podría ser inadecuado (4).

Los datos sobre estas dos orientaciones son insuficientes y no podemos sacar conclusiones tajantes sobre cuál es la más recomendable. Lo cierto es que siempre hay que dejar fuera del alcance del niño alimentos que podrían ahogarle por no estar cortados al tamaño adecuado. Hay que estar muy atentos a la comida que se le propone al niño.

¿Qué debe comer el niño que empieza la alimentación complementaria?

Aunque no hay alimentos específicos o contraindicados para empezar la alimentación complementaria, el paso de la leche materna o de fórmula a los otros alimentos debe ser gradual, para que al niño le dé tiempo a acostumbrarse y a aceptar los nuevos sabores y las distintas consistencias. Tiene que tender al modelo alimentario familiar, que debe ser lo más saludable posible, con el máximo respeto de las normas higiénicas durante la preparación, la manipulación y la conservación de los alimentos hasta el suministro, teniendo en cuenta también la capacidad de masticación y deglución del niño.

Para favorecer la tolerancia a estos alimentos, conviene que después de la primera introducción se consuman regularmente. El huevo merece una recomendación especial: en edades muy tempranas debe consumirse siempre cocido, pues se ha demostrado que el niño lo digiere mejor (5).

Es muy común empezar la alimentación complementaria con fruta o verdura fresca, preparada en casa, y con papillas de harina de cereales, para luego seguir con carnes, pescado y queso. Hay que evitar los alimentos ricos en azúcar (incluidas las infusiones) y añadir sal a toda la comida destinada al niño.

En cuanto a los alimentos que están vedados, además del alcohol en todas las etapas de la edad pediátrica, el lactante debe abstenerse de:

- miel, por el riesgo de infección por *Clostridium botulinum*, ya que el estómago del lactante, hasta que cumple el año, no tiene jugos gástricos suficientes para destruirlo;
- té, té verde, manzanilla: contienen taninos y otras sustancias que ligan el hierro y reducen su absorción. Además, los que se venden envasados y listos para beber tienen cantidades extra de azúcares;
- leche de vaca: desaconsejada antes de los 12 meses cumplidos, por el riesgo de anemia por carencia de hierro y por su carga proteica.

El niño debe compartir las comidas en la mesa con sus padres y acostumbrarse a un estilo de alimentación saludable, del que estos deben dar ejemplo. Si los padres no comen fruta y verdura, no es de extrañar que el niño tampoco lo haga. Hay que comportarse como se desea que se comporte él y comer lo que se desea que coma él. A veces hay que intentarlo diez o más veces antes de que el niño acepte el sabor de una comida con huevo, ¡no nos desanimemos si la rechaza! Después de hacer un repaso de los alimentos que pueden introducirse, es importante analizar las cantidades que puede consumir el niño en el periodo de la alimentación complementaria.

¿Cuánto?

Los alimentos introducidos con la alimentación complementaria deben cubrir 1) solo el 30 % de las calorías diarias entre los 6 y los 8 meses del niño, y 2) entre los 9 y los 11 meses llegarán a cubrir el 55 % de las calorías diarias. Para entender las reglas de una alimentación complementaria óptima, conviene tener en cuenta algunas referencias prácticas de tipo anatómico. Cuando nos preguntamos si un niño ha comido demasiado poco, debemos tener presente que el estómago de un niño es más pequeño que el de un adulto, del tamaño de una manzana a los 6 meses, de una berenjena pequeña-mediana a los 12 meses, de una berenjena mediana-grande a los 2 años y de un pimiento morrón a los 3 años.

Una hiperalimentación o una alimentación complementaria cualitativa o cuantitativamente inadecuada, además de sentar las bases de un estilo alimentario equivocado, determinan un aporte calórico o proteico diario

excesivo, con un aumento más rápido de peso, una ingesta excesiva de algunos nutrientes (proteínas y azúcares
simples) y un déficit de otros (grasas, hierro, vitaminas del
grupo B). Se corre el riesgo de generar mecanismos bio-
químicos caracterizados por el aumento de la hormona del
crecimiento y que den lugar a un incremento más rápido
del IMC/peso. También hay un adelanto del crecimiento de la grasa, que fisiológicamente está previsto en torno a
los 6 años, lo cual predispone a un peligro de obesidad
a partir de los 3 años.

Por último, si los padres no quieren sentirse frustrados,
deben recordar que el niño no comerá la cantidad de papilla que quieren ellos, sino la que desee él, y que es capaz de
regularse a sí mismo con los alimentos complementarios
tal como lo hacía antes con la leche.

Para profundizar más en el mundo de la alimentación
complementaria, veamos ahora algunos asuntos importantes como las alergias, la enfermedad celíaca, etc.

OTROS FACTORES DE LA ALIMENTACIÓN
COMPLEMENTARIA

Alergias. Hoy por hoy, la creencia de que introducir un
alimento cada vez es el modo de «prevenir» o de educar el
sistema inmunitario carece de suficiente base científica.
Los alimentos «sospechosos» más importantes son pocos
(huevos, tomate, leche de vaca, pescado, marisco, gluten,
semillas y frutos secos, soja, apio, altramuces y cacahuetes),

por lo que basta con prestarles atención y si se sospecha una reacción alérgica, acudir a un médico.

Los estudios experimentales más recientes y acreditados no han convalidado en el plano científico la tesis de que los niños con riesgo de desarrollar una alergia alimentaria deban seguir un esquema de alimentación distinto del de la población general.

Estos estudios han demostrado que introducir tardíamente alimentos considerados «alergizantes» no previene la aparición de la alergia alimentaria ni de la enfermedad celíaca en los sujetos predispuestos, y que la edad del niño cuando se produce la primera exposición al alimento (siempre que supere los 4 meses de vida) no altera su riesgo posterior por lo menos hasta los 10 años de edad.

En el caso de los alimentos que se consideran muy alergizantes, como el pescado, los huevos o los frutos secos, no hay evidencia de que su introducción precoz o tardía con respecto al periodo recomendado proteja de la dermatitis atópica (infección de la piel que puede producir prurito y piel seca) o la alergia, ni siquiera en los niños predispuestos. En particular, es mejor no retrasar la introducción de huevo y pescado en la dieta pasados los 9 meses de vida del niño, tanto en el aspecto alergológico como en el nutricional. De hecho, estos dos alimentos proporcionan una carga menor de proteínas que la carne, el queso y otros nutrientes tan valiosos como los ácidos grasos poliinsaturados de cadena larga y las vitaminas (en particular la B12).

Celiaquía. En cuanto a la exposición al gluten y el desarrollo de celiaquía o enfermedad celíaca (enfermedad sensible al gluten de naturaleza autoinmunitaria e influida genéticamente), las evidencias científicas en el estado actual sugieren que:

- la lactancia materna no influye en el desarrollo de la enfermedad celíaca, pero de todos modos debe fomentarse, por sus posibles efectos beneficiosos durante el destete;
- la introducción de pequeñas cantidades de gluten de los 4 a los 6 meses, o una introducción retardada (después de los 12 meses), no protege contra la aparición de la enfermedad celíaca, ni siquiera en los niños con familiaridad. Además, una introducción retardada del gluten lo único que hace es aplazar las manifestaciones clínicas de la patología, lo que puede dificultar el diagnóstico, dado que con el aumento de la edad los síntomas tienden a atenuarse cada vez más;
- parece que ni el momento de la introducción ni la cantidad de gluten influyen en el riesgo de desarrollar enfermedad celíaca, por lo que se aconseja introducir gluten después del sexto mes en la alimentación de todos los niños.

Alimentos que deben evitarse. Hay algunos alimentos que no deben proponerse durante la alimentación complementaria por ser nutricionalmente inadecuados en esta época de la vida o peligrosos por el riesgo de ahogamiento.

- Bulgur: es un trigo duro integral, germinado y cocido al vapor, secado y molido en fragmentos más gruesos que los del cuscús. Los tamaños grandes se usan para sopas y caldos; los pequeños, para ensaladas. Como contiene mucha fibra, no debe usarse durante el destete.

- Miso: se obtiene de la fermentación de soja amarilla en agua y sal marina; es una pasta densa y compacta muy usada en la cocina japonesa para preparar caldos y sopas, y como condimento. La composición final depende de la soja utilizada o de los cereales añadidos: cebada o arroz. Por su elevado contenido de sodio, el miso no debe proponerse durante el destete.

- Seitán: es un subproducto de la harina de trigo (integral y refinada) obtenido al separar el almidón y el salvado del gluten. Con este último se forma una masa que se lava con agua caliente y fría. Se puede preparar en casa o comprar ya preparado. Se considera una fuente de proteínas alternativa, pero presenta una gran carencia de lisina, por lo que se debe combinar con legumbres (garbanzos, judías, lentejas, guisantes, etc.). También carece de hierro, porque este metal está vinculado al ácido fítico, presente en el salvado, que inhibe su absorción. Además, al cocinar el seitán a la plancha, se quema fácilmente y en su superficie se forman unas sustancias tóxicas llamadas acrilamidas. Como se cocina con salsa de soja, tamari y sal, se desaconseja a los hipertensos y también durante el destete.

- Las sustancias que contienen alcohol están prohibidas.
- Las bebidas excitantes que contienen teína o cafeína, como el té y las bebidas a base de cola, deben evitarse.
- Las avellanas, las almendras, los cacahuetes, las uvas, las cerezas, las aceitunas enteras, los tomates cherry y los alimentos cortados en rodajitas (plátano, salchicha) son potencialmente peligrosos porque pueden bloquear las vías respiratorias. Es imperativo acordarse de romperlos en trocitos más pequeños de formas no redondeadas. Los frutos secos tienen que molerse para evitar el riesgo de ahogamiento y es conveniente limitar los alimentos crudos o poco elaborados, que cansan mucho los músculos masticadores del niño.

¿Homogeneizados o papillas hechas en casa? Los alimentos complementarios pueden prepararse en casa o comprarse en las farmacias o en las tiendas de alimentación. En la práctica, sus ventajas dependerán de la calidad de los alimentos hechos en casa (4). La comida bien preparada en casa, cumpliendo las reglas de higiene (desde la conservación a la manipulación y la preparación) pueden brindar al niño una variedad mayor de sabores y consistencias (6).

Pero también se corre el riesgo de que estos alimentos sean inadecuados para el lactante que debe destetarse: por ejemplo, que contengan azúcar o sal añadidos, o sean excesivamente calóricos. Además, la propia preparación de los alimentos y los métodos de cocción pueden variar el contenido de nutrientes y generar sustancias indeseables (como las llamadas «de glicación», resultado de cocciones a altas temperaturas). Por otro lado, cocer las verduras en agua abundante durante mucho tiempo reduce en gran medida su contenido de vitaminas, aunque ayuda a eliminar nitritos y fitatos. Los nitritos son compuestos tóxicos y los fitatos se consideran antinutrientes, porque inhiben la absorción de algunos minerales (hierro, zinc, etc.). Dos estudios han evidenciado la falta de variedad en los homogeneizados, con un predominio de verduras dulces, como zanahorias y patatas, frente a las verduras de sabor amargo. Uno realizado en Alemania (*DONALD Study*) (7) con niños de 3-4 y 6-7 años, reveló, tras la revisión de los registros dietéticos de los 3 días anteriores, que el consumo mayor de homogeneizados estaba asociado a una reducción del consumo de fruta y verdura a esa edad y en edad escolar. Estos resultados indican la necesidad de instruir a los padres sobre la importancia de ofrecer una gama de verduras en la dieta desde los primeros meses del destete.

Para lograr un perfil nutricional óptimo y un alto nivel de seguridad alimentaria, en la preparación casera de papillas deberían observarse algunas reglas:

- Al escoger la materia prima, preferir los alimentos ecológicos (y si es posible, de km 0), en los que el uso de sustancias artificiales como pesticidas, antibióticos y fertilizantes debe ser mínimo. La procedencia de la carne, el pescado, los huevos y la leche también tiene su importancia, porque fuera de Italia, y más aún fuera de Europa, a veces los controles son más laxos (por ejemplo, del uso de anabolizantes en la carne o de sustancias para acelerar el crecimiento de los cereales).

• La conservación de los alimentos en el frigorífico debe respetar la cadena del frío, evitando oscilaciones térmicas. También es importante lavar bien la fruta y la verdura cruda, y guardar los alimentos crudos separados de los cocidos, para que no se contaminen.

• Durante la preparación de la comida, para evitar la contaminación y la proliferación de agentes patógenos, hay que lavar bien los recipientes y las superficies de trabajo en las que se ha manipulado la carne cruda antes de poner otros alimentos.

• Proponer al niño alimentos con la forma adecuada para que pueda masticarlos y comerlos con facilidad sin correr el riesgo de ahogarse.

En los últimos años, los productos comerciales para la alimentación complementaria (homogeneizados, liofilizados, papillas) que se venden en los supermercados de gran distribución y en las farmacias han mejorado notablemente su composición, garantizando el cumplimiento riguroso de las medidas de seguridad higiénico-sanitaria y prestando también más atención a los ingredientes utilizados, de acuerdo con las recomendaciones actuales en pediatría. La adición de azúcar y sal está prohibida.

Pero siempre conviene leer la etiqueta. En algunas preparaciones para la alimentación complementaria que encontramos en el supermercado (como homogeneizados de carne, pescado o verdura), se utilizan sustancias de acción condensante, como las amidas, que aumentan las calorías del producto.

Un estudio llevado a cabo en Inglaterra ha calculado la composición de minerales de los homogeneizados y las papillas para el destete y ha concluido que a veces la cuota de calcio, hierro y zinc puede ser inferior a las necesidades de los lactantes en fase de destete (8). Otro estudio (9) con 65 niños, observados desde la edad de 9 meses, comparó la alimentación a base de comida casera con la basada en productos industriales y llegó a la conclusión de que el grupo de alimentación casera presentaba una dieta más variada y de que se observaba en los niños, a la edad de 12 meses, una tasa de adiposidad menor (–7,1 %), que se mantenía a los 36 meses. Por su parte, la EFSA (Autoridad Europea para la Seguridad de los Alimentos) ha señalado que los homogeneizados pueden contener trazas de sustancias (furanos) potencialmente nocivas para la salud, que se forman en los procesos térmicos de elaboración de algunos alimentos, entre ellos los destinados a lactantes. Calentar los alimentos preparados para lactantes y niños pequeños al baño maría sin tapa puede reducir la exposición a estos compuestos en un 15-30 % (10).

Azúcares y sal. La introducción precoz o excesiva de azúcares y sal en la dieta del niño que empieza la alimentación complementaria es uno de los temas más discutidos a raíz de los últimos estudios científicos, que relacionan claramente el consumo de azúcar y sal con situaciones desfavorables para la salud del niño a corto y largo plazo, sobre todo por el mayor riesgo de obesidad, diabetes e hipertensión arterial.

El periodo de la alimentación complementaria es aquel en que el niño, probando nuevos alimentos, ordenará sus gustos y preferencias en un proceso que dura unos 3 años, y que luego ya será muy difícil de cambiar. Acostumbrar el gusto del niño a alimentos demasiado salados o demasiado dulces en esta fase de su vida determinará sus preferencias alimentarias posteriores, tanto de niño como de joven adulto. Por eso, a continuación explico los riesgos que conllevan algunos errores alimentarios en la dieta del niño, que empieza a estructurarse justo durante el destete.

La primera señal de alarma a la que debe prestarse mucha atención es el consumo excesivo de azúcares (glucosa, fructosa, sacarosa) que encontramos en los zumos de fruta, las infusiones industriales, las tarrinas de puré de fruta, las galletas y otros productos industriales que se proponen a partir de los 6 meses. Se recomienda que hasta los 6 meses la única bebida sea la leche materna o, en su defecto, las fórmulas sustitutivas, también conocidas (erróneamente) como «leche artificial». La introducción después de los 6 meses de bebidas que no sean agua o contengan azúcares añadidos (como infusiones azucaradas, zumos de fruta y otras bebidas dulces) debería evitarse por su aporte de calorías «vacías», que reducen el estímulo a consumir alimentos sólidos y consolidan costumbres que favorecen un consumo excesivo de calorías a lo largo del día. Todo esto puede desembocar en un peso excesivo desde los primeros años de vida y aumentar el riesgo de obesidad y diabetes en los años posteriores.

Otro tema que, contrariamente a lo que muchos piensan, no afecta solo a la edad adulta es el consumo de sal. Un aporte exagerado de cloruro de sodio desde la primera infancia influye en un mayor riesgo de desarrollar hipertensión arterial en la edad adulta, porque modificaría precozmente las paredes de los vasos sanguíneos. El consumo excesivo de sal también se asocia con una ingesta abundante de azúcares. Las dos costumbres, adquiridas en los primeros años de existencia, consolidan unos gustos y unas preferencias alimentarias, en este caso no saludables, que el niño arrastrará toda la vida y difícilmente podrá modificar.

Es el momento de hacernos una pregunta importante: ¿de dónde viene la sal que consumimos? Sobre todo (53 %), de la comida industrial (precocinada, transformada) y de los productos elaborados, a los que se añade cloruro de sodio (sal), como pizzas, pan, *crackers*, etc. La sal añadida en la cocina y en la mesa tiene una incidencia del 36 %, mientras que solo una mínima parte procede de los alimentos frescos (10 %) que contienen sal de forma natural. Alimentos como la carne, la leche y sus derivados, los huevos o el pescado contienen cantidades variables de sodio que aumentan significativamente en los procesos de transformación (embutidos, ciertos quesos); la fruta y la verdura aportan poco sodio. La elección de alimentos con poca sal y la limitación del uso de sal en la cocina y en la mesa (2 g de sodio corresponden aproximadamente a 5 g de sal de cocina, que son los que contiene una cucharita de té) después de los 3 años de vida nos permitiría mantenernos dentro de los límites recomendados para mantener la salud.

Algunos estudios observacionales con adultos que durante el primer año de vida habían consumido cantidades más elevadas de sal han mostrado valores más altos de presión sistólica (o máxima, el llamado «efecto de *tracking*»).

Además, otro estudio ha documentado un efecto inflamatorio expresado en un aumento de TNF-alfa (que fomenta la inflamación) y leptina (como hemos visto antes, una hormona producida por las células adiposas de nuestro cuerpo, que informa al cerebro de los niveles de masa grasa) en adolescentes que consumen más grasa que sus coetáneos.

Por todo esto, la Organización Mundial de la Salud recomienda una ingesta máxima de sodio de 0,4 g diarios durante el primer año de vida.

Para saber cuánto sodio ingerimos cuando comemos, he aquí una útil lista que indica las cantidades de sodio «ocultas» en algunos alimentos:

- 300 g de pizza roja o blanca = 2 g;
- 50 g de pan (una rebanada) = 0,15 g;
- 20 g de galletas dulces (2-4 galletas) = 0,04 g;
- 50 g de parmesano = 0,3 g;
- 50 g de jamón crudo dulce (3-4 lonchas medianas) = 1,29 g;

- 50 g de jamón cocido (3-4 lonchas medianas) = 0,36 g;
- 50 g de salchichón (8-10 lonchas medianas) = 0,75 g;
- 100 g de mozzarella de vaca = 0,20 g;
- 20 g de parmesano rallado (1 cucharada y media) = 0,12 g.

Veamos también algunas medidas para limitar el sodio oculto en los alimentos que ingieren los niños:

- no añadir sal a las comidas, al menos durante los dos primeros años de vida;
- limitar el uso de condimentos alternativos que contengan sodio (cubitos de caldo, ketchup, salsa de soja, mostaza, etc.);
- sazonar los alimentos con ingredientes y hierbas aromáticas (como ajo, cebolla, albahaca, perejil, romero, salvia, hierbabuena, orégano, mejorana, apio, puerro, tomillo, semillas de hinojo);
- realzar el sabor de los alimentos con zumo de limón y vinagre;
- cuando estén disponibles, escoger las líneas de productos bajos en sal (por ejemplo, pan sin sal);
- limitar en lo posible los aperitivos industriales (ojo, ¡los aperitivos dulces también tienen sal!).

Por último, después de hacer un repaso de los alimentos que deben evitarse o preferirse en el periodo de la alimentación complementaria, veamos qué leche deben tomar los niños.

¿Qué leche deben consumir los niños? Hay que proponerle la leche materna, al menos durante los 6 primeros meses, y preferiblemente durante el primer y el segundo año de vida. A falta de leche materna, o cuando esta es insuficiente, pueden utilizarse fórmulas de continuación. Conviene escoger una de bajo contenido proteico para cumplir lo recomendado, ya que unos valores más altos favorecen el exceso de peso y el riesgo de sobrepeso en edad escolar.

La leche de vaca entera solo puede suministrarse después del primer año de vida del niño, y siempre que la cantidad diaria total no supere los 300 ml, porque es una leche muy proteica y pobre en hierro.

Después de los 3 años, si el consumo de leche todavía es alto, se aconseja sustituir la leche entera por la semidesnatada; si nos limitamos a una taza mediana-pequeña (150-180 ml), esta precaución no es indispensable.

CONSEJOS PRÁCTICOS Y ERRORES QUE DEBEN EVITARSE

A continuación, daremos algunos consejos para proponer al niño alimentos nutritivos y equilibrados que tengan en cuenta las recomendaciones nutricionales de los pediatras y despejen las dudas de los padres durante esta etapa tan delicada de la vida de su hijo.

No tener prisa y no desanimarse si el niño no acepta enseguida los nuevos alimentos. El periodo de la alimentación complementaria es una fase crítica en la que el pequeño descubre nuevas consistencias y nuevos sabores. Hay que insistir varias veces con el mismo alimento pasados unos días, alternando distintos modos de presentación. **Calorías diarias.** Teniendo en cuenta que la necesidad calórica de un lactante de entre 6 y 12 meses oscila entre 620-760 kcal diarias para los niños y 570-690 kcal diarias para las niñas, es importante no excederse y seguir estos consejos:

- no intente alimentar al niño cada vez que llore, porque el llanto puede tener varios significados (cansancio, sueño, cólico). Se corre el riesgo de un exceso calórico que puede contribuir al exceso de peso;
- evite las calorías «vacías» de los azúcares simples, que los lactantes ingieren a menudo con infusiones azucaradas y zumos de fruta, y acostumbre al niño a beber agua. Se sabe que la obesidad en los niños de 6 años que han consumido bebidas azucaradas durante la infancia duplica la de los niños que no las han consumido. Como hemos visto, es importante no añadir azúcar durante el primer año de vida y preferiblemente también durante el segundo; de ahí en adelante, solo en dosis muy pequeñas. De lo contrario, se corre el riesgo de acostumbrar al niño a sabores demasiado dulces que, además de producir un daño inmediato, comprometerán los sabores y la calidad de su alimentación en los años posteriores;
- ofrezca al niño raciones apropiadas, para acostumbrarle a ingerir la cantidad de comida que necesita.

Por ejemplo, el contenido de una cucharada de crema de arroz rasa o llena puede variar de 3,5 a 8 g, por lo que es fácil excederse. En el primer caso, con 3 cucharadas tendremos 10,5 gramos de crema de arroz; en el segundo, nada menos que 24;

• evite añadir galletas o cereales al biberón de leche formulada. Si se necesita condensar la leche, por ejemplo, cuando hay regurgitación, utilice crema de arroz o harina de algarroba, o fórmulas especiales para ello;

• en el destete, favorezca la introducción de alimentos con baja densidad energética, como fruta fresca y verdura, a ser posible de temporada y de cultivo ecológico.

Carbohidratos. Son preferibles los complejos, como los de la pasta, el pan y las legumbres, porque se digieren más despacio y por eso causan menos oscilaciones rápidas de la glucemia. Conviene leer la etiqueta para saber si a las harinas (o papillas) de cereales se les ha añadido verdura, leche o proteínas animales. Si están disponibles, dar preferencia a los productos con hierro añadido.

Proteínas. Una comida equilibrada en proteínas es importante, ya que su exceso puede producir obesidad, problemas renales y alteración del bienestar intestinal del niño.

• Introduzca gradualmente y sin prisa los alimentos complementarios ricos en proteínas, sobre todo si el niño se alimenta con fórmula, que contiene más proteínas que la leche materna.

- Si el niño se alimenta con fórmula, a los 6 meses hay que pasar a la fórmula de continuación, que contiene más hierro; además, dar preferencia a las fórmulas con menos carga proteica. La leche de vaca, si realmente se considera indispensable, solo debe introducirse después del primer año de edad, sin olvidar que una alternativa válida son las fórmulas 3 (también en este caso procurando escoger las que contienen menos proteínas y cuyo único azúcar sea la lactosa).

- Los valores de proteínas aconsejados son: 1) a los 7-12 meses = 1,32 g diarios por kilo de peso del niño, y 2) a los 13-18 meses = 1 g diario por kilo de peso del

Alimentos	Proteínas
½ vasito de 80 ml de homogeneizado de carne al 40 %	3,3 g
15 g de carne	3,0 g
20 g de pescado	3,3 g
10 g de queso parmesano	3,4 g
15 g de queso mozzarella	3,0 g
10 g de jamón	3,0 g
½ huevo	3,7 g
200 ml de leche de continuación	3,0 g
100 ml de leche de vaca entera	3,0 g

8.2. Contenido proteico de algunos alimentos.

niño. La tabla de la página anterior resume los contenidos proteicos de algunos alimentos.

Grasas. Ya hemos visto que la leche de vaca solo debería introducirse cuando el niño haya cumplido un año y, en todo caso, del tipo «entera» hasta los 3 años, y solo después semidesnatada, si el consumo diario supera los 300 ml.

- Disuadir del consumo de leche y derivados desnatados y semidesnatados en los dos primeros años de vida.
- Alentar el uso abundante de aceite de oliva en la comida (¡por lo menos, una cucharada por comida!).
- Leer las etiquetas de los alimentos para niños, evitando o limitando los que contienen más grasas saturadas.
- En la dieta familiar, favorecer el uso de grasas insaturadas como aceite de oliva, crudo y sin sofritos.

Espero que estos consejos, prácticos y concretos, fruto de la colaboración con pediatras y nutricionistas expertos, sean de ayuda para el primer periodo de vida del niño y puedan orientar a padres, abuelos y demás personas que cuidan a los niños.

Hemos elaborado una Dieta de la Longevidad para los niños y adolescentes que podrá consultarse en el capítulo siguiente.

Qué hemos aprendido en este capítulo

1) La lactancia materna es ventajosa para el niño y también para la madre, pues se cree que protege del cáncer de útero y de mama.

2) La leche materna puede conservarse: 4 horas fuera del frigo, 3-5 días dentro del frigo y 3-6 meses congelada.

3) Si sobra leche materna, se puede donar a los bancos de leche.

4) El alimento exclusivo del neonato es la leche materna, pero si se carece de esta, puede usarse leche de fórmula.

5) Existen distintos tipos de leche de fórmula:
   - tipo pre-0, 0 y pre-1: para neonatos prematuros,
   - tipo 1: de 0 a 6 meses (hasta el destete),
   - tipo 2 o de continuación: de 6 a 12 meses,
   - tipo 3 o de crecimiento: a partir de 12 meses.

6) Preferir las fórmulas con menos carga proteica.

7) La alimentación complementaria o destete abarca de los 6 meses a los 2 años, aproximadamente, y se añade a la lactancia. Para saber cuándo hay que empezar el destete es importante observar el comportamiento del niño y consultar al pediatra. Los requisitos mínimos son que el niño consiga mantener la cabeza derecha, sujetar trocitos de comida y deglutir, además de mostrar interés por la comida.

8) Hay dos maneras de darle los alimentos al niño: destete clásico con purés o autodestete, cuando el

niño «elige» lo que va a comer cogiéndolo con las manos. Se aconseja hablar con el pediatra para escoger la opción más adecuada a cada niño.

9) Los primeros alimentos que se pueden introducir son la fruta y la verdura fresca, con papillas de harina de cereales. Después, se puede pasar a la carne, el pescado y el queso.

10) Los alimentos deben introducirse gradualmente y con regularidad.

11) Preferir carbohidratos complejos (legumbres, verdura) que contengan hierro.

12) Añadir una cucharada de aceite de oliva crudo en las comidas.

13) Prestar especial atención a las comidas que pueden desencadenar una reacción alérgica: huevos, tomate, leche de vaca, pescado, marisco, gluten, semillas y frutos secos, soja, apio, altramuces y cacahuetes. Si hay sospecha de alergia, acudir a un médico.

14) Si el niño es celíaco, manifestará la enfermedad con independencia del momento en que le den alimentos con gluten.

15) Evitar:

- alimentos ricos en azúcar, y añadir sal en los 2 primeros años de vida (los platos se pueden sazonar con hierbas aromáticas, limón y vinagre);
- alimentos que puedan suponer un peligro de ahogamiento, como algunos cereales, avellanas, almendras, cacahuetes, uvas, cerezas, aceitunas

enteras, tomates cherry y alimentos cortados en rodajas (plátano, salchichas);
- alimentos con demasiada fibra, como el bulgur y otros cereales;
- alimentos demasiado salados y, por tanto, ricos en sodio, como el miso y el seitán;
- huevos, si no están cocidos;
- miel; té; té verde; manzanilla; leche de vaca; sustancias que contengan cafeína como bebidas a base de cola, y, por supuesto, el alcohol, durante el primer año del niño;
- si hay que condensar la leche, por ejemplo, por regurgitación, evitar las galletas y utilizar crema de arroz o harina de algarroba;
- sofritos.

16) Los alimentos complementarios pueden ser homogeneizados industriales o papillas caseras; cada tipo tiene sus ventajas e inconvenientes.
  a) Los homogeneizados:
    - Ventajas:
      1. altos patrones de seguridad higiénico-sanitaria;
      2. control de los ingredientes utilizados;
      3. ausencia de sal y azúcares añadidos.
    - Inconvenientes:
      1. su ingesta se asocia a una reducción del consumo de fruta y verdura;
      2. son más calóricos por la presencia de almidón para espesar;

- Consejos: calentar la comida preparada para lactantes y niños pequeños al baño maría, sin tapa.

b) Papillas caseras:
- Ventajas:
  1. más variedad de sabores y consistencias.
- Desventajas:
  1. presencia de azúcar o sal;
  2. alimentos demasiado calóricos;
  3. métodos de cocción inadecuados.
- Consejos:
  1. preferir los alimentos ecológicos (y a ser posible de km 0);
  2. evitar las oscilaciones térmicas de los alimentos;
  3. lavar bien los alimentos;
  4. mantener separados los alimentos cocidos de los crudos;
  5. desmenuzar el alimento para evitar ahogamientos.

17) Después de los 3 años, si el consumo de leche de vaca es superior a 300 ml, sustituir la leche entera por leche semidesnatada.

18) No desanimarse si el niño no acepta enseguida los nuevos alimentos y volver a dárselos al cabo de unos días.

19) La necesidad calórica de un lactante de entre 6 y 12 meses oscila entre 620-760 kcal diarias para los niños y 570-690 kcal diarias para las niñas.

20) No alimentar al niño cada vez que llore: el llanto podría deberse también al sueño, al cansancio, a los cólicos, etc.

21) El estómago de un niño de 6 meses tiene el tamaño de una manzana; a los 12 meses, el de una berenjena pequeña-mediana; a los dos años, el de una berenjena mediana-grande, y a los 3 años, el de un pimiento morrón, de modo que no hay que exagerar con la cantidad. La alimentación complementaria debe representar el 30 % de las calorías de un niño de entre 6 y 8 meses, y el 55 % de uno de entre 9 y 11 meses.

22) Ofrecerle al niño raciones adecuadas.

23) Saciar la sed del niño con agua y evitar los zumos de fruta.

24) En el Apéndice C de este libro podrán consultarse unos esquemas dietéticos preparados por pediatras y nutricionistas para afrontar el destete.

9

La Dieta de la Longevidad en los niños

Quiero dar las gracias por su investigación y aportación a este capítulo a la doctora Anna Claudia Romeo, jefa del Servicio de Patología Neonatal de la Azienda Ospidaliera Pugliese-Ciaccio de Catanzaro, doctoranda de Investigación en Fisiopatología y Clínica de las Enfermedades Endocrino-Metabólicas, Departamento de Medicina Interna, Università di Genova, a la doctora Romina Inès Cervigni, bióloga nutricionista de la Fondazione Valter Longo en Milán, y al profesor Alessandro Laviano, Departamento de Medicina Traslacional y de Precisión de la Università La Sapienza de Roma y jefe del Servicio Operativo de Medicina Interna y Nutrición Clínica de la Azienda Ospedaliera Universitaria Policlinico Umberto I de Roma.

La Dieta de la Longevidad para los adultos, explicada en mi primer libro, se marcaba la meta de optimizar una longevidad sana combinando una dieta diaria «pescetariana» con ciclos periódicos de la Dieta que Imita el Ayuno.

La Dieta de la Longevidad ideada para niños y adolescentes parte de los principios científicos e introduce variaciones basadas en las opiniones de expertos en nutrición. El objetivo es aumentar al máximo las posibilidades de que el niño llegue sano a los 110 años, sin generar riesgos que podrían afectar a su salud y su crecimiento. Así pues, mi línea de conducta consistió en escuchar todas las opiniones de los especialistas clínicos, dando siempre preferencia a su versión cuando existía la posibilidad de riesgos para el niño, pero sin renunciar al objetivo de hacer de él un adulto sano y predispuesto a una larga vida.

En el Apéndice B se incluye un plan nutricional semanal detallado y acompañado de recetas; en este capítulo explicaré cómo, junto con mis colaboradores, hemos llegado a formularlo.

Esta dieta y sus directrices tienen en cuenta estudios clínicos, epidemiológicos y de investigación básica realizados por mi grupo y por muchos otros, pero también se basa en las costumbres alimentarias de los niños de poblaciones con longevidad récord. Coincide, asimismo, con las orientaciones nacionales e internacionales para la dieta de los más pequeños (LARN, Livelli de Assunzione de Riferimento de Nutrienti ed Energia per la Popolazione Italiana 2014; OMS, Organización Mundial de la Salud; WCRF, World Cancer Research Fund).

1) **Una dieta completa para evitar la malnutrición.**
Como hemos visto en el capítulo 3, todos los nutrientes son necesarios y no debe faltar nada. Poniendo el mismo ejem-

plo que en mi primer libro, el cuerpo del niño también puede compararse con un ejército de soldados en perenne batalla contra una tropa enemiga (el oxígeno y las otras moléculas que dañan el ADN, y las células, las bacterias y los virus que tratan de vencer al sistema inmunitario); debemos acostumbrarnos a pensar que el envejecimiento empieza antes de nacer, aunque desde fuera solo es visible treinta o cuarenta años después.

Al igual que los soldados necesitan municiones, pertrechos y avituallamiento para combatir, el cuerpo de los niños necesita proteínas, ácidos grasos esenciales (omega-3 y omega-6), minerales, vitaminas y también un aporte suficiente de carbohidratos, que producirán los azúcares esgrimidos en las batallas que se libran dentro y fuera de las células. También es importante tener en cuenta que, aunque muy bajo, en Italia hay un porcentaje de niños con infrapeso. Para ellos son válidas muchas de las reglas descritas, pero otras no, porque podrían perder más peso. A ellos habrá que aumentarles la cantidad de almidón y, en algunos casos, de proteínas.

2) **Proteínas: el nivel adecuado.** Para el niño de más de 4 años de edad, salvo que el pediatra disponga otra cosa, es conveniente mantenerse alrededor de 0,9 gramos de proteínas diarias por kilo de peso corporal. De modo que, si el niño pesa 30 kg, serán unos 27 g de proteínas diarios. Como hemos visto en el capítulo anterior, en los niños más pequeños (1-4 años) la necesidad es de 1,3 gramos por kilo en el primer año de vida y de 1 gramo por kilo después, hasta los 4 años. Las investigaciones que hemos realizado

para este libro y la experiencia de los niños y padres con quienes hemos hablado, testimonios recogidos por los nutricionistas de mi fundación en Milán, han confirmado que la alimentación de los más jóvenes, en algunos casos, es peligrosamente rica en proteínas, sobre todo en las de origen animal (carne roja, embutidos, pollo). En el primer esquema nutricional habíamos propuesto que 2/3 de las proteínas fuesen de origen vegetal. Después de debatirlo con nuestros colaboradores pediatras, llegamos a la solución intermedia de un porcentaje de cerca del 50 % de proteínas de origen animal y otro 50 % de origen vegetal, manteniendo una proporción ideal de 1:1. Esto permite maximizar las proteínas vegetales sin afectar a la cantidad total. Por tanto, aconsejamos consumir las proteínas vegetales contenidas en las legumbres y la verdura, y pescado con moderación (2-3 veces por semana). Pero, atención, porque la relación 1:1 de proteínas animales/proteínas vegetales no quiere decir que 100 g de carne equivalgan a 100 g de judías, pues la carne y el pescado contienen dos o tres veces más proteínas por gramo que las legumbres. Así que para obtener 30 gramos de proteínas bastarán 100 g de pollo cocido, pero se necesitarán 400 g de garbanzos en conserva.

A diferencia de lo que había sugerido para los adultos, en el caso de los niños y adolescentes aconsejo también una ración de carne roja, una de carne blanca y 2-3 huevos a la semana. Muchos niños y adolescentes no comen pescado, de modo que en su caso habrá que compensarlo con legumbres y carne blanca (ecológicas, a poder ser). También

conviene alguna ración de queso a la semana y queso rallado añadido a la pasta o al arroz.

Sobre la cantidad de proteínas, todos los pediatras es-
tuvieron de acuerdo en mantenerse dentro de los límites
de referencia LARN; en el esquema del Apéndice B se sugieren las raciones por edades. Una cantidad demasiado
baja de proteínas podría causar malnutrición y crecimiento lento (véanse más adelante los Pilares 1 y 3), mientras
que una demasiado alta puede provocar una serie de problemas distintos. En el caso de niños obesos con un porcentaje de grasa corporal (medida, por ejemplo, con un
impedanciómetro) de más del 35 % habrá que hacer un
cálculo más detallado, porque la grasa corporal no necesita un nivel de proteínas comparable con el que requieren
los músculos. En estos casos aconsejo seguir las indicaciones que se dan en el capítulo 11 sobre la alimentación
en la prevención y terapia de la diabetes de tipo 2 en pediatría.

3) **Carbohidratos: limitar las «4 P» (pasta, pan, pizza,
patatas), el arroz y los zumos de fruta.** Las dietas hiperproteicas que he mencionado antes van de la mano de
dietas pobres en carbohidratos, sobre todo en adultos que
quieren perder peso, y esto podría trasladarse equivocada-
mente a los más pequeños. El error de eliminar por completo, o casi, los carbohidratos de la dieta, embaucados
por la rápida pérdida de peso, puede convertirse en un
daño para la salud. En los adultos se asocia a una reducción de la longevidad y un aumento de las enfermedades.
También se desaconseja para los niños, aunque como vere-

mos en el próximo capítulo, una disminución limitada pero continua de los carbohidratos con almidón y azúcares puede ser la estrategia ideal para la prevención o la terapia de la obesidad. Al mismo tiempo, el niño debe acostumbrarse a comer más y no menos, pero el aumento debe proceder sobre todo de alimentos como legumbres y verdura, que contienen fibra, y por tanto producen saciedad tanto en el aspecto mecánico como en el nutritivo: llenan el estómago e informan a nuestro cerebro de que hemos comido lo suficiente. Aprovecho para destacar la importancia de utilizar productos ecológicos y de fuentes fiables, para evitar que el uso de gran cantidad de una verdura, una fruta o una legumbre contaminada pueda tener un efecto acumulativo perjudicial. No hay duda de que es mejor comer más verdura y menos pizza, pasta, pan y patatas, pero, a los niños les cuesta mucho aumentar el consumo de verdura y disminuir el de almidón. Yo propongo sustituir tan solo 50-60 g de patatas, arroz, pan, etc. por 100 g de zanahorias, brécol, judías, garbanzos, lechuga, etc., al día. Es una cantidad aceptable para niños y adolescentes, que sin embargo puede suponer una diferencia enorme a la larga desde el punto de vista nutritivo y del peso, y puede ser útil para acostumbrar a niños y adolescentes a seguir comiendo así.

En cuanto a las comidas, para el desayuno hemos preferido proponer pan integral o galletas integrales en vez de muesli o cereales, que tienen un índice glucémico netamente superior. Pero ojo con los productos integrales si el niño empieza a sufrir problemas intestinales, ya que pueden incorporar ingredientes inflamatorios o incluso toxinas. Por ejemplo, muchos tipos de arroz integral contienen niveles relativamente altos de arsénico, por lo que deben evitarse; otros alimentos integrales tienen proteínas que aumentan la inflamación.

4) **Grasas.** Al igual que los otros nutrientes (proteínas y carbohidratos), las grasas tampoco deben eliminarse de la dieta, pero hay que tener cuidado con el tipo y la cantidad. Es necesario reducir al mínimo las grasas saturadas, hidrogenadas y trans presentes en cremas, quesos, mantequilla, salsas, bollitos industriales y productos de panadería, y es esencial limitarlos más en situaciones de obesidad grave. El niño, en cambio, debe consumir regularmente, pero sin exagerar, aceite de oliva, salmón, sardinas, nueces, almendras, avellanas, etc.

5) **Poca sal y pocos azúcares.** Es una buena regla acostumbrar al niño a una alimentación sana y variada en la que estén presentes principalmente alimentos naturales, con un uso moderado de sal de cocina y azúcares. Conviene recordar que el hígado usa los azúcares sobrantes para producir grasa, que se almacena en el propio hígado o se traslada a varios puntos de almacenamiento como el abdomen (grasa visceral) y otras zonas repartidas por todo el cuerpo bajo la piel (grasa subcutánea). Pero tampoco hay que demonizar todos los dulces, helados, etc.: de vez en cuando viene bien comer un dulce que cumpla las reglas aquí descritas. Es mejor que sea chocolate fundente o un helado de fruta.

6) **Comer en un intervalo de 12 horas.** En los adultos

está ampliamente documentado que, a igualdad de calorías ingeridas, los sujetos que comen en un intervalo de 12 horas presentan menos riesgo de sobrepeso y trastornos metabólicos. Estos efectos obedecen a una optimización del ritmo sueño-vigilia, que a su vez mejora nuestro metabolismo. Si el niño se despierta temprano, el desayuno puede aplazarse en lo posible para mantener este intervalo. Por ejemplo, si el niño termina la cena a las 20:30 pero se despierta a las 7, el desayuno debe consumirse alrededor de las 8:30. Si esto supone un problema por el colegio, entonces debería cenar antes. Es importante tenerlo en cuenta con los niños que sufren sobrepeso o que tienden a él. Con los demás se puede ampliar a 13 horas el periodo en que se come.

Lo ideal, de acuerdo con las opiniones de mis colegas expertos en nutrición pediátrica, es **comer despacio y suprimir la televisión**. Sobre todo, durante la cena, que suele ser la única comida en que toda la familia está reunida, conviene comer con calma, con el televisor apagado y los teléfonos lejos. Es aconsejable preparar la cena todos juntos y cenar no demasiado tarde, antes de las 20:00, por ejemplo. Así se dispondrá de tiempo suficiente para iniciar la digestión antes de irse a la cama. Prestar atención a lo que se come ayuda a alcanzar mejor la sensación de saciedad para no ingerir calorías inútiles.

Pero insisto en que no se debe exagerar con las reglas, porque pueden provocar reacciones contrarias. Mi consejo es que se tengan en cuenta estas recomendaciones, pero hay que centrarse ante todo en el efecto global. Si el niño es delgado, juega al tenis 4 horas diarias y camina otra hora para ir al colegio y volver, y si tampoco usa demasiado los videojuegos, el hecho de que coma rápidamente viendo la televisión no es un problema. En cambio, para un niño sedentario y con sobrepeso, hay que tratar de aplicar medidas que funcionen, pero sin hacer demasiado y demasiado deprisa, para no provocar el efecto contrario (véase el capítulo 11 sobre la obesidad).

7) **Escoger alimentos sencillos y de la tradición local.** Hay que comer una variedad limitada pero suficiente de alimentos para ingerir todos los nutrientes necesarios. Lo mejor es obtenerlos de los platos que solían estar en las mesas de nuestros padres, abuelos y bisabuelos, pero también de productos que se cultivan tradicionalmente en la zona. Escoger los ingredientes de entre los que estaban en la mesa de nuestros antepasados podría protegernos de la aparición de enfermedades intestinales o autoinmunes (intolerancias, alergias, enfermedad de Crohn, colitis, enfermedad celíaca, etc.). Ya hablé de ello en mi primer libro y el mecanismo aún no está claro, pero la inflamación y las enfermedades autoinmunes suelen estar asociadas al consumo desacertado de ciertos alimentos.

8) **Comer más, no menos.** Hay que evaluar las propiedades nutricionales de lo que se ofrece al niño, además de la cantidad: comer un plato abundante de pasta con tomate significa ingerir muchas calorías y pocos nutrientes (proteínas, vitaminas, minerales y grasas buenas) y tener una sensación de saciedad insuficiente. Si se opta por una combinación adecuada de alimentos (como, en el almuerzo, 50-60 gramos de pasta con verdura abundante y 1-2 cucha-

radas de aceite de oliva, y en la cena 200-250 gramos de garbanzos y verdura), se pueden proponer comidas más abundantes y sanas, y completas desde el punto de vista nutricional, que darán una sensación de saciedad duradera gracias al buen equilibrio de los nutrientes (carbohidratos complejos, proteínas y grasas).

La presencia elevada de fibra procedente de la verdura podría disgustar o ser mal tolerada. Por eso también se recomienda tomar agua en cantidad suficiente.

9) **Sin restricciones calóricas severas y prolongadas.** Así como no las aconsejo para los adultos, para los niños y adolescentes tampoco sugiero las restricciones calóricas severas y prolongadas. Aunque a corto plazo pueden ser eficaces contra la obesidad y la diabetes, si se mantienen mucho tiempo producen efectos negativos, porque frenan el metabolismo y favorecen un posible regreso a la obesidad inicial, además de causar posibles perjuicios al sistema inmunitario.

10) **Mantener bajo control el peso corporal y la circunferencia abdominal.** En los adultos, la cintura ancha y la grasa abdominal se asocian a una incidencia mayor de diabetes, tensión alta, colesterol alto y trastornos cardíacos. Hay datos que demuestran que la grasa abdominal (expresada como circunferencia abdominal) en niños y adolescentes de edades comprendidas entre 5 y 17 años está asociada a un aumento de los triglicéridos, colesterol LDL, HDL e insulina (1). Para medir fácilmente el peso y la circunferencia abdominal de sus hijos y compararlos con los valores de referencia, remito al lector al

Apéndice A. En los niños con sobrepeso y obesos hay que controlar la circunferencia y el peso cada 2 días. 11) **Por lo menos una hora de deporte y otra hora de caminata al día.** Es posible que al leer esta recomendación muchos piensen que una actividad así no puede practicarse todos los días, quizá porque al hablar de ejercicio físico nos imaginamos una práctica deportiva. En realidad, lo mismo que para los adultos, creo que no existe una actividad física ideal para todos y hay que dar con el deporte que al niño le divierta. Cuando, con 16 años, fui a la escuela secundaria en Chicago, teníamos una hora diaria de educación física en la que se proponían temporalmente distintos deportes: béisbol, fútbol, baloncesto o levantamiento de pesas en el gimnasio. Creo que esta oferta de actividades deportivas distintas debe ser lo más amplia posible e incluir también la natación, la bicicleta de carreras, la bicicleta de montaña, el tenis y otros, hasta que el niño encuentre algo que le divierta y que probablemente practicará durante muchos años. Yo, por ejemplo, jugué al fútbol hasta los 40 años y luego pasé a la bicicleta de carreras y a la de montaña.

12) **Organización de las comidas.** Con los niños, mientras no sepamos mucho más, es aconsejable dividir la alimentación diaria en 4-5. Como he descrito en *La dieta de la longevidad*, 30 kcal de más al día corresponden a 900 kcal de más al mes, que se traducen en más de 1 kg de grasa corporal sobrante al año. Si es preciso eliminar el número de comidas, aún lo es más disminuir las calorías y algunos carbohidratos/almidón causantes del aumento de

peso. En el Apéndice B se presenta un esquema dividido en las comidas principales (desayuno, almuerzo y cena) y en 2 tentempiés; veamos, a grandes rasgos, qué deberían contener.

Desayuno: la SIGENP recomienda comer fruta en el desayuno o con el bocadillo de media mañana. Nosotros hemos preferido esta segunda opción. Para las bebidas hemos dejado, entre las elecciones posibles, la leche de vaca, pero aconsejamos que sea de excelente calidad y procedente de explotaciones no intensivas. Para alternar se puede elegir leche de cabra o algunas bebidas vegetales, aunque mis colegas pediatras me han advertido de que probablemente solo un pequeño sector de la población será capaz de apreciarlas. Para que esta comida sea aún más saludable, se puede aumentar la proporción de proteínas vegetales y de fibra vegetal, y reducir las grasas saturadas. Para los niños con problemas gastrointestinales —y que, por consiguiente, tienen dificultades para digerir el gluten, la lactosa y potencialmente también las nueces, la soja, los tomates, los pepinos etc.—, un gastroenterólogo podrá aconsejar la estrategia alimentaria adecuada. Las bebidas pueden combinarse con biscotes con mermelada o miel, galletas de arroz blanco, rebanadas de pan blanco o integral, y otros productos similares.

Tentempié y merienda: para no contribuir a aumentar la cuota proteica, entre las opciones de los tentempiés no hemos introducido el yogur (recomendado por la SIGENP), dado que hemos decidido aconsejarlo para el desayuno.

Por supuesto, si en el desayuno no se consume yogur de vaca o cabra, siempre se podrá comer en la merienda. Este alimento responde a la necesidad de los padres de preparar meriendas rápidas y fáciles, porque no siempre se pueden llevar productos frescos al colegio. Por consiguiente, una barrita de nueces, un yogur líquido o una mezcla de frutos secos y fruta deshidratada pueden ser una buena solución. Para los chicos un poco mayores que también meriendan fuera, hay varias alternativas a la comida rápida, como los centrifugados, los batidos o los *smoothies*, que pueden ser caseros.

Almuerzo: entre las recetas del Apéndice B hay varios platos únicos en los que se combinan cereales con verdura, carne, legumbres, pescado, huevos o queso. Este esquema puede ser útil sobre todo para los niños que no tienen mucho apetito y no comen bien. Al mismo tiempo, un plato único nos permite preparar una ración abundante con cuota de almidón (pasta o arroz) baja, mientras que prevalece la proporción de legumbres o verdura, una estrategia útil sobre todo si el niño tiene sobrepeso o tiende a engordar.

Cena: más de la mitad de los niños cuyos padres contestaron a nuestro cuestionario comen fuera de casa al menos tres veces por semana, sobre todo al mediodía. Por tanto, la cena es la comida principal, en la que se puede tener un mayor control de la alimentación familiar. Una buena estrategia para completar y equilibrar lo que se consume en el almuerzo con una cena consiste en preguntarles a los hijos qué han comido al mediodía (se les puede pedir una foto de lo que comen y beben en el colegio) y luego utilizar la tabla de frecuencia de consumo semanal de alimentos de los distintos grupos que se presenta en el Apéndice B.

Resumiendo: en las comidas principales (almuerzo y cena) los menús deberán ser lo más variados posible para no repetir mucho, pero limitándonos a los alimentos que solían comer nuestros abuelos y bisabuelos. Conviene aprovechar la estacionalidad de los productos para proponer recetas diferentes y ricas en micronutrientes (vitaminas y minerales) y fibra. Con este fin, en el Apéndice B se proponen unas recetas estacionales seleccionadas para que puedan gustar a los más pequeños y sean fáciles de preparar (primavera/verano y otoño/invierno). Hemos evitado proponer la sopa de verduras porque sabemos que a cerca del noventa por ciento de los niños y adolescentes no les gusta, pero es importante que por lo menos la prueben alguna vez (yo de pequeño la comía al menos 2 veces por semana).

La Dieta de la Longevidad que propongo no es una simple dieta, sino un sistema de alimentación óptima. La mayoría de las personas pueden adoptar la Dieta de la Longevidad simplemente reduciendo un poco la cantidad de algunos alimentos (por ejemplo, las «4 P») y aumentando las de legumbres y verdura.

Por eso no se indica una dieta drástica, que obligaría a cambiar por completo las costumbres alimentarias y acabaría inevitablemente en fracaso, sino un plan dietético equilibrado que excluye pocos alimentos.

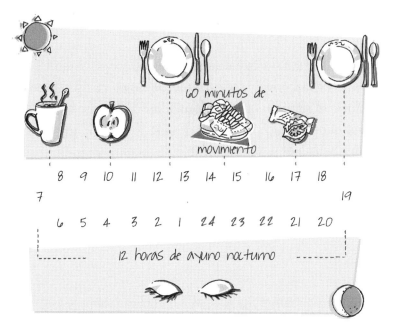

9.1. Subdivisión de las comidas. La organización del día alimentario de niños y adolescentes debería subdividirse en tres comidas principales (desayuno, almuerzo y cena) y uno/dos tentempiés (por la mañana y por la tarde), siguiendo las indicaciones del texto y con la ayuda del esquema y las recetas del Apéndice B. Además de organizar las comidas, es importante mantener un periodo de ayuno nocturno de unas 11/12 horas y por lo menos 120 minutos de ejercicio/movimiento (lo ideal es 60 con un deporte y otros 60 de caminata, bici, juego, etc.).

En general, para aportar mejoras a la dieta, aconsejo partir de lo que ya come el niño o adolescente y de lo que está dispuesto a cambiar. Por ejemplo, si se quiere completar la alimentación con más verdura, el progenitor debería dar a probar a su hijo una docena de ellas, tratando de seleccionar las que le gusten un poco más, y al mismo tiempo reducir el pan, las patatas, etc., si el niño tiene sobrepeso.

Las directrices que acabamos de trazar se basan en los Pilares de la Longevidad, una metodología que se propone reducir al mínimo la provisionalidad de los consejos y, en consecuencia, la posibilidad de que dentro de unos años alguien descubra que las principales sugerencias no tienen validez. Una selección bastante sencilla puede prevenir y resolver grandes problemas de salud. En lo que queda de capítulo haré un repaso de los Pilares de la Longevidad para explicar cómo he llegado a las recomendaciones que acabo de hacer.

Primer Pilar: Investigación básica. Malnutrición, proteínas y grasas

La investigación con modelos animales, como ratones y monos, nos permite estudiar desde la base los efectos de la interacción entre la comida y el organismo, y sus consecuencias en la salud, tanto a corto como a largo plazo. El hecho de que el tipo de alimentación influye en nuestro estado de salud desde las primeras etapas de la vida ya está demostrado en estudios con animales de laboratorio, que revelan cómo la composición de la dieta puede influir, ya a partir de la alimentación de la madre durante la gestación, en las modalidades del crecimiento, la predisposición a las enfermedades en la edad adulta y la longevidad.

Malnutrición en modelos experimentales. En el capítulo sobre la nutrición en el embarazo hemos visto que la reducción de las calorías consumidas durante la gestación se traduce en un menor crecimiento del feto, se asocia a efectos negativos sobre la salud en edad juvenil y adulta (enfermedades cardiovasculares, obesidad y diabetes), según la hipótesis de Barker (2). Se han estudiado modelos experimentales de hembras de ratón con diferencias en la dieta antes y después del parto. Para el experimento, las hembras se dividieron en dos grupos: en el primero, las sometidas a restricción calórica, que parían ratones malnutridos; en el segundo, las que seguían una dieta normal y parían ratones con peso normal. Después, los ratones recién nacidos se intercambiaban para la lactancia: los menos nutridos mamaban de las madres alimentadas normalmente y los ratones de peso normal mamaban de las madres que se nutrían mal. El resultado fue que los primeros recuperaban peso después de mamar de madres alimentadas normalmente, pero morían antes. En cambio, los ratones nacidos de madres que se habían alimentado normalmente durante la gestación y luego mamaban de madres malnutridas presentaban un aumento de la longevidad.

Además, cuando se destetaba a todos los ratones con una alimentación hipercalórica rica en grasas, los que antes de nacer estaban malnutridos tenían una muerte precoz (con una reducción del 9 % de la esperanza de vida), mientras que los malnutridos únicamente durante la lactancia no solo estaban protegidos de una dieta hipercalórica, sino que presentaban un aumento de la longevidad del 57 %. Los ratones del grupo con dieta normal tanto antes de nacer como durante la lactancia, en cambio, mostraban una reducción de la esperanza de vida del 7 % cuando se les sometía a una dieta hipercalórica (3). De estos estudios con animales se desprende que: 1) es importante que la madre se nutra de manera adecuada pero no excesiva; 2) un exceso de calorías, y sobre todo de proteínas y azúcares durante el crecimiento, es negativo y puede tener consecuencias sobre la duración y la calidad de todo el periodo vital.

Aminoácidos y longevidad. En mi primer libro explicaba que las proteínas y los aminoácidos aceleran significativamente el envejecimiento en la mayoría de los organismos. También sabemos que el factor de crecimiento IGF-1 y el Tor-S6K, ambos activados con la ingesta de proteínas, se consideran los principales causantes del envejecimiento y las enfermedades asociadas en los ratones (4). Otros estudios que analizan los efectos del contenido de la dieta con independencia de las calorías han evidenciado que la disminución de los aminoácidos metionina y cisteína en la dieta se asocia a una prolongación de la vida (5) (6) (7). En un experimento con ratones sometidos a una dieta baja en metionina a partir de las 6 semanas de edad (jóvenes, por tanto), se observaba un aumento de la vida media en comparación con los ratones que seguían una dieta normal (8). Además, los ratones que recibían menos metionina tenían un peso corporal inferior, valores de IGF-1 reducidos, glucemia en ayunas e insulina más bajas, desarrollaban menos enfermedades relacionadas con el envejecimiento, como las cataratas, y eran más resistentes al estrés oxidativo. En la dieta humana, la metionina y la cisteína/cistina son abundantes en la carne roja y la carne blanca. Veamos el contenido medio de estos aminoácidos en 100 g de alimento (9).

Alimento	Contenido proteico %	Metionina (mg/100 mg de parte comestible)	Cistina* (mg/100 mg de parte comestible)
Bovino adulto	20,5 %	588	223
Cerdo	21,3 %	591	292
Lentejas	22,7 %	193	215
Judías pintas	10,2 %	120	118
Huevos	12,4 %	437	323
Requesón	8,8 %	203	182
Garbanzos	20,9 %	226	247

(* Obtenida a partir de la reacción oxidativa de 2 moléculas de cisteína.)

9.2. Contenido medio de proteínas, metionina y cistina en 100 g de alimento según el Consiglio per la Ricerca in Agricoltura e l'Analisi dell'Economia Agraria (9).

Pero no se debe simplificar demasiado, porque, como dije en el primer libro y confirmo en este, demonizar un alimento concreto tiene tanto ventajas como inconvenientes. Como hemos visto con las proteínas, un aporte elevado aumenta el IGF-1 y se asocia a una reducción de la longevidad y a un aumento del riesgo de cáncer, pero un consumo de proteínas demasiado bajo puede debilitar el organismo, sobre todo en las personas de edad avanzada y probablemente en los niños. En un estudio sobre la longevidad de los ratones que estamos realizando en el IFOM (Istituto FIRC di Oncologia Molecolare) de Milán, hemos observado un problema parecido con la metionina: los ratones que recibían dosis demasiado bajas de metionina perdían peso y desarrollaban varios problemas. Por consiguiente, la regla que sugiere tener en cuenta todos los pilares sigue siendo válida: aunque la reducción extrema de metionina o de proteínas tenga un aparente efecto positivo sobre la longevidad, no conviene adoptar esta alimentación a menos que los datos recogidos durante decenios sobre todos los pilares respaldasen su uso. Suministrar a un niño una alimentación demasiado baja en proteínas y metionina podría tener efectos positivos sobre su salud y longevidad, pero también podría acarrear consecuencias negativas. El consejo, por tanto, es dar al niño el nivel adecuado de proteínas derivadas de la carne, el pescado y las legumbres sin apartarse mucho de los niveles mínimos que se consideran apropiados, es decir, a partir de 4 años 0,9 gramos diarios de proteínas por kilogramo de peso corporal tratando de alternar legumbres, huevos, leche, pescado y un par de veces por semana carne blanca o roja.

Grasas y salud en modelos experimentales. El efecto de las grasas en la salud y la composición corporal se ha estudiado con ejemplares de monos jóvenes (10). Una alimentación durante toda la vida con una cantidad suficiente y adecuada de calorías, pero rica en grasas trans, causó un aumento de peso (pese a que la alimentación no se proporcionó con este fin), un crecimiento de la grasa visceral evaluada con TAC y alteraciones del metabolismo glucídico que predisponían a la diabetes y, en particular, al aumento de los niveles de insulina y glucemia, con el consiguiente estadio prediabético. Se advierten los mismos efectos en ratones a los que se han suministrado dosis altas de grasas saturadas (mantequilla, etc.). Otros estudios con ratones han mostrado que una ingesta excesiva de ácidos grasos trans durante la gestación implica el paso de estas grasas al feto a través de la placenta y causa alteraciones metabólicas y del apetito a largo plazo en los ratones nacidos de estas madres (11).

Segundo Pilar: Epidemiología. *Qué nos dicen los estudios a gran escala*

La mayoría de los estudios con poblaciones de adultos demuestra una relación entre una dieta baja en proteínas —basada en verdura, legumbres y pescado, con poca o ninguna carne roja y blanca, aceite de oliva y frutos secos—, un reducido nivel de enfermedades y una longevidad sana. Los estudios epidemiológicos subrayan también el papel fundamental de la alimentación en la prevención de las enfermedades.

Por ejemplo, la incidencia de las infecciones ha aumentado tanto en países en vías de desarrollo como en países industrializados. En el primer caso, se relacionan con la malnutrición y las condiciones higiénico-sanitarias deficientes; en el segundo, con una alimentación excesiva. Este efecto se describe con una «curva en U» de las condiciones nutricionales, con malnutrición y obesidad en sus extremos, que revelan los efectos negativos en la respuesta a las infecciones. Así pues, las infecciones pueden relacionarse tanto con una alimentación carencial como con una excesiva. Por esta razón, durante la pandemia del virus gripal A/H1N1 de 2009 (también conocida como fiebre porcina) se observó entre los sujetos obesos una tasa mayor de infección, gravedad, hospitalización y muerte que entre los no obesos. Sabemos que, en cantidades bajas, la leptina, una hormona que regula la sensación de saciedad, puede influir en células inmunitarias como los glóbulos blancos (monocitos, linfocitos T y linfocitos NK), determinando respuestas deficientes a las infecciones. Pero no está claro en qué modo puede favorecer la obesidad las infecciones bacterianas (12). Por ejemplo, mientras que algunos estudios detectan una incidencia mayor de infecciones respiratorias y cutáneas después de la cirugía en los pacientes obesos, otros revelan una reducción de la mortalidad en los pacientes con obesidad. En pacientes adultos se ha visto que un rápido aumento de peso (+18 kg en 6 años) implica un riesgo doble de pulmonía (13). La influencia de la obesidad sobre las defensas inmunitarias y su respuesta a las infecciones también se revela en algunos estudios de población. En un estudio llevado a cabo en Alemania (14) con 3.960 niños obesos de 8 años, se vio una incidencia 5 veces mayor de bronquitis, consecuentemente, y un uso intensificado de antibióticos.

Otra investigación estadounidense con niños y adolescentes de 2-20 años ha documentado una incidencia mayor de infecciones urinarias en las niñas y adolescentes obesas, pero no en los niños varones (15). Otras evidencias denotan la asociación entre peso corporal y desarrollo de caries dental en niños en edad escolar por una probable correlación entre el peso y una mayor presencia de factores inflamatorios como el factor TNF alfa en la zona gingival, que favorecería la inflamación y las infecciones bucales (16). En cuanto al bienestar psicofísico, también se ha investigado la correlación entre los trastornos psicológicos y el sobrepeso. Un metanálisis ha revelado que las adolescentes obesas tienen un riesgo mayor que sus coetáneas de peso normal de padecer depresión (17). Esto concuerda con los datos de unos análisis según los cuales los niños con sobrepeso u obesos pierden más días de clase (36 y 37 % respectivamente) que sus compañeros con normopeso (18).

Como hemos visto en los primeros capítulos, tanto la obesidad como el sobrepeso en edad pediátrica aumentan el riesgo de tener otras enfermedades o problemas a corto y largo plazo. Un estudio que examinó a casi 370.000 participantes de entre 2 y 15 años entre 1994 y 2013 reveló un peligro 4 veces mayor de desarrollar diabetes de tipo 2 en los niños y adolescentes obesos con respecto a los que tenían un peso normal (19) (20).

También las costumbres sedentarias, como ver la televisión y los videojuegos, están relacionadas con la obesidad; en particular, una investigación estadounidense con más de 14.000 niños de educación preescolar y primaria ha constatado que los niños que ven más de una hora diaria televisión tienen un 43 % más de riesgo de sobrepeso y un

47 % más de riesgo de obesidad que los que ven la televisión menos de una hora diaria (21). Así, el Pilar de la Epidemiología indica claramente que el sobrepeso, pero sobre todo la obesidad, no solo predisponen al niño a enfermedades cuando sea adulto, sino que aumenta la probabilidad de desarrollar enfermedades infecciosas ya en edad pediátrica. Como ya se ha indicado, la malnutrición del niño puede tener efectos negativos tanto a corto como a largo plazo cuando este se hace mayor.

Tercer Pilar: Ensayos clínicos. Estudios realizados

La demostración más eficaz de los efectos de un alimento o un estilo alimentario en las enfermedades es la experimentación directa con estudios clínicos que emplean un control aleatorio, en los que los sujetos se asignan o bien a un grupo que consume una dieta de control (que no tiene efectos en la salud o estos ya son conocidos) o bien a un grupo que consume una dieta experimental (de la que se espera un beneficio para la salud).

El papel de las proteínas en el crecimiento y el riesgo de obesidad. La pirámide alimentaria que muchos conocemos propone un modelo de alimentación con el tipo y la cantidad de alimentos que han de consumirse a diario para mantener un buen estado de salud. En su versión original, la pirámide alimentaria basada en la dieta mediterránea se traduce en una dieta omnívora con abundancia de cereales, fruta y verdura, y poca carne, leche y derivados (proteínas animales), al menos para los adultos. En realidad, los estudios epidemiológicos confirman que en los últimos 50 años el modelo alimentario que prevalece en los países de economía avanzada se caracteriza por un alto consumo de carne, queso, azúcares simples y grasas saturadas, muy alejado de la dieta mediterránea.

En mi primer libro expliqué que el efecto de la dieta mediterránea contra las enfermedes y el envejecimiento en realidad es muy limitado, con una reducción de riesgo de muerte debida a la mayoría de las enfermedades de menos del 10 %. Señalé que, en cambio, una dieta relativamente distinta de la mediterránea y basada en los 5 Pilares de la Longevidad, aunque menos estudiada que la mediterránea, es potencialmente mucho más eficaz contra las enfermedades y el envejecimiento.

Ahora bien, tratándose de niños, la dieta propuesta en este libro y descrita en los apéndices en colaboración con expertos en nutrición pediátrica se asemeja mucho a la vieja e ideal dieta mediterránea, porque incluye carne blanca y roja, queso, huevos, etc. Por tanto, una versión especial de la dieta mediterránea clásica parece ideal para los niños, pero probablemente no lo sea tanto para los adultos. Numerosos estudios han analizado las modalidades de desarrollo y crecimiento de los niños en función de la cantidad y el tipo de proteínas consumidas. Aunque oímos hablar continuamente de la necesidad de proteínas y de alimentos con alto contenido proteínico, los datos indican que los altos niveles de proteínas (que, tal como se describe en *La dieta de la longevidad*, aumentan las enfermedades y aceleran el envejecimiento en los adultos) también tienen efectos negativos en los niños. En efecto, la introducción precoz durante la primera infancia de alimentos que contienen muchas proteínas animales se asocia a un cambio metabólico y hormonal que llevaría a una incidencia mayor de obesidad pediátrica. Esta teoría, llamada *Early Protein*, es el fruto de diversas investigaciones que documentaban el hecho de que los niños alimentados en los primeros 2 años de vida con fórmulas de leche ricas en proteínas tendían a presentar un peso mayor en edad escolar que los niños que habían tomado fórmulas con niveles bajos de proteínas (22) (23).

Un reciente estudio multicéntrico europeo evaluó a 1.090 niños sanos, de los cuales unos recibieron fórmulas de leche con contenido proteico en los límites altos (1,6 g/dl de proteínas para la fórmula neonatal y 3,2 g/dl para la fórmula de continuación), y otros, con un contenido inferior (1,25 g/dl de proteínas en la fórmula neonatal y 2,05 g/dl en la fórmula de continuación) durante el intervalo recomendado por la normativa europea para las leches artificiales. A estos se les hizo un seguimiento de 6 años, evaluando los parámetros de crecimiento (altura, peso, IMC) y los pliegues cutáneos para determinar la masa grasa. A los 2 y 6 años, los niños alimentados con fórmulas de contenido alto en proteínas mostraban valores superiores de porcentaje de grasa corporal, lo que llevó a los autores a la conclusión de que las fórmulas con menos proteínas aseguran un crecimiento corporal más equilibrado (24). Otro amplio estudio clínico con 1.680 niños (25) mostró que el grupo alimentado con fórmula láctea baja en proteínas

(7,1 % frente al contenido tradicional de 11,7 %), más parecida a la leche materna (contenido proteico del 5-6 %), y después con leche de continuación baja en proteínas (reducción del 17,6 al 8,8 %), en paridad de calorías, a la edad de 2 años alcanzaba una altura comparable a la de los niños que habían tomado fórmulas de contenido alto en proteínas, pero reducía el peso (26). La nueva evaluación realizada a la edad de 6 años mostraba parámetros de crecimiento semejantes en el grupo de niños alimentados con fórmulas bajas en proteínas y amamantados con el pecho, mientras que los niños que habían tomado leche de contenido alto en proteínas tendían a pesar más y presentaban un riesgo 2,4 veces mayor de ser obesos (27).

Otro análisis realizado con 3.564 niños (28), observados desde los 13 meses hasta los 9 años de edad, estableció las diferencias de crecimiento en relación con el tipo de alimentación recibida en el primer año de vida (cantidad total de proteínas ingeridas a diario, origen de las proteínas —animal o vegetal—, composición aminoacídica de las proteínas ingeridas). Los datos se recogieron mediante cuestionarios y se visitó a los niños 8 veces a lo largo del estudio. A la edad de 9 años, los que habían consumido un promedio diario de proteínas que excedía en al menos 10 gramos los límites recomendados presentaban una altura 0,2 cm superior y pesaban 0,4 kg más. Esta asociación resultaba especialmente manifiesta si las proteínas eran de origen animal. En cambio, unos estudios con niños de más edad (7-11 años) han evidenciado que una dieta carente de carne roja no acarrea ninguna desventaja en términos de parámetros de crecimiento con respecto a un régimen que incluye otros tipos de carne, pescado y legumbres, pero que las dietas más restrictivas, como la vegana y la macrobiótica, si no se planifican bien con la ayuda de un nutricionista experto, a menudo se asocian a carencias nutricionales de vitamina B12, calcio y hierro (29) (30) (31). Otras observaciones recientes realizadas con 2.986 sujetos de edades comprendidas entre 19 y 72 años han documentado la influencia del tipo de proteínas (vegetales/animales) ingeridas en la densidad mineral ósea, la masa muscular y la fuerza muscular (32). No se ha encontrado ninguna diferencia en términos de densidad ósea evaluada con densiometría de rayos X en los subgrupos formados con arreglo a las costumbres alimentarias (carne roja/pescado/comida rápida/pollo/quesos magros/legumbres). En cambio, se ha observado que la cantidad, más que el tipo de proteínas consumidas, era determinante para la masa y la fuerza muscular. En particular, los sujetos con una ingesta proteica diaria inferior tenían valores más bajos de masa muscular corporal y de fuerza muscular calculada a la altura del cuádriceps que los sujetos que consumían cantidades más elevadas de proteínas. El grupo vegetariano presentaba valores de masa y fuerza muscular superponibles a los del grupo carnívoro, a condición de que la cantidad de proteínas diarias fuese la adecuada.

En conclusión, un aumento de consumo de proteínas, sobre todo si son animales como la carne y la leche, se asocia a un peso mayor, con efectos mínimos sobre el crecimiento del niño, pero con consecuencias negativas sobre una serie de sistemas. Con todo, es importante mantener un consumo de proteínas adecuado y procedente de fuentes variadas. Por tanto, teniendo en cuenta la escasa influencia de este exceso de proteínas en el crecimiento (solo 2 mm más de crecimiento) y sus repercusiones en el aumento de peso, también reveladas por los estudios clínicos, me reafirmo en mi sugerencia de introducir las proteínas en las cantidades que se aconsejan aquí y mantener la variedad en cuanto al tipo de proteínas ingeridas (pescado, legumbres, huevos, leche y yogur de cabra, carne blanca y roja una vez por semana, a ser posible todo ecológico). **Consumo de azúcares simples y riesgo de obesidad y diabetes.** En las últimas décadas, a raíz del considerable aumento del sobrepeso, la obesidad y la diabetes a escala mundial, los alimentos ricos en grasas, tildados de ser los causantes de la «epidemia del bienestar», se demonizaron, y en consecuencia se redujeron en la dieta diaria, ocasionando un aumento del consumo de carbohidratos y azúcares (pan, pizza, pasta, dulces, patatas, aperitivos dulces y salados, bebidas dulces y carbonatadas). No obstante, como hemos visto en los primeros capítulos de este libro, la tasa de obesidad y diabetes ha seguido aumentando rápidamente en todos los países ricos, pero también en los de economía emergente, donde, a causa de la globalización, se puede acceder a alimentos muy calóricos pero deficientes en el aspecto nutricional (33) (34).

Pero ¿qué son exactamente estos azúcares? Los azúcares o carbohidratos simples incluyen monosacáridos y disacáridos (glucosa, fructosa, sacarosa) que se añaden a los alimentos y a las bebidas durante los procesos de producción, y que a su vez también son liberados por las patatas y el pan. Estos se absorben rápidamente, provocando una rápida subida de la glucemia, acompañada de otro incremento veloz de los niveles de insulina. Estos incrementos de azúcares e insulina en la sangre estimulan la sensación de hambre y se traducen en un consumo excesivo de comida (y, por tanto, de calorías) durante el día, favoreciendo la acumulación de grasa abdominal y causando consecuencias metabólicas (resistencia a la insulina, síndrome metabólico, diabetes, etc.). Todo esto se ha estudiado y verificado en numerosos estudios científicos que relacionan el elevado consumo de azúcares simples y almidón con un aumento de la prevalencia de diabetes, obesidad y enfermedades hepáticas (del hígado) (35) (36).

El principal problema es que el uso de bebidas azucaradas se ha quintuplicado en los últimos 50 años (37) y forma parte de la rutina alimentaria de los niños, incluso los más pequeños, y las calorías derivadas de estos alimentos son calorías vacías, ya que carecen de aporte nutritivo. En un análisis con niños estadounidenses, el porcentaje de calorías «vacías» derivadas de azúcares añadidos y grasas saturadas ascendía al 40 % de las calorías diarias totales, muy superior al límite máximo tolerable del 20 % (38).

Más de 20 estudios llevados a cabo con miles de niños y 10 estudios con miles de adultos coinciden en la relación directa entre consumo de refrescos, bebidas y obesidad (39). Los refrescos azucarados, además de introducir un 10 % extra de calorías diarias, se asocian a un aumento del riesgo de obesidad (+60 %) y diabetes de tipo 2 (+26 %) en los niños que toman gran cantidad de bebidas azucaradas (1-2 bebidas al día), frente a los que beben menos de una al mes. Al comparar los efectos del consumo diario de un litro de Coca-Cola sin azúcar con aspartamo (un edulcorante), leche y agua durante 6 meses, se ha constatado que la Coca-Cola es la única bebida que provoca un aumento de la grasa hepática, visceral y muscular, un incremento de los triglicéridos, con riesgo significativo de síndrome metabólico y grasa en el hígado, probablemente relacionado con el contenido de sacarosa.

Entre los azúcares culpables destaca la fructosa. Este azúcar se encuentra de forma natural en varias frutas y con frecuencia se añade en la producción de alimentos industriales. Un estudio italobritánico reciente ha establecido el vínculo entre la fructosa consumida en la dieta y el daño ocasionado en el hígado de 271 niños obesos con hígado graso (NAFLD, del inglés *Non-alcoholic Fatty Liver Disease*). El 90 % de los niños consumían una o más veces por semana, y el 95 % a diario, aperitivos como galletas, *crackers*, pizza, etc. El mayor consumo de fructosa estaba asociado directamente con una afección inflamatoria hepática avanzada llamada esteatohepatitis no alcohólica (NASH, del inglés *Nonalcoholic steatohepatitis*), documentada con una biopsia hepática y con niveles más altos de ácido úrico (sustancia derivada de la fructosa con acción inflamatoria) (40).

Pero, como hemos visto antes, los niños italianos consumen niveles relativamente bajos de azúcares simples (bollitos, bebidas carbonatadas, etc.) en comparación con los estadounidenses, y en cambio ingieren grandes cantidades de almidón que se transforman fácilmente en azúcares (pasta, pan, patatas, arroz, etc.). No es de extrañar que los niños estadounidenses e italianos tengan niveles de sobrepeso y obesidad parecidos, aunque las cantidades de almidón y azúcares ingeridas sean distintas. Ahora bien, numerosos estudios han evidenciado que el consumo de leche y lácteos está asociado a una ingesta reducida de alimentos altamente calóricos y a una prevalencia limitada de obesidad. En efecto, una revisión de los estudios científicos sobre 46.011 niños y adolescentes con controles durante al menos 3 años ha revelado una disminución del riesgo de sobrepeso/obesidad del 38 % en los niños que comían más lácteos (más de 2 raciones diarias), comparados con los que no los comían (41). En otro análisis de 95 estudios con 203.269 niños, solo en 9 de ellos se encontró una correlación positiva entre los lácteos ingeridos y un incremento de la grasa corporal (42). Por eso, las directrices estadounidenses y europeas coinciden en recomendar 2 raciones diarias de lácteos en la dieta pediátrica (43). Volviendo a los azúcares, en 2016 la Organización Mundial de la Salud redujo la cantidad máxima de azúcares simples permitidos en la dieta pediátrica entre 2 y 18 años del 10 % al 5 % de las calorías totales diarias ingeridas (100 kcal, equivalentes a 25 gramos o a 6 cucharaditas de té de azúcar), y recomendó vivamente que los niños de menos de 2 años no consumieran ningún alimento o bebida con azúcares añadidos (44).

Edad (años)	Cantidad máxima de azúcar permitida	Cucharaditas (de té)
2	No más de 13 gramos	De 1 a 3
3	No más de 15 gramos	De 2 a 4
4-6	No más de 19 gramos	De 3 a 5
7-10	No más de 24 gramos	De 4 a 6

9.3. Cantidades de azúcares añadidos permitidos en edad pediátrica (extraído de <www.gov.uk/government/news/young-children-still-exceeding-sugar-recommendation>).

La conciencia del efecto negativo del exceso de azúcar en la salud colectiva también ha tenido consecuencias políticas y económicas, pues la Organización Mundial de la Salud ha pedido que se tomen medidas para limitar el consumo de estos alimentos y ha logrado que 19 países apliquen un impuesto extra del 20 % (que normalmente se aplica a los bienes considerados dañinos para la sociedad como el tabaco y el alcohol, llamado «Sin Tax») también a los alimentos y las bebidas azucaradas. El primero en adherirse en 2016 fue México, donde el 70 % de la población padece sobrepeso u obesidad, y donde se ha conseguido reducir el consumo de estos alimentos en un 5,5 % el primer año, y en un 9,7 % el segundo año. California introdujo un impuesto de 33 céntimos por cada litro de refresco azucarado, lo cual se ha traducido en una reducción del 21 % del mercado de las bebidas azucaradas y un aumento del 21 % del consumo de agua natural. En Europa, varios países como el Reino Unido, Irlanda, Francia, Noruega,

Hungría y Portugal ya han aplicado el impuesto sobre el azúcar.

En Estados Unidos, la FDA (Food and Drug Administration) también aprobó en 2016 un nuevo etiquetado de los alimentos, al que deben adecuarse todos los estados antes del final de 2020. En los productos deberán destacarse bien las cantidades de azúcares añadidos durante el proceso de elaboración. También resalta el contenido de vitamina D y de potasio, que tienen un papel protector frente a las enfermedades crónicas; por contra, la declaración del contenido de vitaminas A y C ya no será obligatoria sino opcional para el productor (45).

Las «4 P» italianas: pasta, pan, pizza y patatas. Como he señalado varias veces en los capítulos anteriores y como volveré a insistiré de nuevo en el Capítulo 11, en la alimentación italiana en general, incluida, por tanto, la de los niños y adolescentes, los azúcares procedentes de bebidas carbonatadas, bollitos y helados están mucho menos presentes que los que contienen alimentos a base de almidón como el pan, la pasta, las patatas, la pizza, el arroz, los zumos de fruta y la fruta. Estos alimentos, típicos de la dieta mediterránea, liberan altos niveles de azúcares, en la mayoría de los casos sin los valores nutritivos adecuados. Así pues, en caso de sobrepeso, es preciso plantearse tanto la reducción de las bebidas carbonatadas, los bollitos y los helados como la disminución del consumo de las «4 P» y de los alimentos con alto contenido en almidón.

Nutrition Facts	
8 servings per container	
Serving size	**2/3 cup (55g)**

Amount per serving	
Calories	**230**

	% Daily Value*
Total Fat 8g	**10%**
Saturated Fat 1g	**5%**
Trans Fat 0g	
Cholesterol 0mg	**0%**
Sodium 160mg	**7%**
Total Carbohydrate 37g	**13%**
Dietary Fiber 4g	**14%**
Total Sugars 12g	
Includes 10g Added Sugars	**20%**
Protein 3g	
Vitamin D 2mcg	10%
Calcium 260mg	20%
Iron 8mg	45%
Potassium 235mg	6%

* The % Daily Value (DV) tells you how much a nutrient in a serving of food contributes to a daily diet. 2,000 calories a day is used for general nutrition advice.

Valores nutricionales

Ración	55 g
Cantidad por porción	
Calorías	230
% de necesidad diaria*	
Grasas totales 8 g	10 %
Grasas saturadas 1 g	5 %
Grasas trans 0 g	
Colesterol 0 mg	0 %
Sodio 160 mg	7 %
Carbohidratos totales 37 g	13 %
Fibra 4 g	14 %
Azúcares totales 12 g, de los cuales azúcares añadidos 10 g	20 %
Proteínas 3 g	
Vitamina D 2 mcg	10 %
Calcio 260 mg	20 %
Hierro 8 mg	45 %
Potasio 235 mg	6 %

* El % de necesidad diaria indica cuánto contribuye una porción de ese alimento para un determinado nutriente, en una dieta de 2.000 calorías usada como referencia.

9.4. Etiqueta con indicaciones nutricionales, tal como establece la Food and Drug Administration estadounidense en 2016.

El almidón (carbohidrato complejos), representado por el pan, la pasta, el arroz, las patatas, etc., es la principal fuente diaria de energía, pero la cantidad y el tipo de estos alimentos influye de un modo sustancial en el control del peso y en el metabolismo del azúcar. En el pan, la pizza, etc., las harinas refinadas, de las que se elimina el salvado durante el proceso de elaboración, permiten que este almidón, una vez ingerido, se convierta rápidamente en glucosa, con la consiguiente subida inmediata de la glucemia, que provoca una liberación de insulina para gestionar el aumento de la glucosa en la sangre. Este mecanismo, repetido varias veces al día y con cantidades importantes de almidón y azúcares, estresa las células pancreáticas productoras de insulina, que a largo plazo pueden dejar de funcionar.

Además de consumirse en grandes cantidades diarias, estos alimentos no van acompañados de fuentes de proteínas, vitaminas, grasas esenciales, minerales y fibra, lo cual significa que, incluso en el caso de niños y adolescentes con peso normal que podrían seguir comiendo cantidades relativamente altas de estos alimentos, es preciso sustituir progresivamente una parte por verdura y legumbres. «Progresivamente» también quiere decir que no es indispensable revolucionar la dieta de un niño de peso relativamente normal, ni tampoco la de un niño con sobrepeso. Como ya he insistido en varias ocasiones, es mucho mejor introducir cambios limitados, pero a largo plazo. Mi consejo es ser realistas y pragmáticos, examinar la situación y hacer cambios saludables, pequeños pero duraderos.

Resumiendo, esto es lo que vemos por doquier en las mesas italianas:

- Plato de pasta o arroz, sin más.
- Pizza con queso.

- Pan a voluntad.
- Grandes raciones de patatas.

Esta no es una opción saludable y tampoco refleja en absoluto lo que había en las mesas de nuestros antepasados que han alcanzado longevidades envidiables. Por tanto, hace falta reinterpretarlo y cambiarlo todo de este modo:

- raciones de pasta, arroz etc., reducidas, siempre acompañadas de 200-300 gramos de verdura (zanahoria, lechuga, espinacas, coliflor, brécol, preferiblemente ecológicos) o legumbres (guisantes, judías, lentejas, habas, garbanzos, preferiblemente ecológicos). Cuando se coma pan, alternarlo con pan integral (más cantidad de fibra y vitaminas) o de harinas como el farro, si es posible molido a la piedra, pobre en gluten y ecológico (el tipo de molienda influye en el grano: la industrial, a diferencia de la molienda a la piedra, lo hace más digerible y acelera su transformación en azúcar) (48) (49). Limitar el pan a 50 gramos 1 o 2 veces diarias, según las necesidades nutricionales personalizadas del niño o adolescente;
- elegir una pizza con menos queso y más verdura (como setas, aceitunas, alcachofas, tomate fresco) y anchoas;
- en las dietas para perder peso, un truco para evitar calorías inútiles es no comer el borde de la pizza. En el cómputo de las calorías diarias se ahorrarán unas 200 kcal.

Grasas saturadas y trans. El consumo de grasas saturadas en la dieta está claramente relacionado con una incidencia mayor de enfermedades cardiovasculares, niveles altos de colesterol y mortalidad (50) (51), hasta el punto de que la Sociedad Americana de Cardiología aconseja una cantidad de ácidos grasos saturados en la dieta (7 % de la energía total diaria como máximo) inferior a la que recomienda la Organización Mundial de la Salud (10 %). En los adultos, la reducción del consumo de ácidos grasos saturados se asocia a un riesgo cardiovascular menor, en términos de un número inferior de enfermedades del corazón y mortalidad, sobre todo si estas grasas «malas» se sustituyen por las correspondientes grasas «buenas», es decir, omega-3 y omega-6 (52) (53).

A pesar de que estas enfermedades son propias de edades avanzadas, las lesiones ateroscleróticas de la aorta y coronarias pueden presentarse incluso a partir de la infancia y la adolescencia, y están asociadas a las enfermedades cardiovasculares también en estos tramos de edad (54) (55).

En la edad pediátrica, el incremento del colesterol se debe al aumento del grosor de la pared de las arterias coronarias que alimentan el corazón, y es un marcador subclínico de aterosclerosis; en otras palabras, aunque todavía no hay aterosclerosis, puede predecir futuras patologías cardiológicas (56) (57) (58).

Al abordar el tema de las grasas me remito a numerosos estudios e investigaciones científicas para subrayar la importancia de este asunto y su enorme trascendencia.

Especial interés reviste un análisis de los estudios científicos (59) sobre la correlación entre ácidos grasos saturados y niveles de colesterol con 2.430 niños y adolescentes de entre 2 y 19 años. Se observó que el grupo que seguía consejos alimentarios orientados a reducir las grasas saturadas en la dieta tenía niveles más bajos de colesterol total y de colesterol LDL que el que seguía una dieta libre. Esta diferencia era aún mayor cuando las grasas saturadas se limitaban a menos del 10 % de la energía total diaria y cuando se sustituían por grasas poliinsaturadas omega-3 y omega-6. Asimismo, en otro estudio se constata una reducción de la resistencia a la insulina, evaluada a la edad de 9 años y entre los 15 y los 20 años, en el grupo que ingería menos grasas saturadas, comparado con los niños que seguían una dieta libre, aunque este efecto, en parte, podría deberse al aumento de fibra en la dieta.

Con todo, cabe señalar que un análisis muy reciente de los estudios sobre el papel de los integradores de omega-3 en la prevención de las enfermedades cardiovasculares con 112.000 adultos ha evidenciado una influencia mínima en la reducción de la muerte por causas cardíacas, limitando el papel que se atribuye hasta hoy a los omega-3 (60).

Asimismo, resulta esencial destacar que una dieta con pocas grasas saturadas, analizada en dos voluminosos estudios pediátricos (*DISC Study* y *STRIP Study*) y en todos los estudios citados por la literatura sobre el tema, está comprobada, pues no se ha detectado ningún efecto adverso en términos de crecimiento corporal y rendimiento neurocognitivo y motor (habilidad de lenguaje, habilidades motoras y test psicológicos).

Para explicar el papel de las grasas en la dieta de niños y adolescentes, mencionaré también otras investigaciones científicas. Un análisis de estudios científicos (61) con 1.054 niños de países económicamente desarrollados concluye que los que consumen una dieta baja en grasas totales (inferior al 30 % de las calorías diarias) salen beneficiados en términos de descenso del peso y del colesterol total con respecto a los que ingieren una cantidad mayor (más del 30 % de la energía), aunque con cierta variabilidad en el tiempo. Además, uno de los estudios clínicos analizados no documenta una reducción del colesterol «bueno» HDL ni de la altura en los niños que ingieren menos grasas que sus coetáneos. Por último, en 21 estudios que abarcan un total de 25.059 niños, se observa que, al menos en la mitad de los casos, el aumento de las grasas totales en la dieta va asociado a un incremento de la grasa corporal. En los adultos, además, se constata que existe relación entre un mayor consumo de grasas hidrogenadas trans y un aumento de la grasa abdominal y del riesgo de diabetes de tipo 2, y con una alteración de la secreción de insulina. Estos efectos se reducen más del 40 % si se ingieren grasas no hidrogenadas (62) (63).

Se cree que el efecto de este estilo alimentario rico en ácidos trans se produce desde las primeras etapas de la vida, embarazo y periodo posnatal, trasladando al feto posibles excesos o carencias de la madre. Por un lado, los neonatos de madres alimentadas con menos ácidos grasos trans presentaban un peso inferior al nacer, lo cual, como ya hemos visto, puede ser beneficioso. Por otro lado, una concentración desequilibrada de grasas en la leche materna con prevalencia de saturadas sobre insaturadas causaría una «tendencia inflamatoria» e influiría negativamente en el desarrollo cognitivo del niño.

En conjunto, un aumento de la ingesta de grasas trans repercute en un nivel más alto de marcadores de la inflamación, que predispone al desarrollo de enfermedades crónicas.

Por el contrario, una serie de estudios recientes han demostrado los efectos protectores de las grasas presentes en el aceite de oliva, (64) y concluyen que los altos niveles de grasas insaturadas en dicho aceite contribuyen a regular la actividad de las plaquetas de la sangre (controlando los niveles de una proteína llamada ApoA-IV) y a debilitar su tendencia a agregarse y formar placas ateroscleróticas en los vasos sanguíneos.

Por consiguiente, los datos indican que para la dieta ideal de los niños es importante mantener bajas las grasas saturadas (mantequilla, queso, etc.) y trans, optando por las grasas contenidas en el aceite de oliva, las nueces, las almendras, las avellanas, el salmón y otros pescados grasos, sin exagerar en las cantidades de dichos alimentos.

No conviene alterar demasiado las dietas que eran típicas en las mesas de nuestros antepasados (de las que he hablado en mi segundo libro, *Alla tavola della longevità*), ya que estas dietas «nuevas» podrían causar problemas de alergia o intolerancia en ciertas personas, aunque los ingredientes sean claramente sanos. Por ejemplo, un exceso de nueces y otros frutos secos puede provocar alergias o intolerancias en algunas personas.

Sal. La relación entre la sal y las enfermedades cardiovasculares se conoce desde hace tiempo. Uno de los estudios clínicos más amplios, *INTERSALT Study*, documentó que el aumento de la presión arterial que se produce con la edad es proporcional al consumo medio de sal en la dieta (65). Una reducción de 5 g diarios repercute claramente en una disminución de la incidencia de ictus (–23 %) y de episodios cardiovasculares (–17 %) (66). ¿Cuál es el papel del uso de la sal en las costumbres del niño?

Un análisis incluido en numerosos estudios con niños y adolescentes ha constatado que reducir el consumo de sal en un 42 % implica una disminución significativa de la presión arterial (1,2-1,3 mmHg) (67). Entonces ¿existe una correlación entre la toma de sal en edad pediátrica y el riesgo de hipertensión arterial o enfermedades cardiovasculares en la edad adulta? Sabemos que en el primer año de vida la cantidad de sodio permitida es de 0,9 milimoles diarios, ampliamente cubierta por la lactancia y el destete sin necesidad de añadir más sal. Un estudio realizado en Alemania con 467 neonatos alimentados con dos regímenes distintos, uno con una cantidad normal de sodio y el otro con una cantidad menor, reveló que la diferencia de 2,5 veces en cuanto al consumo diario de sal que había entre los dos grupos a los 5 meses de vida se traducía en una discrepancia de 2 mmHg menos en los valores de presión arterial del grupo con dieta baja en sodio (68). Quince años después, volvieron a evaluar a 167 pacientes y los que pertenecían al grupo con menos cantidad de sodio presentaban una presión arterial media 3 mmHg inferior a la de los pacientes con dieta de sodio normal, sin otras diferencias de peso, altura, actividad física, tabaquismo y consumo de alcohol (69). En resumen: es aconsejable un consumo bajo de sal, tanto para la madre durante el embarazo como para el niño y el adolescente, así como para la salud del adulto, a fin de preservar la salud inmediata y alcanzar la longevidad.

Veamos ahora el Cuarto Pilar, que sustituye al de los centenarios presentado en mi primer libro sobre la nutrición de los adultos.

Cuarto Pilar: Estudio de los niños más sanos

En *La dieta de la longevidad*, el Cuarto Pilar se centraba en los estudios realizados con centenarios y en las zonas del mundo con alta longevidad; aquí nos dedicaremos a observar los grupos de jóvenes que están especialmente sanos y que lo siguen estando en la edad adulta y la vejez. Existen numerosos estudios que ponen de relieve la mejora de la calidad de vida en los niños que adoptan estilos de vida saludables, confirmando hasta qué punto una nutrición óptima resulta ventajosa en muchos aspectos. Uno de los mejores ejemplos son los niños japoneses.

La dieta japonesa: un modelo de longevidad y salud. La esperanza de vida de la población japonesa se ha prolongado de forma considerable en las últimas décadas hasta convertirse en la más longeva del mundo, al menos entre los países más destacados. Las mujeres japonesas, según el último informe de la revista *The Lancet* de 2018, tienen una esperanza de vida de 87 años. Varios factores, entre ellos los ambientales, así como la cobertura sanitaria, han contribuido a la salud de la población japonesa. Entre ellos se ha prestado especial atención a la alimentación, que, pese a la difusión de la «dieta occidental», se mantiene aferrada a la tradición japonesa. Esta alimentación se basa en el consumo de pescado y platos de verdura y legumbres, y en un aporte bajo de grasas, que se traduce en una tasa muy baja de obesidad (4 %), muy por debajo de la estimada en otros países. La persistencia de la dieta japonesa tradicional se asocia a una reducción del 11-42 % de todas las causas de muerte, del 17-60 % de las enfermedades cardiovasculares y del 11-40 % de la mortalidad por cáncer (70).

Desde los años de posguerra, Japón tenía los índices más bajos de mortalidad por cáncer e infarto en comparación con los demás países llamados «desarrollados»; esta característica se mantiene en los japoneses que tienen costumbres sanas, con los consiguientes niveles normales de peso y buen perfil glucídico y lipídico. En cambio, los emigrantes japoneses en Estados Unidos pierden esta protección contra las enfermedades cardiovasculares, lo cual confirma que las costumbres y especialmente la alimentación tienen una influencia mayor que los genes sobre las enfermedades (71). Los niños japoneses tienen suerte, porque al nacer su previsión de vida es larga, 84 años, con una esperanza de 73 años gozando de buena salud. En la base de este estilo de vida, posiblemente encontremos algunas de las reglas a las que los niños japoneses han sido acostumbrados desde muy pequeños. La fuente energética principal son los carbohidratos procedentes del arroz, servido caliente o frío en pequeñas raciones y acompañado de verdura, pescado y tofu, siempre en cantidades moderadas. Además, el modelo educativo familiar se basa en una actitud severa pero flexible; no se demoniza lo que se come y, aunque de vez en cuando se permitan los pecados de gula, la comida basura está vedada. Por otro lado, los niños japoneses están habituados a hacer ejercicio físico al menos 2 horas diarias y muchos van al colegio, a distancias considerables, en bici o a pie (72). Lo que hace que estas costumbres sean más fáciles de asimilar es el ejemplo de los padres, que adoptan este estilo de vida propicio a la longevidad, sin olvidar la gran contribución de los colegios: en los comedores escolares se sirven alimentos de temporada y km 0, que los propios niños aprenden a preparar y a cocinar como parte de su programa escolar (73). ¿Y en Italia?

Ejemplos de longevidad y salud en Italia. En Italia, la transición hacia otras culturas alimentarias modernas, cada vez más parecidas al modelo de alimentación estadounidense y del norte de Europa, pero que al mismo tiempo mantienen el elevado nivel de almidón y azúcares típico, o cuando menos admitido, de la dieta mediterránea es una de las principales causantes de la propagación de la obesidad entre los niños y los adultos. Pero todavía quedan algunos reductos virtuosos donde la transición hacia alimentos menos saludables va con retraso o al menos no es tan acentuada como en las grandes ciudades. Un ejemplo de longevidad y salud lo constituyen algunos pueblos y comarcas de Cerdeña, que destaca entre las áreas geográficas más longevas (las llamadas «Zonas Azules») (74), donde existe una transmisión intergeneracional de costumbres alimentarias sanas, fruto de tradiciones gastronómicas locales que valoran los productos de la tierra y aún están poco afectadas por las prácticas alimentarias modernas (*fast-food*, comida preparada, etc.). Los niños sardos de edades comprendidas entre los 6 y los 12 años presentan unos índices de sobrepeso/obesidad infantil mínimos (6,6 %-18,7 %) en comparación con las otras regiones italianas, sobre todo las del centro-sur (cerca del 30 %) (75). Un estudio comparativo entre las costumbres de los niños residentes en un pueblecito (Villagrande) y los residentes en ciudades (Sassari) revela unos usos y unas prácticas alimentarias más saludables en los primeros, tales como consumir las comidas principales en casa, desayunar, comer más verdura y productos locales (sobre todo leche de cabra) y beber pocas veces bebidas azucaradas.

Aunque los factores genéticos probablemente contribuyen a la longevidad, el estilo de vida, sin duda, prepara a estos niños para una vida adulta más sana, con menos tendencia a desarrollar enfermedades crónicas, que son la causa principal de pérdida de años con buena salud y de muerte prematura.

Por desgracia, como he podido comprobar personalmente al visitar pueblos con longevidades récord, como Seulo y Villagrande Strisaili, las costumbres alimentarias sí que han cambiado mucho comparadas con las que eran propias de las dietas de los pastores jóvenes y sus familias. Por ejemplo, me costó encontrar restaurantes donde sirvieran platos de verdura sin leche ni carne.

Esto también está ocurriendo en Japón y en su isla con longevidad récord, Okinawa, lo cual, lamentablemente, conlleva un peligro de sobrepeso y posible obesidad incluso en zonas tradicionalmente «virtuosas» y longevas. Si queremos evitar estos riesgos, es fundamental que mantengamos el peso corporal bajo control, el nuestro y el de nuestros hijos, como explicaré a continuación.

LA IMPORTANCIA DE MANTENER BAJO CONTROL EL PESO DE LOS NIÑOS Y ADOLESCENTES

Quizá lo más importante para mantener un peso ideal es saber, justamente, si el peso es ideal, tanto cuando es demasiado bajo como, en la mayoría de los casos, demasiado alto. Hemos visto que los padres, en general, ni siquiera se dan cuenta de que sus hijos tienen sobrepeso.

Si los padres no lo saben, lo más probable es que el niño tampoco sea consciente de ello y no sepa cómo manejar la situación. Por eso es fundamental: 1) identificar el problema de peso o de grasa abdominal (véase más abajo), y 2) intervenir con los métodos descritos en este y otros capítulos.

¿Cada cuánto tiempo hay que tomar las medidas?

Hacer los controles una vez al mes para las personas de peso ideal, pero cada 2 días para aquellos que pesan demasiado o demasiado poco. En cuanto se haya alcanzado y se mantenga el peso ideal, pueden volver a hacerse mediciones una vez al mes y con menos rigor.

Además de los valores del peso, la altura, el IMC y la circunferencia de la cintura que se recogen en la siguiente ficha, es muy útil conocer la composición corporal y saber cuáles son los porcentajes de masa grasa y masa magra en los distintos tramos de crecimiento. Para ello, lo mejor es acudir a un nutricionista y a un pediatra.

En esta tabla podemos ver las indicaciones para las distintas medidas. Aconsejo comparar los valores de peso, altura, IMC y circunferencia de la cintura con los valores que aparecen en las tablas finales del Apéndice A.

Medida	Instrucciones	Ejemplo: niña normopeso de 7 años
Peso	Calcular el peso con una simple báscula	Peso: 24 kg. Una niña de 7 años que pesa 24 kilos tendrá un peso comprendido en el intervalo correcto (véase la tabla A.11 en el Apéndice A).
Altura	El niño-adolescente debe mantener una postura lo más erguida posible, con los hombros contra la pared y los pies juntos. Apoye un libro en ángulo recto sobre la cabeza y tome luego la medida con una cinta métrica.	Altura: 122 cm. Valor considerado adecuado para su edad (véase la tabla A.11 en el Apéndice A).

IMC (índice de masa corporal (<www.createcures.org>)	Dividir dos veces el peso en kg por la altura en metros. 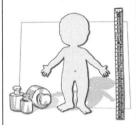	IMC: 16,1 (24 kg dividido por 1,22 m dividido por 1,22 m). Valor comprendido en el intervalo de referencia (véase la tabla A.11 del Apéndice A). Si una niña de 7 años tiene un IMC superior o igual a 16,5 o inferior o igual a 14,4, sugerimos consultar a un pediatra y nutricionista para evaluar si su alimentación y su estilo de vida son adecuados, tratando de seguir al máximo las indicaciones que se dan al final de este capítulo y en el capítulo 11.
Circunferencia cintura	Con una cinta métrica, rodear sin apretar la cintura del niño-adolescente, a media distancia entre la última costilla y la cadera. 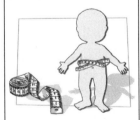	Circunferencia cintura: 60 cm. Valor considerado adecuado para su edad (véase la tabla A.11 en el Apéndice A).

QUÉ HEMOS APRENDIDO EN ESTE CAPÍTULO

1) La Dieta de la Longevidad para los más pequeños es completa e incluye todos los nutrientes: proteínas vegetales y animales, carbohidratos y grasas.

2) Regular la cantidad de proteínas según la edad. Los niños deben consumir los siguientes gramos diarios de proteínas por kilo de peso corporal:
   - 1,3 gramos hasta 1 año de edad;
   - 1 gramo de 1 a 4 años y
   - 0,9 gramos a partir de los 4 años.

   Por ejemplo, un niño de 9 meses que pese 9 kg deberá ingerir 11,7 g de proteínas; un niño de 3 años que pese 14 kg, deberá ingerir 14 g, y un niño de 10 años y de 30 kg, unos 27 g diarios.

3) Introducir en la dieta tanto las proteínas vegetales de las legumbres y los frutos secos como las proteínas animales del pescado (2-3 veces por semana, evitando el de alto contenido en mercurio) y con menos frecuencia carne roja, carne blanca y huevos (una ración semanal de cada uno de estos alimentos, si es posible de origen ecológico).

4) Consumir gran cantidad de carbohidratos de índice glucémico bajo (legumbres, verdura), disminuyendo los alimentos demasiado ricos en almidón (las «4 P»: pasta, pan, pizza y patatas + arroz) y en azúcar (fruta, zumos de fruta, bollitos, bebidas azucaradas carbonatadas). «Limitar» no significa «evitar», de modo que se aceptan cantidades apropiadas

reduciendo al mínimo los bollitos y las bebidas azucaradas. Véase en particular el plan alimentario semanal del Apéndice B.

5) Prestar atención a los cereales integrales y a los alimentos demasiado ricos en fibra, como las legumbres, si el niño empieza a tener problemas intestinales. Si es preciso, consultar a un gastroenterólogo pediátrico.

6) Reducir al mínimo las grasas saturadas, hidrogenadas y trans. Limitar la sal y los azúcares, aunque algún dulce de vez en cuando está bien, sobre todo los que son un poco más sanos, a base de fruta o chocolate fundente.

7) Comer a lo largo de 12 horas. Por ejemplo, desayunar a las 8 de la mañana y acabar de cenar alrededor de las 8 de la tarde. Esto es importante sobre todo para los niños con sobrepeso y obesos. Si el peso es normal, pueden admitirse pequeñas variaciones, por ejemplo, de 11 o 13 horas.

8) Las comidas principales y los tentempiés deben ser, como máximo, 4-5 diarios (véase el Apéndice B).

9) Utilizar una báscula para controlar el peso corporal y un metro de modista para medir la circunferencia de la cintura, siguiendo las instrucciones y los valores de referencia del Apéndice A. Tomar las medidas con esta frecuencia:
   • una vez al mes para niños con peso normal y
   • una vez cada 2 días para niños con sobrepeso, obesos o con infrapeso.

10) Comer más, no menos. Para los niños en general y
    sobre todo para los que tienen exceso de peso,
    sustituir una parte de los alimentos con alta canti-
    dad de almidón, como la pasta, el pan, el arroz y las
    patatas, por verdura y legumbres, que al ser ricas
    en fibra dan más sensación de saciedad. Por ejem-
    plo, retirar 50-60 gramos de estos alimentos todos
    los días y sustituirlos por 100 o más gramos de za-
    nahorias, brécol, garbanzos, judías, etc.

11) No exagerar con las normas, sino dar con la mejor
    estrategia para cada caso, si hace falta con la ayuda
    de un nutricionista. Por ejemplo, podemos permi-
    tir una lata de bebida carbonatada y una pizza por
    semana si así el niño se queda contento, y también
    podemos aplicar las sustituciones sugeridas en el
    punto 10 de esta lista.

12) Comer escogiendo los ingredientes apropiados que
    se identifican en este libro, pero de entre los que co-
    mían nuestros antepasados y, a ser posible, los de la
    tradición local, de temporada y de origen ecológi-
    co (véase el capítulo 5).

13) Practicar por lo menos 1 hora de deporte y 1 hora
    de caminata al día (véase el capítulo siguiente).

10

El binomio para vivir mucho tiempo y con salud: alimentación correcta y actividad física

Quiero dar las gracias por su investigación y aportación a este capítulo al doctor Domenico Meleleo, pediatra, experto en nutrición, responsable del Gruppo di Studio Attività Fisica e Sport de la Società Italiana di Pediatria Preventiva e Sociale (SIPPS) y miembro del Gruppo di Studio di Nutrizione de la Federazione Italiana Medici Pediatri (FIMP), y al profesor Alessandro Laviano, Departamento de Medicina Traslacional y de Precisión de la Università La Sapienza de Roma y jefe del Servicio Operativo de Medicina Interna y Nutrición Clínica de la Azienda Ospedaliera Universitaria Policlinico Umberto I de Roma.

DE ENTRADA, ALGUNAS DEFINICIONES

La actividad física tiene una importancia transversal para la salud en el aquí y ahora, pero también longitudinal, porque los beneficios que reporta su práctica y los daños causados por su carencia en edad evolutiva repercuten en la salud de las edades posteriores.

Antes de entrar en el tema, conviene puntualizar algunos de los conceptos que vamos a usar. Los términos «actividad física», «ejercicio físico» y «deporte» suelen emplearse como si fueran intercambiables, pero no lo son. Por eso, antes de continuar, es importante aclarar bien sus diferencias.

Actividad física designa cualquier esfuerzo ejercido por el sistema muscular que se traduce en un gasto energético superior al de un estado de reposo. En esta definición se incluyen, por tanto, no solo las actividades deportivas, sino también movimientos diarios como andar, montar en bicicleta, bailar, jugar, cuidar el jardín y hacer las labores domésticas, que forman parte de la «actividad motora» espontánea.

Ejercicio físico implica una actividad física planeada, organizada, repetitiva y orientada a mejorar o mantener la forma física, el rendimiento físico y la salud.

Deporte o actividad deportiva: «todo tipo de actividades físicas que, mediante una participación, organizada o de otro tipo, tengan por finalidad la expresión o la mejora del estado físico y psíquico, el desarrollo de las relaciones sociales o el logro de resultados en competiciones de todos los niveles». (Definición de «deporte» tomada de la *Carta Europea del Deporte*.) (1)

Como he explicado en el libro *La dieta de la longevidad*, aunque el factor más determinante, con diferencia, de la longevidad de un individuo es su dotación genética, para tratar de vivir con salud y más años podemos incidir en dos variables fáciles de modificar: la alimentación sana y el movimiento. No en vano, la mayoría de las personas que llegan a 100 años con buena salud son activas o muy dinámicas hasta edades avanzadas. Hay bastantes ejemplos de poblaciones enteras longevas con estas características: los pescadores de Okinawa, los olivicultores calabreses y los pastores sardos y costarricenses tienen en común trabajos que requieren una actividad física constante durante gran parte de la jornada y la mayor parte de la vida.

En la vida urbana moderna, la mayoría de los trabajos y estilos de vida son sedentarios, por lo que se aconseja practicar al menos 5-10 horas semanales de movimiento más intenso, asociado a la preferencia por costumbres menos «tecnológicas» como subir por las escaleras en vez de usar el ascensor, ir al trabajo en bicicleta o a pie, pasear un mínimo de dos horas por el parque los fines de semana, etc.

Los beneficios que comporta el ejercicio físico están ampliamente demostrados. Según el reciente *PURE Study*, realizado en 17 países con 130.000 adultos, un ejercicio físico más intenso (más de 150 minutos semanales) se asocia a una reducción de la mortalidad y las enfermedades cardiovasculares frente a quienes son sedentarios y practican menos de 150 minutos de actividad física semanal (3).

El sedentarismo, en cambio, se relaciona con: (4)

- un menor consumo calórico y un aumento del riesgo de sobrepeso y obesidad, pues se crea un «balance

energético positivo», que consiste en usar menos calorías de las que introduce la alimentación, por lo
que las calorías sobrantes se transforman en grasa
almacenada;

- resistencia a la insulina: con independencia del balance energético, la activación de mecanismos en parte epigenéticos (que influyen en la expresión del ADN
aunque no lo modifican permanentemente) favorece la resistencia a la insulina, que está relacionada
con la obesidad, la diabetes de tipo 2 y otras enfermedades (5);
- aumento del riesgo cardiovascular: con independencia de que exista o no obesidad, se activan mecanismos metabólicos que elevan el riesgo cardiovascular
(6) por aumento del colesterol, los triglicéridos y la
presión arterial, y alteran la funcionalidad del endo-
telio, revestimiento interno de los vasos sanguíneos;
- riesgo de carcinomas de colon, mama, útero y pul-
món, y
- reducción de la masa ósea y riesgo de osteoporosis.

Todos estos motivos aconsejan evitar un estilo de vida
sedentario. Lamentablemente, los datos sobre el sedentarismo en las poblaciones occidentales no son positivos.

Ya en 1995, un estudio llevado a cabo en Estados Unidos
evaluó la actividad física de los niños de este país y constató
que eran menos activos que sus coetáneos de 20 años atrás,
y que, por consiguiente, estaban más expuestos a desarrollar
obesidad (7).

Como hemos visto en los primeros capítulos, los datos de la encuesta OKkio alla salute de 2016, realizada con 48.946 niños y niñas italianos de 3.ª elemental (unos 8 años), indican que el 18 % declaró no haber practicado ninguna actividad física el día anterior a la entrevista, que solo el 27 % iba habitualmente al colegio a pie o en bicicleta, y que el 41 % pasaba más de 2 horas diarias delante del televisor/ la tableta/un videojuego/el móvil. Este sedentarismo, cada vez más extendido, puede llegar a convertirse en un problema fundamental para el niño, tanto en el aspecto físico como en el psicológico, por generar un peso excesivo e influir en una serie de hormonas y neurotransmisores. Como veremos, el ejercicio físico aeróbico puede regular algunos de los factores más importantes de las actividades cognitivas, pero también existen otros factores que influyen en la felicidad y la positividad, como el colesterol, el factor neurotrófico cerebral (BDNF), la serotonina y la dopamina (8).

ACTIVIDAD FÍSICA: VENTAJAS

Combatir el sedentarismo y fomentar la actividad física son, pues, dos estrategias fundamentales para contrarrestar los mecanismos causantes de las enfermedades no transmisibles «modernas», como la diabetes de tipo 2 y las cardiovasculares.

La reducción de la resistencia a la insulina, la mejora del metabolismo de todos los nutrientes y la activación de los mecanismos antioxidantes tienen que ver con los complejos mecanismos de plasticidad y adaptación del músculo esquelético.

Para entender mejor y de un modo más concreto a qué nos estamos refiriendo: la contracción de los músculos genera un aumento del transporte de glucosa de la sangre al músculo mediante un mecanismo independiente de la insulina y, al mismo tiempo, mejora el metabolismo de las grasas, potenciando su utilización como fuente de energía en el músculo.

Por otro lado, el aumento del volumen y la funcionalidad del tejido muscular produce una intensificación del metabolismo basal del individuo, que no es sino el gasto energético mínimo necesario para mantener las funciones vitales y el estado de vigilia. De modo que la actividad física nos ayuda incluso cuando estamos en reposo, porque la masa muscular es un órgano con un metabolismo muy activo que necesita energía, tanto en reposo como en movimiento. Al aumentar la masa muscular, tenemos más masa activa que contribuye al gasto energético, y esto, en conjunto, acelera nuestro metabolismo.

Los mecanismos desencadenados por las señales químicas que se activan en las células del tejido muscular durante el movimiento (como el aumento de la concentración de iones calcio y el incremento de la molécula AMP cíclico) mejoran la funcionalidad de los receptores celulares para la insulina y la de los mecanismos antioxidantes que liberan los radicales libres.

En cambio, el llamado «consumo de oxígeno posterior al entrenamiento» o EPOC (del inglés *Excess Postexercise*

Oxigen Consumption) se debe a que en los sujetos que se entrenan, el cuerpo, una vez terminado el entrenamiento, sigue necesitando oxígeno en cantidad superior a los valores básicos. Pero hasta hoy solo unos pocos estudios han examinado este fenómeno en los más jóvenes, por lo que todavía no podemos saber si en los niños hay diferencias con respecto a los adultos. En cualquier caso, es importante analizar los mecanismos fisiológicos con los que el organismo produce la energía necesaria para moverse, que son:

- **mecanismo aeróbico:** es el que, en presencia de una cantidad apropiada de oxígeno, quema sustancias derivadas de la degradación de los lípidos y los azúcares, y produce energía transformándolos en agua y anhídrido carbónico. El músculo lo utiliza para los ejercicios de baja intensidad y larga duración, característica de las fibras musculares llamadas «lentas» o «rojas». El **ejercicio físico de tipo aeróbico** es típico de las actividades en las que se repiten movimientos que implican a la mayoría de los grupos musculares durante al menos 10 minutos, como caminar, andar a paso rápido, montar en bicicleta, nadar, etc.;

- **mecanismo anaeróbico alactácido:** es el que, incluso a falta de aporte de oxígeno, usa como sustrato energético la sustancia llamada «fosfocreatina», presente en las células, y produce energía transformándola en creatina, que los músculos utilizan para la contracción muscular. Puede mantener una actividad muscular intensa, típica de las fibras musculares llamadas «rápidas» o «blancas», pero solo durante unos segundos, debido a su limitada provisión de fosfocreatina;

- **mecanismo anaeróbico lactácido:** es el que, en ausencia de oxígeno, produce energía a partir de una sustancia llamada «piruvato», que se transforma en ácido láctico. El músculo lo utiliza para las actividades intensas, típicas de las fibras musculares rápidas o blancas, con una duración de pocos minutos, ya que la acumulación de ácido láctico en la célula muscular por encima de un umbral determinado bloquea su capacidad contráctil.

Los mecanismos anaeróbico alactácido y anaeróbico lactácido son los que predominan en el llamado **ejercicio de fuerza o de contra resistencia**, caracterizado por movimientos de desplazamiento del cuerpo en elevación o en extensión mediante una contracción muscular voluntaria. Por ejemplo, los saltos de altura y longitud en parada, la carrera de velocidad, las flexiones sobre las extremidades superiores e inferiores, la elevación del busto como en los clásicos abdominales o ejercicios que requieren superar una resistencia exterior (mancuernas y barras de distinto peso, gomas elásticas, lanzamiento de balones lastrados de distinto peso, etc.).

La mayoría de los juegos y deportes tienen un componente de ejercicio aeróbico y uno de ejercicio anaeróbico contra resistencia. El ejercicio aeróbico practicado regularmente implica un aumento de la capacidad que tienen las células musculares para emplear los sustratos energéticos y el oxígeno circulante a fin de producir energía; el ejercicio de resistencia favorece sobre todo la producción de nuevas fibras musculares, aumentando la fuerza y la resistencia de los propios músculos.

Como ya hemos dicho, el conjunto de los músculos esqueléticos es un órgano con un metabolismo activo que no se limita a quemar energía para producir movimiento, pues también crea moléculas (llamadas mioquinas) que se comunican con el resto del organismo, mejorando la funcionalidad de muchos mecanismos metabólicos que influyen 1) en el uso de los nutrientes y de la grasa almacenada, 2) en el control de la respuesta inflamatoria, 3) en la angiogénesis (desarrollo de los vasos sanguíneos), 4) en los procesos de revascularización, y 5) en la propia miogénesis, es decir, la producción de nuevas células del músculo.

Los efectos del ejercicio físico en la reducción de la insulinorresistencia, los triglicéridos y la masa grasa se aprecian pasados unos meses, pero se pierden en un plazo igual de corto si se interrumpe el programa de entrenamiento.

Las ventajas de un buen entrenamiento son muchas: mejora el bombeo de la sangre (mayor volumen sistólico), lo cual se traduce en una mejora de la oxigenación de los tejidos y órganos (incluido el cerebro); aumenta la masa corporal magra; mejora la coordinación, la postura, la capacidad respiratoria en general, y potencia el sistema inmunitario.

Al igual que con la alimentación, con la actividad física las costumbres adquiridas en la infancia tienden a mantenerse en la edad adulta, de modo que un niño deportista será probablemente un adulto físicamente activo. Como prueba de que el ejercicio físico regular, practicado desde la infancia, puede influir en el crecimiento óseo y en la salud en la edad adulta, diversos estudios han confirmado su papel fundamental en la prevención de la osteoporosis (9).

Además de beneficiar la salud, el ejercicio físico contribuye al desarrollo cognitivo, social y comportamental, mejora el humor y la calidad del sueño, y reduce el estrés. Por ejemplo, se ha observado que los niños más deportistas tienden a adquirir aptitudes mentales y organizativas que en el futuro los ayudan a ocupar mejores puestos de trabajo. En efecto, la actividad física desencadena una serie de procesos hormonales en los que intervienen el IGF-1 (factor de crecimiento insulinoide) y el BDNF (factor neurotrófico cerebral), que influyen en el desarrollo neurocognitivo. Recientemente se ha publicado en la prestigiosa revista *Nature* un artículo que revela el vínculo entre distintas sustancias hormonales liberadas durante la actividad muscular y la protección del cerebro contra la neurodegeneración, lo que convierte dicha actividad en un factor protector contra el desarrollo del alzhéimer (10).

Además, un estudio reciente (11) indica que el ejercicio físico interviene en el desarrollo del cerebro preadolescente. Los investigadores examinaron los datos extraídos de cuestionarios y escáneres de resonancia magnética de 4.191 niños con edades comprendidas entre 9 y 11 años, y apreciaron una correlación positiva con el volumen del hipocampo tanto en varones como en hembras. El hipocampo es una región del cerebro que puede reducir su volumen cuando se sufre depresión. Estos datos sugieren que los chicos que practican una actividad deportiva constante también tienen un hipocampo más voluminoso y, por consiguiente, están menos expuestos a la depresión.

OPTIMIZAR EL EJERCICIO FÍSICO PARA LOS MÁS JÓVENES

Después de ver todas las ventajas de la actividad física, a continuación daremos algunos consejos prácticos dirigidos a los niños y adolescentes.

Caminar, pedalear y jugar al menos una hora diaria. Según las directrices de la Organización Mundial de la Salud, los niños y los adolescentes de edades comprendidas entre 5 y 17 años deberían practicar por lo menos 60 minutos de actividad física diaria de intensidad moderada-vigorosa, y ejercicios de refuerzo del aparato musculoesquelético al menos 3 veces por semana. La actividad física durante más de 60 minutos proporciona más beneficios para la salud (12).

Recuerdo que cuando era niño jugaba al fútbol con mis amigos todos los días durante toda la tarde. Luego estaban los juegos, como el escondite y el pañuelo, actividades que además de ser divertidas nos mantenían en constante movimiento.

En cambio, hoy en día los juegos más corrientes de la «generación digital» están relacionados con ordenadores, tabletas, videojuegos; los niños, como los adultos, usan máquinas para hacerlo todo, desde el patinete eléctrico para desplazarse hasta el cepillo de dientes eléctrico.

Para alcanzar una hora de movimiento diario es fundamental que el niño se divierta haciendo deporte. No siempre se podrá contar con un grupo de niños para jugar, pero entonces el niño puede apuntarse a un equipo de fútbol, de vóley, a un curso de tenis o de artes marciales. Lo que cuenta es que esté en compañía de otros niños y se divierta con la actividad física. Además, los juegos de equipo y la disciplina que impone respetar unas reglas son muy importantes para desarrollar el sentido cívico y la sociabilidad. Turnarse en funciones de arbitraje también puede resultar muy educativo, pues confiere al niño una carga de responsabilidad.

Ejercicios de suelo, pesas en días alternos y paseos los fines de semana. Lo recomendado sería incluir ejercicios de fortalecimiento muscular al menos 3 veces por semana. Según la edad, pueden elegirse ejercicios de suelo o de levantamiento, ya sea con carga natural (desplazamientos en plano, en subida, con gradas o con obstáculos bajos) o con pesas pequeñas (15-17 años). Todos pueden practicarse en un parque de juegos bien equipado. También pueden organizarse circuitos con este tipo de prácticas de gimnasio. Así, si los niños cuentan con un instructor cualificado, serán capaces de optimizar los efectos beneficiosos de esta experiencia sin perder nunca de vista el aspecto fundamental, que es el juego. También es importante reservar medio día durante el fin de semana para pasear a pie o en bicicleta por lugares poco contaminados e idealmente rodeados de naturaleza.

Usar los músculos. Hay que procurar que los niños se acostumbren a usar los músculos lo más posible, también en su vida diaria. Los padres deben convencerlos de que suban por la escalera en vez de tomar el ascensor; acompañarlos a pie cuando van al colegio, a casa de amigos o a entrenar, si las distancias no son excesivas; pedirles ayuda para los trabajos caseros o de jardinería, y, en lugar de llevarles la mochila con sus cosas, hacer que la lleven ellos mismos. Esto, además de ser una ayuda para los padres, los responsabilizará, a la vez que fortalecen los músculos y los huesos.

Como ya expliqué en mi primer libro, cada músculo de nuestro cuerpo necesita estimulación frecuente porque los músculos crecen y se fortalecen en respuesta a las lesiones. Por ejemplo, si el niño no está acostumbrado a moverse, subir rápidamente, aunque sean pocos tramos de escalera, puede causarle dolor en varios músculos de las piernas. Hay que explicarle que el dolor es la prueba de que se ha producido una lesión muscular; esta pequeña lesión, a su vez, determinará la activación de las «células satélite» y, en consecuencia, el crecimiento muscular. En otras palabras, los músculos pueden sufrir daños leves y reconstruirse simplemente con realizar pequeñas tareas diarias que los estimulen.

Tal como ocurre con la alimentación, el ejercicio muscular debe estar equilibrado teniendo en cuenta la edad y las condiciones generales del niño. Si el progenitor tiene dudas, siempre puede acudir a un pediatra.

Fortalecer los huesos. Quizá no todos sepan que la masa ósea puede «acumularse», por así decirlo, sobre todo hasta los 25-30 años, cuando se alcanza un máximo de densidad ósea. La densidad ósea es un valor crucial para determinar el riesgo individual de osteoporosis, dado que, a partir de un momento dado, la masa ósea está destinada a disminuir con mayor o menor lentitud. Unos valores óptimos de masa ósea pueden propiciar una disminución de hasta un 50 % del riesgo de fracturas por osteoporosis en la edad adulta. A este máximo de masa ósea contribuyen factores genéticos, raciales, el sexo, una dieta correcta (ingesta de calcio), el metabolismo de las vitaminas D y K, así como distintos factores hormonales, pero la actividad física también tiene un papel importante.

¿Cuáles son los deportes que más favorecen la mineralización y el desarrollo de la estructura ósea en los niños y los adolescentes? Son aquellos en los que se aplica una carga (por tanto, opuestos a la fuerza de la gravedad) a un ritmo rápido, como durante la carrera y el salto: carreras, danza, escalada, baloncesto, vóley, etc. En particular, practicar este tipo de deportes durante un tiempo comprendido entre la edad escolar y la edad prepuberal (más o menos de los 6 a los 12 años) aporta múltiples beneficios y se asocia a una densidad ósea en edad adulta un 10 % superior a la de quienes no han practicado deporte de niños (9).

Un estudio reciente realizado en Suecia ha evaluado los efectos a largo plazo de una actividad física en la distribución de la masa ósea de 170 niños de edades comprendidas entre 6 y 9 años que dedicaban 200 minutos semanales a educación física, comparándolos con 91 niños de otros colegios que seguían haciendo 60 minutos semanales. Transcurridos 7 años, se evaluaron sus huesos con una técnica que permite medir la densidad (tomografía computarizada cuantitativa periférica). Los datos han revelado que la tibia —el hueso largo que une el pie con el fémur— de las niñas del grupo de intervención tenían una densidad ósea significativamente mayor en comparación con el grupo de control (13).

¿A qué edad empezar a hacer deporte? Según las recomendaciones de la Organización Mundial de la Salud (14), el deporte, entendido como movimiento, puede empezar ya en los primeros meses de vida del niño. Los padres pueden ayudarle a moverse mientras juega y gatea.

Dado que la actividad física, como la alimentación, forma parte de un estilo de vida correcto, puede influir en los años posteriores ya desde la fase preconcepcional y durante el embarazo. Un metanálisis de 2015 que repasó los datos procedentes de 24 estudios clínicos con más de 7.000 mujeres en total demostró que un ejercicio moderado durante el embarazo, como caminar o bailar, estaba asociado a un riesgo menor de aumento excesivo de peso, algo que, como hemos visto en el capítulo sobre la alimentación en el embarazo, puede afectar a la salud futura del niño (15).

Las directivas del Ministerio de Sanidad italiano sugieren fomentar el movimiento en los niños de entre 3 y 5 años, porque tiene una influencia directa sobre el desarrollo del sistema nervioso y de los aparatos cardiocirculatorio y respiratorio, además de ayudar a adquirir coordinación (2).

En la edad escolar (6-12 años) los juegos y las actividades favorecen el movimiento del niño y le ayudan a distinguir las partes de su cuerpo, relacionándolas con los demás y con el espacio, además de mejorar su capacidad cardiorrespiratoria y cognitiva (2).

La edad prepuberal es un periodo de intensa maduración esquelética, por lo que las actividades y la alimentación deberían optimizarse teniendo en cuenta esta «oportunidad», sobre todo en las niñas.

Además de la lucha contra la inactividad física y el uso excesivo de TV/tableta/PC/videojuegos para lograr estilos de vida saludables, cabe destacar la importancia de un sueño adecuado en calidad y cantidad. Los niños y adolescentes que duermen poco o mal, no solo corren un mayor riesgo de padecer trastornos psicológicos y del aprendizaje, sino que también tienen más posibilidades de volverse obesos y sufrir enfermedades metabólicas y cardiovasculares en la edad adulta (14).

Los notables cambios físicos y funcionales de la adolescencia invitan a hacer ajustes para alcanzar un nuevo equilibrio, como si se quisiera verificar la relación del cuerpo con el ambiente exterior. Los cambios fisiológicos y la tendencia natural a la rebelión, como bien saben los padres de adolescentes, así como la mayor dureza de los estudios, pueden inducir a que los chicos dejen de hacer deporte precisamente durante este periodo.

Por poner un ejemplo: copio los datos de una revisión sistemática de la literatura científica de 2015 que muestra las cifras de abandono en el fútbol juvenil. Los investigadores analizaron los datos de 724.036 jóvenes de edades comprendidas entre los 10 y los 18 años, procedentes de cinco países (Estados Unidos, Portugal, España, Francia y Noruega). Según los resultados publicados en los 10 artículos incluidos, el índice medio de abandono es de casi la cuarta parte de los jugadores (23,9 %), con porcentajes más altos en las chicas (26,8 %) que en los chicos (21,4 %) (16). Esto no significa que se renuncie a la actividad física en general. Aunque para un niño es importante participar en los juegos de equipo, a partir de los 14 años también puede sentarle bien una actividad deportiva individual (bicicleta, natación, correr, etc.). Asimismo, tal como sugieren las directrices del Ministerio de Sanidad italiano, han aparecido nuevas tendencias que pueden interesar a los adolescentes, como los «deportes de calle», tan de moda: el *parkour*, una disciplina «urbana» que consiste en desplazarse superando toda clase de obstáculos, *street dance*, *hip hop*, *skate*, monopatín, *snowboard* y juegos malabares (el arte de manejar con destreza varios objetos, típico de las actividades circenses) (2).

Mi fundación está empezando a organizar campamentos de verano para que los chicos se impliquen en distintas actividades: nutrición, movimiento, actividades lúdicas e intelectuales, viajes, tanto en Italia como en Los Ángeles, propuestas por figuras profesionales expertas para promover un estilo de vida activo y estimular la libertad expresiva de cada cual. Mi idea es crear zonas, tanto en la ciudad como fuera de esta, donde el niño pueda desarrollar actividades motoras y artísticas, como música y canto, pero también practicar ejercicios de creatividad orientados a fines concretos, como mejorar su entorno o pedir a los políticos que quiten los coches del centro de la ciudad y aumenten el número de calles peatonales. Para hacerlo realidad, dependeremos de las donaciones y del entusiasmo de los lectores.

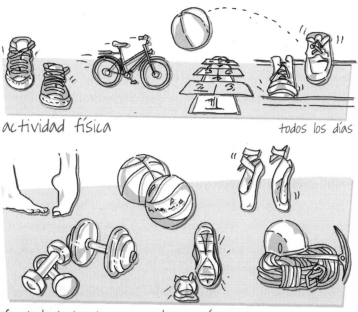

actividad física   todos los días

fortalecimiento muscular y óseo 3 veces por semana

10.1. Actividad física. Se recomienda moverse por lo menos 60-120 minutos diarios, desde andar hasta montar en bicicleta, jugar al aire libre y subir escaleras. Estos 60-120 minutos, 3 veces por semana como mínimo, deberían incluir ejercicios que refuercen los músculos y los huesos, como actividades estructuradas: danza, levantamiento de pesas, escalada o juegos de equipo.

Actividad física y alimentación

Las raciones medias de comida indicadas para cada edad solo pueden aumentarse en el caso de niños o adolescentes que tengan un estilo de vida realmente activo, con el consiguiente aumento del gasto energético y de los nutrientes necesarios.

Por «estilo de vida activo» se entiende la costumbre de recorrer a pie o en bicicleta gran parte de los trayectos diarios, no usar el ascensor, no usar ordenadores, tabletas ni videojuegos, y no ver la televisión más de una hora diaria (para los menores de 12 años), así como tener una buena disposición a ayudar a los adultos en las tareas domésticas.

Bailar, ir a la piscina o practicar fútbol dos veces por semana no justifica un aumento de las comidas o meriendas respecto a lo recomendado por la edad del niño, a menos que este tenga infrapeso. Diversos estudios han constatado que cuando se practican estas actividades, a menudo se hacen pausas de considerable/excesiva duración entre ejercicio y ejercicio. Tras estos momentos dedicados al movimiento, al niño le bastará con una fruta o un yogur.

No hay que olvidar que los niños deben beber una cantidad adecuada de agua antes, durante y después de la práctica. Generalmente, los niños de entre 4 y 10 años necesitan beber 1.100 ml (1 litro y 100 ml) diarios; los adolescentes, en cambio, deben tomar entre 1.500 y 2.000 ml (entre litro y medio y dos litros) diarios. Este aspecto, fundamental para todos a todas las edades, como veremos a continuación, es muy importante en los niños y adolescentes que practican deportes atléticos.

DEPORTE Y ALIMENTACIÓN

Las estrategias nutricionales para el deporte tienen como objetivo optimizar y conservar el estado de salud, la eficiencia psicofísica y la composición corporal ideal, proporcionando un soporte metabólico apropiado para el rendimiento físico y psíquico (entrenamiento y competición). Si el sujeto está en edad evolutiva (niño y adolescente), también hay que atender a las necesidades del crecimiento. Para ello hacen falta controles médicos periódicos que incluyan una cuidadosa evaluación nutricional de la alimentación, además de descubrir posibles signos o síntomas de patologías diversas, fatiga excesiva o trastornos psicológicos.

En el caso de los niños deportistas que se someten a entrenamientos intensos (por ejemplo, en la natación o la gimnasia artística, deportes que empiezan a practicarse a los 8 años), al no haber muchos estudios sobre sus requerimientos de macronutrientes, lo más prudente es atenerse a las indicaciones de los niveles de referencia de ingesta de energía y nutrientes (LARN) publicados por la Società Italiana di Nutrizione Umana, previstas para sujetos muy activos, pero vigilando siempre su crecimiento y estado de salud.

Cuando un profesional cualificado (un médico deportivo) indica que es necesario incrementar el aporte de proteínas, conviene saber que hoy por hoy no existen evidencias de daños para la salud provocados por aportes proteicos de 1 gramo diario por kilogramo, pero no más, de peso corporal en niños de más de 8 años, sanos, de peso normal y activos. Para los adolescentes deportistas se pueden contemplar cantidades de proteínas algo mayores (17).

En los deportistas en edad evolutiva, el riesgo de carencia de micronutrientes se centra sobre todo en el hierro, el calcio y la vitamina D, pero la insuficiencia también puede incluir los ácidos grasos poliinsaturados de la serie omega-3, el magnesio, el zinc, el cobre, la vitamina B12 (cianocobalamina), la vitamina E y la vitamina B1 (tiamina) (18) (19).

Termorregulación e hidratación

Los problemas de salud creados por la deshidratación y el calor se deben principalmente a la falta de atención de los adultos que vigilan a los jóvenes deportistas. Hay que asegurarse de que los niños lleguen bien hidratados al comienzo del ejercicio y animarlos a beber mientras lo practican. Hay que detener o limitar el ejercicio en condiciones ambientales de elevada temperatura y humedad, sobre todo si el deporte se practica con uniformes pesados o protecciones, y en particular si se trata de niños obesos, pues estos tienden a producir más calor y a deshidratarse antes que sus coetáneos normopeso. Corresponde también a los adultos evitar que empiecen el entrenamiento si padecen patologías agudas que impliquen fiebre y astenia, o fatiga, y han tenido vómitos o diarrea durante esos días.

El horario de entrenamiento y las comidas en el deportista

Para adaptar la cantidad y calidad de las comidas al horario de entrenamiento o competición —siempre con el objetivo de optimizar el estado de salud, el crecimiento corporal y el rendimiento deportivo—, conviene tener en cuenta tanto las reglas de una alimentación sana —como no saltarse el desayuno— como algunas medidas especiales.

Para la comida anterior al entrenamiento, es fundamental subrayar que en el momento de empezar la actividad física el organismo no debe estar demasiado ocupado en hacer la digestión, ya que, además de la pesadez de estómago, el aumento de la afluencia de sangre al aparato digestivo reduce la cantidad de sangre disponible para los músculos, con la consiguiente disminución del rendimiento muscular.

Por eso conviene dejar que pase un tiempo entre la comida y el entrenamiento, y prestar atención a la facilidad de digestión de cada uno y a su índice glucémico, que no debe ser demasiado alto.

Justo después de la actividad deportiva es prioritario restablecer las pérdidas de agua y sales minerales antes de consumir la comida prevista para esa hora del día (por lo general una merienda después del entrenamiento de tarde), lo que tiene una importancia especial para los procesos de recuperación muscular, ante todo para recuperar las reservas de glucógeno (la forma de almacenamiento de glucosa) consumidas y sintetizar proteínas del músculo.

En la primera «comida de recuperación», por tanto, conviene incluir fuentes magras, más digeribles, de proteínas y alimentos con carbohidratos de alto índice glucémico (por ejemplo, pan con mermelada), que estimulan la liberación de insulina, algo que en estos sujetos y en esta fase posterior al entrenamiento tiene el efecto positivo de activar la síntesis e inhibir la degradación de las proteínas musculares, y de favorecer la recuperación de la reserva de glucógeno tanto en el músculo como en el hígado. Pero hay que procurar no apartarse demasiado de las recomendaciones alimentarias de este libro y aumentar los alimentos con alto índice glucémico solo cuando sea necesario, para no acostumbrar al niño o al adolescente a comer demasiado y evitar que, en caso de suspender la actividad deportiva, la dieta fomente la aparición de obesidad y de enfermedades metabólicas. Pueden tomarse como ejemplo los jugadores de fútbol americano, a algunos de los cuales hemos seguido y estudiado en Los Ángeles: cuando llegan a los cuarenta años y se retiran, aumentan mucho de peso, se vuelven obesos y sufren un envejecimiento metabólico acelerado.

LOS TRASTORNOS DEL COMPORTAMIENTO ALIMENTARIO
EN EL ADOLESCENTE DEPORTISTA

Siguiendo con la alimentación del joven deportista, es importante recordar que por distintos motivos psicológicos, tanto personales (dependientes de la personalidad y el carácter individual) como externos, o a veces por presiones excesivas de los entrenadores o los padres, en la población de adolescentes deportistas el porcentaje de sujetos con trastornos del comportamiento alimentario (anorexia, bulimia, etc.) es mayor que en la población general.

Dichos trastornos afectan más a las chicas adolescentes, pero el número de preadolescentes y adolescentes masculinos afectados va en aumento. Este fenómeno requiere la atención especial de los médicos de familia, los entrenadores y los padres de los chicos deportistas, y, sobre todo, que exista comunicación y colaboración entre todos ellos. Así se podrán prevenir, o cuando menos tratar, estos trastornos desde sus comienzos, multiplicando las posibilidades de reducirlos (18).

Para terminar, como ya expliqué en mi primer libro *La dieta de la longevidad* y está reconocido universalmente, el binomio nutrición y actividad física debe ir a la par si se quiere alcanzar el tercer punto de la tríada, una longevidad sana para todos ya desde la infancia.

El próximo capítulo lo dedicaré a un tema clave de este libro, que ya se ha tratado en el capítulo 2: nutrición, obesidad y enfermedades. Ahora me centraré en el aspecto patológico y daré una serie de consejos y recomendaciones útiles cuando se trate de niños o adolescentes obesos y con riesgo de diabetes y otras enfermedades metabólicas.

Qué hemos aprendido en este capítulo

1) La actividad física puede empezar en los primeros meses de vida y debe ser apropiada para cada edad. Por ejemplo, los niños
   - de unos meses pueden gatear;
   - de 3 a 5 años pueden moverse jugando y
   - a partir de 6 años pueden practicar un movimiento más organizado, un verdadero deporte, probando con varios hasta que el niño encuentre algo que haga con gusto.

2) Caminar, pedalear y jugar al aire libre al menos una hora diaria.

3) Hacer ejercicios en el suelo, con pesas en días alternos, y un paseo el fin de semana.

4) Mantener un «estilo de vida activo» acostumbrándose a subir escaleras, ir al colegio a pie o en bicicleta, ayudar a los padres en las tareas domésticas.

5) Evitar el sedentarismo: limitar las horas que se pasan delante del televisor, el ordenador o la tableta.

6) A menos que el niño tenga infrapeso, el «estilo de vida activo» no significa que deba comer más. La alimentación de los niños que se dedican a una actividad deportiva regular e intensa tiene que estar controlada.

7) Comprobar los valores de hierro, calcio y vitaminas D y B12, con riesgo de carencia en los jóvenes deportistas.

8) Asegurarse de que la hidratación sea adecuada: beber antes, durante y después de la actividad física.

9) Conviene dejar que pase tiempo entre la comida y el entrenamiento; prestar atención a la facilidad de digestión de cada cual y a su índice glucémico, que no debe ser demasiado alto.

10) Después de la actividad deportiva, ingerir fuentes magras, fáciles de digerir, de proteínas y alimentos con carbohidratos.

11) Si se suspende la actividad, adaptar la alimentación al nuevo estilo de vida: si uno se mueve menos, tiene que comer menos.

12) Prestar atención a la calidad del sueño.

11

La alimentación en la prevención y terapia de la obesidad, y la diabetes en los niños y adolescentes

Quiero dar las gracias por su investigación y su aportación a este capítulo al profesor Alessandro Laviano, Departamento de Medicina Traslacional y de Precisión de la Università La Sapienza de Roma y jefe del Servicio Operativo de Medicina Interna y Nutrición Clínica de la Azienda Ospedaliera Universitaria Policlinico Umberto I de Roma.

GENÉTICA, AZÚCARES, OBESIDAD Y ESTACIONES

Durante un programa de televisión en el que participé como invitado, el periodista que me entrevistaba afirmaba que el peso de una persona está predeterminado y no podemos hacer nada para cambiarlo. Aunque es posible que en un porcentaje mínimo de personas el peso esté predeterminado genéticamente, en casi todas las demás el cambio de peso depende de lo que comemos y de las

calorías que consumimos. Ni siquiera los pocos individuos programados genéticamente para aumentar de peso
están condenados a la obesidad, lo cual no significa que
no estemos predispuestos —todos o al menos la mayoría— a ganar peso, o al menos que no lo esté la mayoría de
la gente.

Hace más de cincuenta años, para explicar la obesidad
y la diabetes, el genetista estadounidense James Neel planteó la «hipótesis del gen ahorrador», según la cual las personas tienen una predisposición genética a ganar peso.
Esta acumulación de grasa que hoy está causando una epidemia de obesidad y diabetes en todo el mundo hace miles
de años habría podido tener un papel fundamental en la
capacidad de las personas para almacenar provisiones de
grasa durante el verano que les permitieran sobrevivir en el
invierno.

Los osos grizzly del Parque Nacional Banff, en Canadá,
se nutren con gran cantidad de fruta durante el verano y el
otoño para ganar peso y sobrevivir durante el invierno. En
verano, las hembras engordan un 70 % con respecto a la
primavera, un peso que perderán más tarde, en invierno.
Es muy probable que en los seres humanos el papel de los
azúcares y la insulina en la acumulación de grasa sea similar. Lo cierto es que estos aumentos y pérdidas de peso estacionales nos enseñan dos cosas: 1) los azúcares, y por
consiguiente la insulina, son factores poderosos que pueden causar un aumento considerable del peso y la obesidad; 2) este peso puede reducirse mucho, pero también
mantenerse bajo en la mayoría de las personas y, probable-

mente, también en las que están predeterminadas genética o epigenéticamente a la obesidad.

De hecho, en un estudio reciente que hemos realizado con ratones predispuestos genéticamente a desarrollar obesidad y diabetes de tipo 2 (ratones db/db), bastaron varios ciclos de Dieta que Imita el Ayuno para prevenir la obesidad, el aumento de glucemia y la diabetes (1). Aunque es prematuro plantear el uso de la Dieta que Imita el Ayuno (una dieta vegana hipocalórica que dura 5 días) en niños hasta que hayamos completado los estudios clínicos pertinentes, estos datos de los ratones indican que la obesidad causada por una predisposición genética marcada se puede controlar con la dieta, incluso cuando esta dieta es periódica: a los ratones se les administraba durante 4 días, cada 11 días, alternándola con la dieta que causaba diabetes y obesidad en los que la consumían siempre.

Cabe aclarar que las dietas hipocalóricas no deben aplicarse a largo plazo, ni siquiera para meros estudios clínicos. En los adultos son eficaces a corto plazo contra la diabetes, pero si se siguen durante años ralentizan el metabolismo y generan un porcentaje alto de retorno a la obesidad, y niveles de obesidad potencialmente superiores a los iniciales una vez terminado el estudio (2).

Pasemos ahora a examinar la situación de los niños italianos en concreto, para saber qué dieta sugerir en caso de sobrepeso y obesidad.

NIÑOS ITALIANOS: ENTRE LOS QUE TIENEN MÁS SOBREPESO
Y OBESIDAD DEL MUNDO, Y CON RIESGO DE DIABETES

Las «4 P»: pan, pasta, pizza y patatas. A una entrevista reciente para la televisión italiana estábamos invitados un experto en nutrición infantil y yo. El experto afirmaba que la causa de la obesidad y los problemas de salud de los niños era la «comida basura», es decir, bollitos industriales, dulces, bebidas azucaradas, etc. Dejé que terminase para asegurarme de que tuviese la oportunidad de explicar bien esta afirmación. Como el lector supondrá si ha llegado hasta aquí, yo estaba casi seguro de que la causa era mucho menos la comida basura y mucho más lo que llamo las «4 P» (pan, pasta, pizza, patatas), a las que añado arroz, fruta y zumos de fruta, en un conjunto que he llamado PAF. De modo que me limité a dar mi opinión, diciendo que a mi entender el verdadero problema son el almidón y los azúcares que contienen los que siempre hemos considerado ingredientes centrales de la dieta mediterránea. Tanto el experto como los periodistas me miraron con asombro: acababa de cuestionar unos ingredientes que se consideran sanos e irrenunciables en la dieta mediterránea, y lo hacía en la patria de la dieta mediterránea. Pensarían: «Pero ¿qué está diciendo? ¿Pretende quitarnos el plato rebosante de pasta, protagonista de nuestra dieta?». Un plato que, no por casualidad, inmortalizó Alberto Sordi en 1954, en *Un americano en Roma.*

Estaban convencidos de que el motivo residía en los azúcares añadidos a bollitos y refrescos, y no en el pan, la pasta y la fruta. Son los estadounidenses quienes ingieren demasiados azúcares y se vuelven obesos; nosotros, en cambio, estamos delgados porque tenemos la dieta mediterránea. Lamentablemente, ese tiempo ya pasó y, como hemos visto en los capítulos anteriores, la obesidad y el sobrepeso son similares en los niños estadounidenses e italianos. ¿Cómo es posible?

Tal como expliqué en *La dieta de la longevidad*, no hay culpables exclusivos, de modo que achacar la epidemia de sobrepeso solo a la comida basura, al almidón y los azúcares (PAF), a las proteínas o a las grasas no es un buen método, porque todos pueden ser positivos y negativos; pero, como dicen en Estados Unidos, *the devil is in the details*, «el diablo está en los detalles»: para resolver esta situación crítica, hay que profundizar en los pormenores y entender bien qué nos dice la ciencia. Eso no quiere decir que la solución sea complicada, sino que lo son la explicación y los mecanismos moleculares causantes de la obesidad y la diabetes, y para entenderlos y afrontarlos debemos aplicar un sistema de varios pilares. Más adelante veremos que la solución, en realidad, es sencilla. La expondré gradualmente, pasando revista a varios elementos y mecanismos.

Se habla mucho de carbohidratos simples y complejos, pero esta distinción no ayuda a entender bien cómo absorbe nuestro cuerpo el azúcar de los alimentos. Para eso es fundamental hablar del concepto de índice glucémico, del que hemos hablado en el capítulo 3. En la figura 11.1 se observa la respuesta glucémica (aumento del azúcar en la sangre) tras la ingesta de las mismas cantidades de carbohidratos procedentes de la glucosa, las patatas, el pan blanco, las bebidas azucaradas y las lentejas.

Casi todos demonizan el azúcar, pero pocos apuntan a los alimentos ricos en almidón como el arroz, la pasta, las patatas y el pan. Antes de decidir si se elimina o reduce un alimento, hay que considerar qué cantidad se consume realmente.

Para aclarar los conceptos, en la tabla siguiente vemos que el índice glucémico del azúcar de cocina (sacarosa)

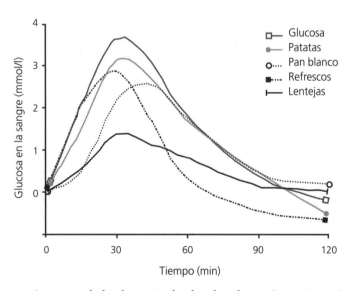

11.1. Aumento de la glucemia al cabo de 2 horas (120 minutos) de haber ingerido cantidades iguales de carbohidratos (50 gramos) derivados de glucosa, patatas, bebidas carbonatadas y azucaradas, pan blanco y lentejas (3).

es 58, frente a 100 del azúcar puro (glucosa). Esto significa que, con respecto a la glucosa, pasadas 2 horas el azúcar de cocina sube la glucemia un 58 %, un valor que no se aparta mucho del de otros alimentos considerados «sanos» como la fruta (56), e incluso es inferior al del pan blanco (72), la pizza (80) y el arroz (89). Por no hablar de las patatas cocidas, que tienen un índice glucémico próximo al de la glucosa pura: 96. Traducido en términos sencillos, esto significa que, a igual cantidad, el azúcar de cocina hace que la glucosa en la sangre aumente más despacio que el pan, las patatas, el arroz y la fruta.

Alimento	Índice glucémico
Azúcar de cocina (sacarosa)	58
Pan blanco	72
Pasta*	44
Patatas cocidas	96
Pizza	80
Arroz	89
Fruta	56
Zumos de fruta	45
Bollitos	55
Helados*	50
Bebidas azucaradas carbonatadas*	70

* «International Table of Glycemic Index and Glycemic load values 2008», Diabetes Care, Atkinson, et al.

11.2. Índice glucémico de los alimentos consumidos diariamente por niños y adolescentes en Italia. Fuente: <www.siditalia.it>. Società Italiana di Diabetologia.

¿Quién gana, la comida basura o las «4 P» más arroz, fruta y zumos de fruta (PAF)? Los datos hablan por sí solos: como se ve en la figura 11.3, PAF gana 4 a 1, porque de los 700 gramos de comida que generan altos niveles de azúcar consumidos diariamente por los niños italianos, cerca del 75 % (520 gramos) proceden del pan, la pasta, la pizza, el arroz, las patatas, la fruta y los zumos de fruta, mientras que solo el 25 % procede de pasteles, bollitos, azúcar de cocina, helados y bebidas azucaradas. Como se ve, estos alimentos con alto contenido de almidón producen rápidamente unos 170 gramos de azúcar en la sangre (figura 11.1), frente a los 24 de la comida basura y los 10 de las bebidas azucaradas carbonatadas. De modo que el pan, la

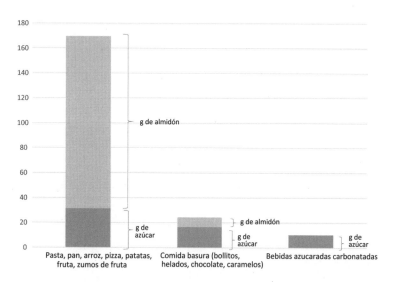

11.3. Comparación entre las fuentes de almidón y azúcares simples contenidos en los alimentos consumidos a diario por niños y adolescentes en Italia (10-17 años).

pasta, la pizza, el arroz, las patatas, la fruta y los zumos de fruta consumidos diariamente por los niños italianos producen un nivel de azúcar equivalente a 5 latas diarias de bebida azucarada carbonatada, tanto en cantidad como en velocidad de liberación en la sangre (4) (5) (6).

Mientras que los fabricantes estadounidenses de bebidas azucaradas han buscado alternativas y han lanzado una campaña para reducir el consumo de azúcares en las bebi-

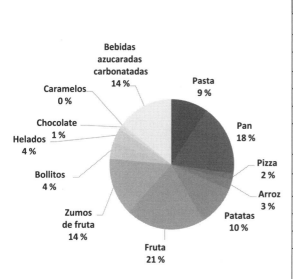

Alimento	Gramos
Pasta	63,6
Pan	121,4
Pizza	10,3
Arroz	16,7
Patatas	68,7
Fruta	139,2
Zumos de fruta	97,5
Total parcial	**517,4**
Bollitos	28,6
Helados	24,4
Chocolate	7,0
Caramelos	2,1
Bebidas carbonatadas azucaradas	97,9
Total	**677,4**

11.4. Consumo diario de alimentos que contienen/liberan altos niveles de azúcares, expresado en porcentajes (gráfico) y gramos (tabla), en los **niños varones de 10 a 17 años.** Fuente: *The Italian National Food Consumption Survey INRAN-SCAI 2005-06: Main Results in Terms of Food Consumption*, 2009, Public Health Nutrition.

das carbonatadas creando productos con cantidades inferiores de azúcar, en Italia seguimos estando orgullosos de
las «4 P» y la dieta mediterránea, que también incluye arroz
y zumos de fruta en abundancia.

De todas formas, tampoco hay que demonizar el almidón, el pan, los azúcares de la fruta y los zumos de fruta,
sino que hay que moderar su consumo. Recordad que una
dieta baja en carbohidratos es peor. Como he señalado antes, eso sería caer de la sartén a las brasas o, dicho de otro

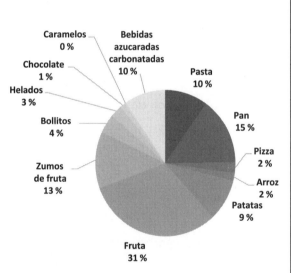

Alimento	Gramos
Pasta	56,6
Pan	85,1
Pizza	14,0
Arroz	9,7
Patatas	53,7
Fruta	178,5
Zumos de fruta	71,7
Total parcial	**469,3**
Bollitos	24,6
Helados	15,8
Chocolate	6,5
Caramelos	2,3
Bebidas carbonatadas azucaradas	54,3
Total	**572,8**

11.5. Consumo de alimentos expresado en porcentajes (gráfico) y
gramos (tabla) en las **niñas de 10 a 17 años**. Fuente: *The Italian National Food Consumption Survey INRAN-SCAI 2005-06: Main Results in
Terms of Food Consumption*, 2009, Public Health Nutrition.

modo, a las dietas con bajo contenido de carbohidratos que, tal como expliqué en *La dieta de la longevidad*, son peores. Yo mismo como pasta y pan casi todos los días, pizza una vez por semana, y arroz y patatas una o dos veces por semana. La diferencia con el italiano medio es que consumo cerca de la mitad, pero también que como muchas más verdura y legumbres, menos fruta, y pocas veces bebo zumos de fruta o bebidas azucaradas (bebo cerveza y vino regularmente, pero no más de 5 vasos semanales). Lo que afirmé para los adultos en mi primer libro también vale para los niños y los adolescentes. Debemos sustituir el platazo de pasta o arroz acompañado de pan y patatas, y a veces de zumo de fruta, por un plato de 50 gramos de pasta o arroz con mucha verdura y legumbres: garbanzos, judías, guisan-

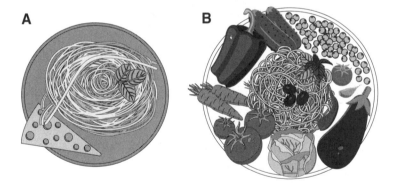

11.6. El plato de la izquierda (pasta con salsa de tomate y queso) es más pequeño y más calórico que el de la derecha (menos cantidad de pasta; con verdura y legumbres). El efecto que tendrán en el estómago será distinto: el de la derecha llenará más, dando mayor sensación de saciedad tanto desde el punto de vista mecánico como nutritivo, pero aportando menos calorías.

tes, judías verdes, zanahorias, espinacas, etc., preferiblemente ecológicos, y agua.

La alimentación es el aliado principal en la reducción de los riesgos de sobrepeso, obesidad y diabetes para todos, empezando por los niños, y debería ser una de las preocupaciones principales de las familias.

LA ALIMENTACIÓN EN LA PREVENCIÓN DE OBESIDAD Y DIABETES EN EL NIÑO Y EL ADOLESCENTE

La terapia tradicional de la obesidad infantil tropieza con muchos obstáculos, debidos sobre todo a la dificultad para lograr que los niños comprendan los motivos de una alimentación saludable, orientada a su salud actual y futura y que ellos a menudo consideran limitante. Por otro lado, las dietas clásicas, que siguen un esquema alimentario restrictivo e hipocalórico, son difíciles de seguir a medio-largo plazo, con un alto porcentaje de recaídas y recuperación de peso.

Por eso, como he señalado insistentemente en los capítulos anteriores, adquirir en el ámbito familiar y desde edades tempranas unos hábitos alimentarios sanos evita que se perciban como reglas nuevas que alteran la cotidianidad alimentaria del adolescente, incorrecta pero percibida por él como normal.

Veamos ahora cuáles son en concreto las dietas propuestas a los chicos y por qué fracasan.

¿Por qué las recomendaciones para la prevención de obesidad y diabetes, y las dietas que suelen adoptarse no son eficaces?

La Organización Mundial de la Salud ha identificado varios ámbitos de actuación para luchar contra la obesidad infantil y ha sugerido unas medidas generales de prevención a los colegios, los medios de comunicación y los fabricantes y empresas interesados (productores de alimentos, seguros de salud, etc.), así como intervenciones orientadas tanto a los niños en situación de riesgo y a sus familias como a los niños y adolescentes que ya tienen sobrepeso o son obesos.

Las **dietas que suelen aplicarse para la prevención de la obesidad infantil** son las siguientes:

Dieta del semáforo. Con bajo aporte calórico (1.000-1.500 kcal/día), basada en una clasificación de los alimentos según su densidad calórica y los nutrientes que contienen. 1) El verde corresponde a los alimentos con bajo contenido calórico y alto contenido de nutrientes, que pueden consumirse a menudo, como la fruta y la verdura; 2) el amarillo, a los alimentos con aporte calórico medio, como los cereales, el pan y la pasta; 3) el rojo, a los alimentos con alto contenido de calorías y bajo de nutrientes, que deben consumirse en pequeñas cantidades, como los dulces. Se orienta a los niños para que escojan los alimentos más saludables y consuman con menos frecuencia y en cantidad moderada los ricos en grasas y azúcares. Este adiestramiento ha revelado cierta mejora de los hábitos alimentarios, con una discreta bajada del peso en el tramo de edad 8-12 años, pero en general las dietas como esta, que requieren grandes restricciones calóricas y cambios radicales durante largos periodos, solo funcionan temporalmente. Al cabo de un tiempo, el niño recupera el peso anterior. Además, como ya he dicho, una reducción importante de las calorías tiende a frenar el metabolismo. Una restricción mucho menos acusada y con cambios menos radicales en el consumo de verdura y legumbres, como la que propongo, tiene más posibilidades de éxito a largo plazo.

Comidas sustitutivas. Esta estrategia, muy utilizada con los adultos que quieren perder peso, se basa en el consumo de un batido o una barrita que sustituye una comida tradicional, pero no está recomendada en edad pediátrica, porque faltan estudios que demuestren su eficacia y seguridad, además de no ser educativa.

Dieta con contenido limitado de carbohidratos o índice glucémico reducido. En el pasado, uno de los métodos dietéticos más propuestos eran las dietas con un contenido muy bajo de grasas y alta proporción de carbohidratos, que en realidad resultaron dañinas, pues el consumo de carbohidratos y azúcares favorece la ganancia de peso y el desarrollo de diabetes de tipo 2. Así, se pasó a proponer dietas con nivel bajo de carbohidratos, en general menos de 50 gramos diarios, sin restricciones de grasas y proteínas. Su eficacia a corto plazo resultó superior a la de las dietas con bajo contenido de grasas, por debilitar la resistencia a la insulina y la hiperglucemia, pero este proceder, aunque sea eficaz a corto plazo, puede asociarse a una serie de efectos colaterales. En los adultos se vincula a una reducción de la longevidad y a un aumento de las enfermedades, por lo que está desaconsejada para los niños, aunque, como veremos a continuación, una disminución pequeña pero continuada de los carbohidratos con alto contenido en almidón y azúcares podría ser el procedimiento ideal para prevenir o tratar la obesidad.

Desde hace décadas se han adoptado dietas y estrategias parecidas, pero no son eficaces. De hecho, no han impedido epidemias mundiales de obesidad y diabetes en los niños ni han sido capaces de prevenir el hecho de que Italia se convirtiese en uno de los líderes mundiales de la obesidad infantil, junto con otros países como Estados Unidos y Grecia.

Pero ¿por qué no funcionan?

1) **Porque la mayoría de las personas no se dan cuenta del problema** y, como hemos visto, a menudo los propios padres no consideran que sus hijos tengan sobrepeso o sean obesos, cuando en realidad lo son. En Italia, muchos padres piensan que los que están enfermos y obesos son los niños estadounidenses, y que los niños italianos son delgados y están sanos.

2) Porque la pasta, las patatas, el pan, la pizza, el arroz y los zumos de fruta están muy bien, pero **un niño con sobrepeso u obeso no puede consumir de promedio más de 500 gramos diarios**. El problema es aún más difícil de resolver cuando se les echa la culpa exclusivamente a los bollitos, los helados y las bebi-

das carbonatadas, que en realidad no son la causa principal y los niños italianos los consumen en cantidades relativamente bajas.

3) **Porque los medios no hablan apenas del pan, la pasta, la pizza, el arroz, las patatas, la fruta y los zumos de fruta**, quizá porque detrás de su venta hay grandes intereses económicos, pero también porque estos alimentos se relacionan con la dieta mediterránea, que se considera muy sana.

¿Existen modos más eficaces de impedir esta epidemia de sobrepeso y obesidad?

ESTRATEGIAS EFICACES DE PREVENCIÓN DEL EXCESO DE PESO EN EDAD PREESCOLAR

Los planes de prevención de la obesidad en los niños y adolescentes son más eficaces si se aplican en edad preescolar.

¿A quién deben dirigirse? Los padres, evidentemente, son las personas más importantes para enseñar un estilo de vida saludable a los niños en estas edades. Las medidas de prevención se basan en la educación para una dieta sana basada en la elección consciente de los alimentos y el aumento de la actividad física. Para profundizar en el tema, remito al capítulo 10 y a los apéndices. Los padres también deberían intervenir en todos los aspectos de un estilo de vida saludable que, además de la dieta y el deporte, incluye la prevención del sedentarismo —limitar las horas que pasa el niño delante del televisor, la tableta, el PC y el teléfono móvil—, la higiene del sueño y el descanso del niño. **A partir del primer año de edad** sería preferible acostumbrar a los niños a sentarse a la mesa con sus padres, fomentando los alimentos descritos en el capítulo 9 y los Apéndices B y D, siempre cocinados de un modo sencillo. **La obesidad y el sobrepeso de los niños se previenen y curan con pequeños cambios.** La nutrición, la actividad física y el control del número de horas que los niños dedican a comer, ver la televisión o jugar con videojuegos son los factores principales para el control del peso y la prevención de las enfermedades vinculadas a la obesidad en los niños y adolescentes. Tal como revelan claramente los estudios con adultos, es muy difícil introducir cambios radicales en los hábitos de una persona, ya sean alimentarios o referentes al ejercicio físico o a las horas transcurridas delante del televisor.

Por tanto, aunque pueden intentarlo con las estrategias que acabamos de ver, ante todo los padres deben ejercer un control y una intervención mucho más frecuente, que podemos resumir en tres puntos.

1) Pesar al niño con sobrepeso u obeso cada 2 días. El niño debe entender que su peso es demasiado alto, como entiende que debe ir al colegio o lavarse los dientes. Sin convertir el sobrepeso en un estigma, hay que mantenerse firmes en la necesidad de reducir el peso, como haría el médico nutricionista o dietista. Cada 1-2 semanas, medir la circunferencia abdominal.

2) Intervenir en pocos alimentos, centrándose en los que el niño no prefiere. Por ejemplo, al niño podría darle igual beber zumo de fruta o comer mucho pan, por lo que puede bastar con suprimir un zumo de fruta o un pedazo de pan al día para resolver el problema. Esto solo funciona si a) el control del peso es riguroso y frecuente, y b) cuando no baste con una disminución, aplicar dos reducciones a su dieta. Por ejemplo, si después de un mes de reducción de 60 calorías diarias eliminando el zumo de fruta, el niño no ha perdido cerca de un kilogramo, probablemente lo está compensando comiendo más de otra cosa. Entonces se puede intervenir quitando una rebanada de pan (sin volver a darle zumo de fruta, por supuesto).

3) Limitar las comidas a un intervalo de 12 horas (de las 8 a las 20, por ejemplo).

Así pues, es preciso intervenir en pocos alimentos, porque el niño podría rechazar una larga lista de cambios por encontrar esa dieta demasiado dura. Como he señalado muchas veces, el niño italiano medio come más de medio kilo de alimentos que se consideran relativamente sanos y que forman parte de la dieta mediterránea (los PAF: pan, pasta, pizza, patatas, arroz, fruta y zumos de fruta), pero que contienen altos niveles de almidón y en el intestino se transforman en azúcares; a esto hay que añadir 130 gramos de bollitos industriales y bebidas carbonatadas. Si pensamos en un niño con sobrepeso o incluso obeso, racional-

LA ALIMENTACIÓN EN LA PREVENCIÓN Y TERAPIA DE LA OBESIDAD   341

mente consideramos que hace falta tomar medidas extremas. Con algunos niños pueden hacerse cambios drásticos prolongados en su nutrición, ejercicio físico, tiempo de televisión, etc., pero con la mayoría no. Sin duda, es importante que un niño con sobrepeso limite las bebidas carbonatadas, los bollitos y el helado, y sin duda haremos bien animándole a comer verdura, a correr una hora diaria y a leer libros en vez de jugar con videojuegos, pero solo una parte de los niños logrará mantener estos cambios profundos. Otra parte adoptará solo algunos, y otros los rechazarán casi todos.

Si pensamos en un niño que pesa 6 kilos más de lo normal, imaginamos que debe reducir a la mitad lo que come. Pero si volvemos al consumo de 500 gramos de pan, pasta, pizza y patatas, más fruta y zumos de fruta, más 130 gramos de bollitos y bebidas carbonatadas, y si consideramos que 9 kcal menos significan un gramo de grasa menos, es fácil calcular que para perder 6 kg de grasa basta con reducir unas 50.000 kcal consumidas (la masa grasa no está formada por un 100 % de grasa). Sabiendo que 50.000 kcal corresponden a unos 12 kilos de almidón o azúcares, bastará con reducir el consumo de almidón y azúcares 12 kg en total, unos 500 gramos de almidón y azúcares menos al mes, que equivalen a 15 gramos de almidón y azúcares diarios durante 2 años.

¿La Dieta que Imita el Ayuno en pediatría?

Hoy en día, cientos de miles de personas de todo el mundo practican la Dieta que Imita el Ayuno, a la que he dedicado gran parte del libro *La dieta de la longevidad*, por sus efectos sobre la función celular, los factores de riesgo de varias enfermedades, la inflamación, el sobrepeso y la obesidad. Aunque tiene un gran potencial para el control de la obesidad en el niño y el adolescente, no podemos aconsejarla hasta que hayamos concluido los estudios clínicos que demuestren su eficacia y seguridad en los más jóvenes.

En los adultos, la Dieta que Imita el Ayuno durante 3 meses consecutivos ha demostrado que actúa sobre todos los componentes del síndrome metabólico, restableciendo el valor normal de al menos un factor.

- En las personas con sobrepeso se ha observado una disminución de más de 3,5 kg de peso y de la grasa abdominal, con una reducción de la circunferencia abdominal en más de 2,5 cm, sin reducción de la masa muscular o con reducción mínima, como se ha observado también en los ratones.
- En sujetos con IGF-1 elevado, que, como hemos visto, podría ser un factor de riesgo de diabetes y cáncer, produce un elevado descenso del nivel de IGF-1.
- En los prediabéticos, baja la glucemia en ayunas unos 12 mg/dl, un descenso superior al 11 %; por tanto, 2 o 3 veces mayor que el que se obtiene con otras dietas más rigurosas, como la 5:2 (5 días de comidas

normales y 2 de ayuno cada semana) y la dieta del ayuno en días alternos.

• En aquellos que presentan niveles lipídicos altos, reduce los triglicéridos, que son un factor de riesgo de diabetes de tipo 2.

• En las personas hipertensas, baja la presión sistólica y diastólica un 6 %. La presión alta es otro factor de riesgo asociado a la diabetes.

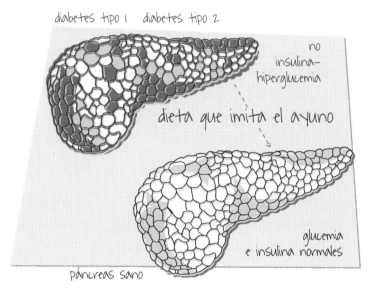

11.7. El páncreas de los ratones con diabetes de tipo 1 o de tipo 2 no es capaz de producir insulina y, por tanto lleva a una situación de hiperglucemia. Tras unos ciclos programados de Dieta que Imita el Ayuno, las células del páncreas experimentan una reprogramación, diferenciándose en células capaces de producir insulina y restableciendo las condiciones de un páncreas sano. (4)

Estos datos indican que la aplicación de la dieta en adultos con diabetes de tipo 2 dará buenos resultados, como los primeros que se han obtenido en ratones, que, como ya hemos mencionado, documentan una reprogramación de las células del páncreas y, tras seguir la Dieta que Imita el Ayuno, se diferencian en células capaces de producir insulina (4).

En el hospital Gaslini de Génova va a iniciarse un programa dietético para niños con diabetes de tipo 1 basado en los principios de la Dieta que Imita el Ayuno, en la que la restricción calórica (800-1.100 kcal diarias) de la dieta irá asociada a otra de naturaleza proteica, con el objetivo de evaluar su seguridad y eficacia a corto y a largo plazo. Actualmente, este método solo se ha aplicado de forma experimental en el ámbito hospitalario, bajo el estricto control médico de un equipo altamente especializado.

SOBREPESO, OBESIDAD Y DIABETES DE TIPO 2

El sobrepeso y la obesidad en edad pediátrica son factores de riesgo importantes para la aparición de alteraciones de las funciones celulares causadas por altos niveles de insulina que dan lugar a la condición llamada «prediabetes», con una alteración de la glucemia en ayunas (IFG: glucemia en ayunas comprendida entre 100 y 125 mg/dl) y una reducción de la tolerancia a la glucosa (IGT: glucemia 140-199 mg/dl después de curva de carga glucémica), una afección que puede evolucionar a diabetes de tipo 2, la más común en adultos, pero en rápido crecimiento también en niños. En un estudio observacional con más de 369.000 niños del Reino Unido entre los 2 y los 15 años, se apreció un riesgo 4 veces superior de desarrollar diabetes de tipo 2 en los niños obesos (5).

El diagnóstico de diabetes de tipo 2 se hace con certeza cuando la glucemia en la sangre sube a niveles muy altos (por encima de 200 mg/dl o 11,1 mmol/l) con independencia de la última comida, y también en presencia de síntomas típicos de la diabetes (orinar con frecuencia, sed excesiva y pérdida de peso).

En cambio, si no hay síntomas, la diabetes debe confirmarse días después con una segunda prueba que detecte uno de los siguientes indicadores:

- glucemia en ayunas superior a 126 mg/dl (6,9 mmol/l) después de 8 horas de ayuno;
- glucemia por encima de 200 mg/dl (11,1 mmol/l) después de 2 horas de carga oral de glucosa (OGTT) (1,75 g/kg de peso corporal de glucosa anhidra, hasta un máximo de 75 g en 150 ml de solución acuosa) y
- hemoglobina glicosilada (HbA1c) por encima de 6,5 % o ≥ 48 mmol/l.

La diabetes de tipo 2 en los niños aparece, por lo general, cuando las células del cuerpo no responden normalmente a la insulina y generan una resistencia a su función. Esta insulinorresistencia, para la que la obesidad es un factor de riesgo central, produce niveles altos de azúcar en la sangre (hiperglucemia) y la posibilidad de desarrollar una disfunción de las células pancreáticas dañadas por la necesidad de producir constantemente altos niveles de insulina. Estos defectos pueden ser reversibles, si no están muy avanzados y modificar de un modo sustancial la dieta y el estilo de vida, con la ventaja de que en los niños, a diferencia de los adultos, se da una alta tasa de vuelta espontánea a valores de glucemia normales y de normalización de la resistencia a la insulina unos años después de la pubertad. En un estudio con cerca de 1.000 niños obesos reevaluados al cabo de 2 años, se observó que en el 70 % de los casos había una vuelta a la función normal de la insulina (6).

De modo que cuando se está desarrollando la diabetes o la prediabetes en el niño obeso, intervenir en la nutrición y la actividad física puede prevenir la enfermedad en la mayoría de los casos, pero las intervenciones deben ser mucho más cuidadosas y complejas que las habituales. Las reglas antes citadas para prevenir y combatir la obesidad no solo pueden ser aceptadas por niños y adolescentes, sino que resultarán más eficaces y tendrán efectos permanentes.

LA IMPORTANCIA DE TENER BAJO CONTROL EL PESO DE LOS NIÑOS Y ADOLESCENTES CON UN PESO INADECUADO

Naturalmente, identificar el problema de peso o de grasa abdominal es mucho más importante en el caso de niños y adolescentes obesos, pero también con sobrepeso o que están a punto de tenerlo, además de los que tienen infrapeso. Una vez descubierto el estado crítico, es fundamental intervenir con los métodos que se describen a continuación.

¿Cada cuánto tiempo deben tomarse las medidas?

Como se ha dicho antes, en el caso de niños y adolescentes cuyos valores de peso, altura y circunferencia de la cintura se apartan demasiado de los de referencia recogidos en la tabla A.11 del Apéndice A, aconsejo hacer un control cada 2 días.

Una vez obtenido y mantenido el peso ideal, se puede volver a medir una vez al mes y ser menos rígidos con la dieta. Además de estos valores, resulta muy útil comprender cómo es la composición corporal (masa grasa y masa magra) en los distintos tramos de crecimiento.

A este respecto, siempre aconsejamos acudir a un nutricionista y a un pediatra para que interprete correctamente los valores obtenidos con estas indicaciones.

En la tabla inferior pueden verse las indicaciones para las mediciones de peso, altura, IMC y circunferencia de la cintura, con algunos ejemplos. Compare los valores de su hijo con los mostrados en las tablas finales del Apéndice A.

Medida	Instrucciones	Ejemplo: niño de 7 años, infrapeso	Ejemplo: niño de 7 años, sobrepeso	Ejemplo: niño de 7 años, obeso
Peso	Medir el peso con una simple báscula	Peso: 20 kg Un niño de 7 años que pesa 20 kg tiene un peso inferior a los valores del intervalo correcto (ver la tabla A.11 en el Apéndice A).	Peso: 26,5 kg Un niño de 7 años que pesa 26,5 kg tiene un peso superior a los valores del intervalo correcto (ver la tabla A.11 en el Apéndice A).	Peso: 28,5 kg Un niño de 7 años que pesa 28,5 kg tiene un peso superior a los valores del intervalo correcto (ver la tabla A.11 en el Apéndice A).
Altura	Mantener al niño en posición erguida, lo más derecha posible, con los hombros en la pared, un libro en ángulo recto sobre la cabeza y medir después con un metro.	Altura: 123 cm Valor considerado apropiado para su edad (ver la tabla A.11 en el Apéndice A).	Altura: 123 cm Valor considerado apropiado para su edad (ver la tabla A.11 en el Apéndice A).	Altura: 123 cm Valor considerado apropiado para su edad (ver la tabla A.11 en el Apéndice A).
IMC, índice de masa corporal	Dividir dos veces el peso en kg por la altura en metros	IMC 13 (20 kg dividido por 1,23 m, dividido por 1,23 m) IMC inferior al 5.º percentil, de modo que es infrapeso (ver la tabla A.11 en el Apéndice A).	IMC 17,5 (26,5 kg dividido por 1,23 m, dividido por 1,23 m) IMC superior al 85.º percentil, de modo que es sobrepeso (ver la tabla A.11 en el Apéndice A).	IMC 18,8 (28,5 kg dividido por 1,23 m, dividido por 1,23 m) IMC superior al 95.º percentil, de modo que es obeso (ver la tabla A.11 en el Apéndice A).

Qué hemos aprendido en este capítulo

1) En Italia, la obesidad infantil suele deberse al consumo excesivo y diario de azúcares y almidón: pan, pasta, patatas, pizza, arroz, fruta y zumos de fruta. Esto, en términos de azúcares, equivale a unas 5 latas de bebida azucarada carbonatada al día.

2) Los alimentos que se consideran «comida basura» se consumen en menor cantidad y equivalen más o menos a una lata diaria.

3) Limitar todos los azúcares, tanto los de la comida basura como los de los alimentos PAF (las «4 P» + arroz, fruta y zumos de fruta).

4) Las recomendaciones genéricas y las dietas estrictas, como las de bajo contenido de carbohidratos, no funcionan para combatir la obesidad infantil.

5) Consumir gran cantidad de carbohidratos con bajo índice glucémico (legumbres, verdura), limitando los alimentos demasiado ricos en almidón (las «4 P»: pasta, pan, pizza, patatas + arroz) y en azúcares (fruta, zumos de fruta, bollitos industriales, bebidas azucaradas carbonatadas).

6) Reducir al mínimo las grasas saturadas, hidrogenadas y trans. Limitar la sal y los azúcares, aunque un dulce de vez en cuando puede estar bien, sobre todo los más sanos a base de fruta o chocolate fundente.

7) Comer en un intervalo de 12 horas, por ejemplo, desayunando a las 8 de la mañana y acabando de

cenar a las 8 de la tarde. Esto es importante sobre todo para los niños con sobrepeso y obesos. Si el peso es normal se pueden tolerar pequeñas variaciones, como 11 o 13 horas.

8) Las comidas deben ser como máximo 4 o 5 diarias (véase el Apéndice B).

9) Comer más, no menos. Sustituir una parte de los alimentos que contienen mucho almidón, como la pasta, el pan, el arroz o las patatas, por verdura y legumbres, que son ricos en fibra y dan mayor sensación de saciedad. Por ejemplo, suprimir 50-60 gramos de estos alimentos todos los días y sustituirlos por 100 o más gramos de zanahorias, brécol, garbanzos o judías.

10) Intervenir en pocos alimentos, centrándose en los que el niño no prefiere. Reducir la cantidad de algunos alimentos según lo que el niño o adolescente esté dispuesto a hacer. Por ejemplo, evitar el zumo de fruta y reducir la cantidad de pan.

11) Utilizar una báscula para controlar el peso corporal y una cinta métrica para la circunferencia de la cintura, siguiendo las instrucciones y los valores de referencia del Apéndice A. Tomar las medidas una vez cada 2 días hasta que se consiga y mantenga el peso ideal.

12) No exagerar con las reglas y encontrar la mejor estrategia para cada caso, si hace falta con la ayuda de un nutricionista o pediatra. Por ejemplo, podemos dejar una lata de bebida carbonatada y una

pizza por semana, si el niño se queda contento, y aplicar las sustituciones indicadas en el punto 9.

13) Comer escogiendo los ingredientes apropiados, señalados en este libro, de entre los que comían nuestros antepasados, y si es posible los de la tradición local, de temporada y de origen ecológico (véase el capítulo 5).

14) Practicar al menos una hora de deporte y una hora de caminata diarias (véase el capítulo 10).

15) Por ahora, en la población pediátrica, la Dieta que Imita el Ayuno solo se aplica de forma experimental, así que desaconsejo su adopción fuera del ámbito hospitalario bajo el estricto control médico de un equipo altamente especializado.

En el capítulo siguiente mostraré la importancia de la alimentación desde la primera infancia para mantener una microbiota sana, que es fundamental para evitar la aparición de las enfermedades autoinmunes.

12

Microbiota y enfermedades intestinales y autoinmunes

Quiero dar las gracias por su investigación y aportación a este capítulo a la doctora Anna Claudia Romeo, jefa del Servicio de Patología Neonatal de la Azienda Ospidaliera Pugliese-Ciaccio de Catanzaro, doctoranda de Investigación en Fisiopatología y Clínica de las Enfermedades Endocrino-Metabólicas, Departamento de Medicina Interna, Università di Genova; al profesor Alessandro Laviano, Departamento de Medicina Traslacional y de Precisión de la Università La Sapienza de Roma y jefe del Servicio Operativo de Medicina Interna y Nutrición Clínica de la Azienda Ospedaliera Universitaria Policlinico Umberto I de Roma, y a varios de los principales expertos italianos en nutrición pediátrica que me han dado consejos y han hecho correcciones importantes.

En las últimas décadas existe un creciente interés por conocer la influencia de la flora bacteriana intestinal, llamada «microbiota», en nuestro estado de salud y enfermedad.

No hay día en que no oigamos hablar de productos ricos en bacterias «buenas», llamadas «probióticos», que se ingieren para modificar la microbiota y beneficiar la salud.

La microbiota está formada por millones de microorganismos de varias especies y géneros que pueblan las superficies del intestino desde antes del nacimiento en un estado de simbiosis, es decir, de convivencia e interacción, con ventaja recíproca tanto para el organismo humano como para las especies de bacterias y otros microbios. Los microorganismos presentes en la mucosa intestinal intervienen en diversas actividades del metabolismo necesarias para el individuo, como la producción de muchas vitaminas (ácido fólico y otras vitaminas del grupo B y vitamina K), algunas funciones digestivas (como la digestión de los azúcares complejos y las proteínas) y la respuesta a algunos fármacos. La flora intestinal se modifica continuamente a lo largo de la vida del individuo, desde el nacimiento hasta la edad adulta y senil, y está afectada por la influencia de muchos factores, como la dieta, los fármacos (sobre todo los antibióticos) y el estrés.

De hecho, se ha demostrado que la composición de las bacterias presentes en el intestino es capaz de influir directa o indirectamente en el sistema inmunitario y en muchos otros órganos y sistemas de nuestro cuerpo, contribuyendo al equilibrio o, por el contrario, al desarrollo de patologías que pueden dañar no solo el sistema gastrointestinal (enfermedades inflamatorias crónicas intestinales), sino también el sistema nervioso central y periférico (esclerosis múltiple, polineuropatías inflamatorias), el páncreas (diabetes mellitus de tipo 1) o las articulaciones (artritis reumatoide).

DIETA Y MICROBIOTA

El tipo de microorganismos que alojamos en nuestro intestino se modifica notablemente según la clase de alimentos que comemos, y estos cambios se producen muy deprisa a raíz de una variación del estilo alimentario (1). Las floras microbianas intestinales de sujetos veganos, de sujetos vegetarianos, de quienes siguen una dieta omnívora, de quienes comen más comida cruda o cocida, de quienes consumen muchos productos industriales y ricos en grasas, de quienes beben alcohol, de quienes ingieren probióticos, etc., son distintas.

El secreto está en garantizar al individuo una microbiota rica y variada (con muchas especies distintas) y evitar un estado de desequilibrio (cualitativo o cuantitativo) llamado «disbiosis». Las personas que padecen patologías metabólicas o enfermedades autoinmunes se caracterizan por la poca variedad de especies bacterianas que forman su microbiota, con la correspondiente carencia de especies «favorables» con funciones protectoras del organismo y un desequilibrio a favor de especies patógenas que, por el contrario, fomentan la inflamación. Por ejemplo, se ha observado que la dieta basada en proteínas animales contribuye a aumentar la presencia de microorganismos (*Alistipes*, *Bilophila*, *Bacteroides*) capaces de digerir y transformar los compuestos de la carne en sustancias que pueden ser nocivas, como la trimetilamina, cuya concentración en la sangre se asocia al desarrollo del cáncer y a las enfermedades cardiovasculares (2) (3).

Al comparar la alimentación y la presencia de distintas especies bacterianas en la microbiota de 15 niños italianos y 14 niños africanos de Burkina Faso con edades comprendidas entre 6 y 14 años, se han descubierto diferencias notables (4). Los niños africanos comían alimentos procedentes de la agricultura local, como cereales y legumbres, y solo a veces ingerían pequeñas cantidades de pollo. Los niños italianos, en cambio, seguían la típica dieta occidental con alto contenido en proteínas animales, azúcar, almidón y grasas, y pobre en fibra. El análisis de la microbiota en las heces de los niños africanos, comparada con la de los niños italianos, mostró una presencia mayor de especies bacterianas (como las *Baceroidetes*) asociadas a la producción de sustancias antiinflamatorias y que cumplen una función protectora del intestino. Estas bacterias «buenas» participan en la producción del mucus que protege la superficie intestinal, creando una barrera contra todo aquello que, al llegar al intestino (alimentos inflamatorios, bacterias, virus, fármacos), podría resultar patógeno, es decir, nocivo. Otra aportación de las bacterias «buenas» es la modulación de la respuesta inmunitaria. Producen compuestos que actúan sobre las células inmunitarias de nuestro cuerpo, fomentando las funciones reguladoras y antiinflamatorias. En cambio, los niños italianos, además de menos especies protectoras, presentaban cantidades mayores de bacterias potencialmente patógenas como *Escherichia coli*, *Shigella* y *Salmonella*, causantes de las infecciones gastrointestinales pediátricas más comunes, a veces con síntomas graves.

Otro estudio, esta vez con ratones, documentó el desarrollo de colitis y síndrome metabólico a raíz de la exposición a dosis incluso bajas de aditivos alimentarios que se utilizan habitualmente en los alimentos industriales y preparados (bollitos, patatas fritas, caramelos, aperitivos salados), identificados con unas siglas que van de E400 a E499 (por ejemplo, carragenina E407, goma guar E412, goma arábiga E414, trifosfatos E451), capaces de modificar la microbiota negativamente creando inflamación y causando degradación y adelgazamiento de la capa de mucus intestinal (5).

Numerosas investigaciones que comparan los efectos de una dieta omnívora, vegetariana o vegana, confirman que comer más fruta y verdura, y reducir las grasas y las proteínas animales contribuye a una mayor presencia de bacterias beneficiosas para nuestra salud por sus efectos antiinflamatorios (6).

También se ha observado que la microbiota es capaz de modular de un modo distinto las respuestas del metabolismo tras la ingesta de un alimento determinado. En otras palabras, un alimento puede producir efectos distintos en personas distintas. Cada persona reacciona de un modo diferente, y una de las variables más importantes es la microbiota de cada uno de nosotros, influida por lo que comemos, que a su vez tiene un determinado efecto en nuestra respuesta a la comida que ingerimos.

En particular, a raíz de un estudio con 800 adultos que analizó su perfil glucémico y su microbiota en relación con un mismo alimento (pan), los investigadores llegaron a la conclusión de que podían predecir la respuesta personal (por ejemplo, un aumento de la glucemia después del almuerzo) a una serie de alimentos específicos antes incluso de que fueran consumidos, conociendo el tipo de bacterias propias de cada sujeto. Esto arroja más luz sobre la importancia de las bacterias intestinales y abre nuevas perspectivas de investigación en el campo de la llamada «nutritecnología» y de la alimentación personalizada (7). Sobre esta base, en mayo de 2018 se inició un estudio paralelo con 50 niños italianos e israelíes de 6-9 años de edad (Children Alimentary Personalized Research Italy Israel) para analizar los índices metabólicos y la composición de la microbiota intestinal, lo que permite diseñar una nutrición personalizada mediante algoritmos dietéticos capaces de predecir la respuesta glucémica de cada niño a un alimento.

ANTIBIÓTICOS Y DAÑO INTESTINAL

Los antibióticos son los fármacos que más pueden alterar la composición de la microbiota y con ello favorecer patologías como obesidad, síndrome metabólico o enfermedades inflamatorias crónicas intestinales, y potencialmente esclerosis múltiple, artritis, etc.

Como hemos visto en el capítulo 5, durante los últimos decenios el uso impropio de los antibióticos ha hecho que estos fármacos pasaran de ser armas valiosas en la lucha contra las infecciones a factores responsables de la aparición de infecciones cada vez más violentas y resistentes a los propios antibióticos. Además, el abuso de antibióticos desde los primeros meses de vida, cuando el organismo aún es más sensible, causa un desequilibrio de los microbios intestinales, lo cual, a su vez, puede interferir en la maduración del sistema inmunitario y de la tolerancia inmunológica (8).

En una situación de disbiosis (por fármacos antibióticos u otras causas) puede manifestarse lo que se conoce como «síndrome del intestino permeable», facilitando que los residuos bacterianos y otras sustancias inflamatorias entren en la sangre y provoquen respuestas inmunitarias impropias incluso ante factores generalmente inocuos. Todo ello crea un círculo vicioso que favorece las inflamaciones y facilita la aparición de patologías como alergias, intolerancias alimentarias y enfermedades autoinmunes, entre ellas, las dolencias inflamatorias intestinales, artritis reumatoide, esclerosis múltiple, malabsorción de los nutrientes y patologías tales como la obesidad y la diabetes.

Cada vez que nos sometemos a un ciclo de antibióticos, la riqueza de las especies bacterianas presentes en nuestro intestino se reduce en un 25-30 %, causando un empobrecimiento de la biodiversidad (9), debido a que el antibiótico destruye de un modo casi indiscriminado las bacterias que hospedamos, sean buenas o malas. Con la pérdida de las bacterias buenas, no solo desaparecen los compuestos que

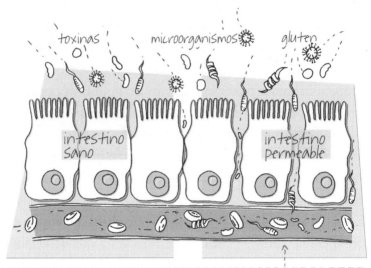

12.1. Síndrome del intestino permeable. Algunos factores como el uso de fármacos, los contaminantes atmosféricos y una mala alimentación pueden dañar la capa protectora del intestino, creando aberturas entre las células, lo que favorece el paso de microorganismos y otras sustancias del ambiente interno del intestino a la sangre. Esto provoca respuestas inmunitarias impropias y puede dar pie a fenómenos de autoinmunidad, malabsorción de nutrientes, inflamación sistémica e intolerancias alimentarias.

producen, de acción protectora y antiinflamatoria, sino que también tiene lugar una proliferación de las bacterias supervivientes, que pueden llegar a ser perjudiciales, como sucede con la diarrea asociada a la terapia antibiótica. Entre dos ciclos antibióticos, a veces se da una recuperación parcial de las bacterias diezmadas por los fármacos, pero también es posible que desaparezcan por completo (10). Podría decirse que un estado de alta biodiversidad, que concentra distintas bacterias con un perfil principalmente protector, es síntoma de salud, mientras que una reducción de la biodiversidad con prevalencia de altos niveles de microbios inflamatorios predispone a las patologías bien conocidas.

Un estudio realizado en Estados Unidos (11) entre 2011 y 2013 con 64.580 niños de Filadelfia de entre 0 y 2 años evaluó la correlación entre la exposición a los antibióticos a estas edades y el desarrollo de obesidad entre los 2 y 5 años. El 69 % de estos niños había completado al menos 2 o 3 ciclos de antibióticos antes de los 2 años. Se observó que el número de ciclos antibióticos, el uso de antibióticos de amplio espectro y la exposición precoz del niño (0-11 meses) aumentaban el riesgo de obesidad a los 2-5 años de edad. La explicación de este vínculo se encontró en estudios posteriores (12) (13). Gracias a ellos se observó que existe un vínculo entre una presencia elevada de determinadas bacterias y un menor riesgo de obesidad. Entre estas bacterias se encuentran las bifidobacterias, que ayudan por su acción antiinflamatoria contra los factores (como TNF alfa) que promueven enfermedades crónicas. Cuando los antibióticos destruyen las bifidobacterias, se produce un crecimiento compensatorio de otras bacterias supervivientes, que a menudo tienen efectos negativos.

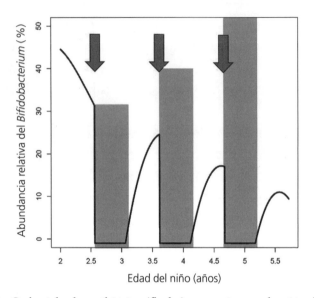

12.2. Cada ciclo de antibiótico (flecha) causa cierta reducción de los microorganismos protectores (línea negra) y el consiguiente aumento compensatorio de otros microbios (sobre todo bacterias gramnegativas, productoras de lipopolisacáridos), que contribuye a hacer más permeable la barrera intestinal y facilita el paso de toxinas a la sangre (barra gris), provocando una inflamación generalizada (extraído de: Korplea, K., *et al.*, Microbial Cell, 2016).

ENFERMEDADES INFLAMATORIAS CRÓNICAS INTESTINALES (EII)

Las enfermedades autoinmunes están causadas por la respuesta impropia del sistema inmunitario contra moléculas de nuestro cuerpo. Se conocen más de cien (como la diabetes juvenil de tipo 1, la esclerosis múltiple, la artritis reumatoide y las enfermedades inflamatorias crónicas intestinales) y afectan a cerca del 5-10 % de la población

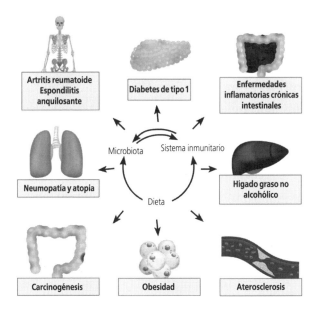

12.3. Correlación dieta-microbiota, sistema inmunitario y patologías (extraído de: *The Microbiome and Innate Immunity*, Christoph A. Thaiss, Niv Zmora, Maayan Levy y Eran Elinav, Nature, 2016, vol. 535).

adulta. Una revisión de los últimos 30 años (14) ha revelado un incremento general, tanto en la población adulta como en los niños. Estas enfermedades son crónicas, es decir, que pueden durar toda la vida, y a menudo muy incapacitantes. Se llaman «enfermedades multifactoriales» porque están causadas por la asociación de factores genéticos, factores ambientales como la alimentación, el tabaco, los antibióticos, y afecciones como el sobrepeso y la obesidad.

Entre estas, como ya se ha dicho, encontramos las enfermedades inflamatorias intestinales incluso en los niños.

Una reciente revisión de 140 estudios epidemiológicos sobre la incidencia de enfermedades inflamatorias intestinales pediátricas (como la enfermedad de Crohn y la rectocolitis ulcerosa) entre 1985 y 2018, realizados en 38 países, ha evidenciado que la mayor propagación se ha producido en Europa (23 casos por 100.000 niños), seguida de Norteamérica (15,2 casos por 100.000) y Asia (11,4 casos por 100.000), con un riesgo que parece aumentar entre los hijos de inmigrantes a los países occidentales, prueba de la importancia de los factores ambientales en la aparición de la enfermedad (15). Como en el caso de las patologías que hemos visto antes, los antibióticos también son un factor de riesgo de enfermedades inflamatorias intestinales en niños si se usan de forma inadecuada, pues provocan una alteración de la flora intestinal y activan por consiguiente, un proceso inflamatorio.

Como hemos visto para la obesidad, una reducción de la biodiversidad, junto con un aumento de ciertas especies bacterianas nocivas (*Bacteroides*) en detrimento de otras beneficiosas (*Firmicutes*), incide en la aparición y el empeoramiento de las enfermedades intestinales (16).

Es importante señalar que la industrialización y el desarrollo económico de los últimos cincuenta años han causado un cambio radical del estilo de vida. Por una parte, han mejorado las condiciones higiénicas, lo cual se ha traducido en una clara reducción de las enfermedades infecciosas; al mismo tiempo, sin embargo, esta mayor limpieza, con menos exposición a gérmenes y bacterias, ha ido acompañada de un aumento de los trastornos alérgicos y autoinmunes, en parte debidos a cambios en la dieta y a la exposición a antibióticos y otros fármacos. El epidemiólogo británico David Strachan fue quien observó por primera vez, en 1956, esta correlación inversa entre enfermedades infecciosas y autoinmunidad (17). Según la llamada «hipótesis higiénica», estar expuestos a gérmenes y bacterias durante la infancia (por ejemplo, al jugar con otros niños) protegería de las alergias, que hoy, en cambio, aumentan constantemente. De modo que ensuciarse un poco de pequeños ayuda a reforzar el sistema inmunitario.

Entre las enfermedades autoinmunes, las intestinales han presentado un pico de incidencia en los últimos sesenta años, y en los diez últimos el diagnóstico de nuevos casos, así como el número de enfermos, han aumentado unas 20 veces (en el 25 % de los casos aparecen en pacientes mayores de 20 años), coincidiendo con la globalización y la propagación de estilos de vida inadecuados que incluyen el abuso de fármacos como los antibióticos, pero también un cambio radical de la dieta. Es importante mencionar que esas enfermedades son raras en ambientes rurales, mientras que se han convertido en una emergencia entre los jóvenes de los países industrializados, con difusión de enfermedades especialmente agresivas en los tramos de edad pediátricos.

Tal como expliqué en mi primer libro *La dieta de la longevidad*, sin duda, una de las fuentes de estas enfermedades son los alimentos que comemos, como, por ejemplo, las altas cantidades de gluten contenidas en muchos tipos de pan y pasta que, como sabemos hoy en día, causan la enfermedad celíaca en sujetos predispuestos genéticamente. Por tanto, con los niños que padecen enfermedades autoinmunes o trastornos intestinales es muy importante prestar atención al consumo de alimentos con alto contenido de gluten.

Además, como era de temer, muchos modelos y ejemplos animales con enfermedad inflamatoria intestinal han demostrado el efecto deletéreo de dietas ricas en grasas animales, azúcares, hierro y emulsionantes, que contribuyen al desarrollo y la reaparición de este trastorno que altera la barrera intestinal generando un desequilibrio bacteriano de la barrera intestinal y un aumento de la inflamación. Estos resultados también están apareciendo en el hombre: la dieta determinaría una composición distinta de la microbiota, con una prevalencia de especies inflamatorias en quienes consumen mucha carne roja y menos fibra, que tendrían un papel protector (18). Se ha demostrado que el consumo de omega-3, fruta y verdura protege contra estas patologías (19) (20) (21). Un análisis de 19 estudios con 2.609 pacientes (1.269 padecían enfermedad de Crohn; 1.340 tenían colitis ulcerosa) y más de 4.000 personas en el grupo de control mostraron que el riesgo de estas enfermedades aumenta en quienes comen gran cantidad de carne y grasas (también omega-6), mientras que el consumo elevado de fibras (más de 22 gramos diarios) y de fruta se asocia a una reducción del riesgo de contraer la enfermedad de Crohn, pero no la colitis ulcerosa, una de las principales enfermedades crónicas intestinales (22). Un pequeño estudio basado en 15 pacientes con enfermedad de Crohn, ha analizado durante 2 años los efectos de una dieta semivegetariana (lactoovovegetariana con pescado una vez a la semana, carne dos veces al mes y sin alimentos grasos como margarinas, salsas, quesos curados y dulces) y ha documentado una fuerte reducción de la enfermedad en comparación con el grupo de pacientes que seguía una dieta omnívora. Además, al menos la mitad de los semivegetarianos presentaban una normalización de los índices inflamatorios (proteína C reactiva, evaluada en 2 años), lo que hacía suponer una posibilidad menor de recidiva (23).

Así pues, como se ha demostrado de forma fehaciente, ciertos tipos de dieta pueden fomentar las enfermedades intestinales. Aunque no existen recomendaciones oficiales para estos casos, me he basado en la investigación científica para sugerir algunos cambios que podrían ayudar a los pacientes a prevenir y superar enfermedades autoinmunes, a la espera de que se publiquen más estudios clínicos.

NUTRICIÓN Y ENFERMEDADES INTESTINALES

Aunque no hay unas directrices precisas y aceptadas por las sociedades científicas internacionales sobre la alimentación en caso de enfermedades intestinales inflamatorias, ni en el adulto ni en el niño, los estudios publicados hasta ahora constatan que:

- las proteínas animales, y en especial la carne procesada (salchichas, jamón, embutidos, etc.), comportan un mayor riesgo de enfermedad y
- las proteínas vegetales (legumbres cocidas) y la fibra actuarían como protector en los casos de MICI (Enfermedades Inflamatorias Crónicas del Intestino, por sus siglas en francés) sin oclusión de la cavidad intestinal.

Existen numerosos casos de pacientes que padecen estas enfermedades y han mejorado siguiendo una dieta hipocalórica e hipoproteica. Después de obtener resultados alentadores con modelos experimentales de colitis ulcerosa en ratones, están en curso estudios clínicos con personas. Mi reciente estudio sobre la enfermedad de Crohn/colitis en ratones (24) ha desvelado que tras una Dieta que Imita el Ayuno vegana de 5 días baja en calorías, proteínas y azúcares generaba:

1) una reducción de la inflamación intestinal (en cambio, los ratones que seguían la dieta estándar tenían el colon más acortado, esto es, más inflamado);
2) un aumento de las células estaminales en la zona intestinal;
3) un aumento de los factores antiinflamatorios (como la interleucina 17) y
4) una expansión de las bacterias protectoras que contribuyen a reducir la inflamación intestinal y también intensifican la regeneración intestinal

(lactobacilos y bifidobacterias). Lo más interesante es que estos efectos eran muy inferiores si los ratones se sometían a ayuno con agua. De modo que el contenido de fibra llamada «prebiótica» en la verdura y otros alimentos de la Dieta que Imita el Ayuno parece importante para favorecer la proliferación de poblaciones bacterianas protectoras. Aconsejo no aplicar este tipo de dietas sin la supervisión de un experto.

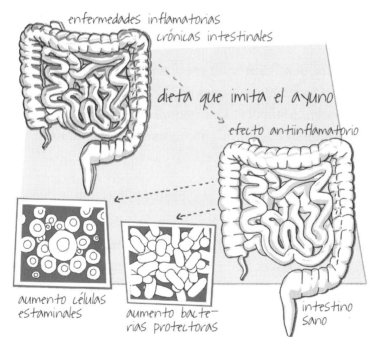

12.4. Los efectos de la Dieta que Imita el Ayuno: reducción de la inflamación intestinal, aumento de las células estaminales y proliferación de las bacterias protectoras. (24)

Sin embargo, existen alimentos saludables y generalmente no perjudiciales que, lamentablemente, tienen un efecto negativo sobre la microbiota de pacientes aquejados de inflamación intestinal. Debemos tenerlos en cuenta cuando se habla de la salud del niño.

ALIMENTOS PROTECTORES EN LOS NIÑOS SANOS, PERO INFLAMATORIOS EN QUIENES PADECEN TRASTORNOS INTESTINALES

Hay alimentos que, aun siendo demostradamente positivos para la salud de un niño sin trastornos gastrointestinales, pueden llegar a ser problemáticos e incluso causar enfermedades autoinmunes en niños con problemas inflamatorios intestinales. Los ejemplos más estudiados y ya analizados en mis libros anteriores son la intolerancia a la lactosa y la enfermedad celíaca. Como ya he explicado en mi primer libro, hace veinte años en Italia no había ningún bar que preparase el *cappuccino* o el *caffè macchiato* con leche de soja o de almendra, mientras que ahora casi todos ofrecen esta alternativa. Hace cuarenta años, pocos conocían la existencia de la enfermedad celíaca, por lo que apenas se sabía nada de la autoinmunidad causada por el gluten del pan, la pasta y otros alimentos procedentes de los cereales. Hoy en día esta enfermedad es fácil de identificar en niños y adultos, y se trata evitando los alimentos con gluten. Si prescindiendo de la leche y la lactosa se pueden resolver trastornos intestinales, y eliminando el gluten se puede curar la enfermedad celíaca, ¿cuántas autoinmunidades o enfermedades más se podrían curar renunciando a determinados alimentos?

Por ejemplo, están apareciendo muchos datos sobre alimentos inflamatorios o tóxicos que suelen asociarse a una dieta sana, como los tomates y los pepinos, porque contienen lectinas, o el arroz integral, que contiene arsénico. Las nueces y las almendras también pueden causar en algunas personas alérgicas graves problemas intestinales, así como la soja o la fruta. No hay que olvidar que la comida es compleja, y aún más compleja es su relación con el cuerpo humano, en especial con el sistema inmunitario. Así como el gluten no causa problemas a la mayoría de la población, pero provoca la enfermedad celíaca a un pequeño porcentaje de personas, y algunas molestias potenciales menos graves en un sector de la población, los alimentos antes citados incluso pueden llegar a cumplir una función protectora en la mayoría de los individuos, pero en un niño (o un adulto) expuesto a dosis de antibióticos u otros fármacos, o a otros factores que causan permeabilidad del intestino, pueden provocar graves inflamaciones e incluso enfermedades, entre ellas la autoinmunidad.

Por ahora, estas asociaciones no están tan claras como la del gluten con la enfermedad celíaca, pero es posible que con el desarrollo de las investigaciones, en los próximos años veamos muchos más alimentos relacionados con enfermedades intestinales. Por eso, a los padres de niños con autoinmunidad o trastornos gastrointestinales les aconsejo que hablen con un gastroenterólogo sobre esta posibilidad, para tratar de resolver el problema desde la raíz. Quién sabe cuántos padres, hace treinta años, le dijeron al médico: «Mi hijo solo padece estos problemas inflamatorios cuando come pan y pasta». Algunos médicos les responderían: «Probemos a evitar estos alimentos, a ver qué pasa», mientras que otros muchos dirían que el pan y la pasta no tenían nada que ver con la enfermedad celíaca. Dejar de consumir 10 o 20 ingredientes durante unos meses no causará ningún problema si el niño está bien nutrido y en cambio podría revelar una intolerancia, una alergia o una autoinmunidad causada por un grupo de alimentos, incluidos los que se consideran sanos.

¿CÓMO MANTENER SALUDABLE NUESTRA MICROBIOTA?

Los microbios que se alojan en el intestino de una persona obesa a menudo se desequilibran hacia especies con efectos «obesógenos» (algunas especies de este tipo se llaman *Firmicutes* y *Actinobacteria*), que propician un aumento notable de peso, mientras que se reducen las especies que producen efectos «antiobesógenos» (entre ellas, las *Verrucomicrobia*, *Bacteroidetes* y *Faecalibacterium prausnutzii*). El desequilibrio de la flora intestinal se asocia a un aumento de moléculas como el lipopolisacárido, que pueden crear una inflamación sistémica, es decir, de todo el organismo (25). El papel de la madre también es importante, pues influye en la microbiota del niño, que en cierto modo puede heredarla, heredando a su vez la tendencia al sobrepeso.

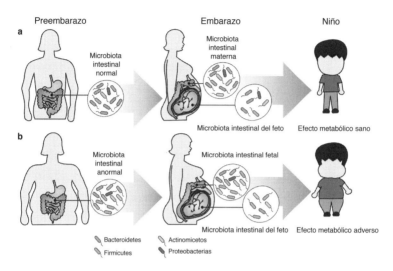

12.5. La hipótesis del efecto de la flora intestinal de la madre en el feto. El tipo de microbios de una mujer obesa o con peso normal durante el embarazo puede influir tanto en el tipo de microbios que pasan al feto como en el peso o la tendencia del niño a adquirir sobrepeso después del nacimiento (de: Gohir, *et al.*, *Of the Bugs that Shape Us: Maternal Obesity, the Gut Microbione, and Long-term Disease Risk*, Ped Res, 2015).

Podemos intervenir sobre numerosos factores para tratar de favorecer una flora intestinal, así como la de la boca y del estómago, más ventajosa para nuestra salud. Numerosos estudios ya han confirmado que existe una estrecha relación entre una longevidad sana y una microbiota protectora, que se genera en los primeros años de vida y se mantiene durante el resto de ella. La composición de la dieta infantil ayuda a mantener un intestino sano, así como un peso y un sistema inmunitario saludables. Los estudios más recientes indican que el tipo de microbios que hay en el intestino también puede influir en el sistema nervioso y, por tanto, potencialmente, en el aprendizaje y la memoria. Algunos de los alimentos importantes para una microbiota saludable son:

- los que dan lugar a una dieta variada, rica en alimentos que contienen compuestos funcionales y que, además de contribuir a la nutrición del organismo, tienen otros efectos beneficiosos, como la fibra de los cereales integrales y la verdura;
- los polifenoles, presentes en el chocolate fundente y los arándanos;
- los prebióticos, presentes en plátanos, espárragos, alcachofas, manzanas, kiwis, cebollas y avena, y
- los probióticos de los alimentos fermentados como el yogur, el kéfir y el chucrut.

Como ya dije en mi primer libro, una serie de ingredientes relativamente desconocidos por nuestro organismo —porque no forman parte de nuestra tradición alimentaria (cúrcuma, quinoa, aguacate)—, así como la lactosa y altos niveles de gluten, podrían tener relación con determinados problemas de tipo reactivo-inmunitario. Mi consejo es comer siempre «en la mesa de nuestros antepasados», dando prioridad a alimentos que forman parte de nuestra tradición y nuestra cultura.

También cabe añadir y subrayar que solo hay que usar antibióticos y fármacos cuando son necesarios. Lamentablemente, como hemos visto en el capítulo 5, en Italia muchos médicos tienden a prescribir niveles de antibióticos muy superiores a los aconsejados por los médicos de otros países; por eso es importante acudir a un pediatra que mantenga al mínimo la toma de antibióticos y otros fármacos, y los prescriba solo cuando sean realmente necesarios.

La calidad del sueño y la reducción del estrés son otros dos aspectos relevantes para la composición de la flora intestinal. El estrés podría incidir negativamente en la microbiota desde la época fetal, con efectos parecidos a los que causan las dietas con alto contenido de grasas saturadas. Se ha observado que en las madres «estresadas» se produce un aumento de las especies bacterianas inflamatorias (*Escherichia* y *Enterobacter*), en detrimento de las antiinflamatorias (lactobacilos y bifidobacterias), lo que provoca un aumento de los mediadores de la inflamación, como la interleucina 6, que, en caso de atravesar la placenta, pueden tener una influencia negativa en el desarrollo cerebral del feto (26).

QUÉ HEMOS APRENDIDO EN ESTE CAPÍTULO

1) A identificar y evitar alimentos que pueden provocar inflamación o autoinmunidad.

2) A favorecer el crecimiento de las bacterias protectoras en el intestino mediante sustancias prebióticas presentes en la verdura, la fruta y otros alimentos ricos en fibra.

3) A usar conscientemente los antibióticos, solo cuando

de verdad hacen falta, en las dosis justas y solo si los prescribe el médico.

4) A limitar al máximo la carne procesada (salchichas, jamón, embutidos, etc.).

5) A consumir proteínas vegetales (legumbres cocidas), cuya fibra tiene un efecto protector en los casos de enfermedades inflamatorias crónicas del intestino sin oclusión de la cavidad intestinal.

6) Los alimentos para una microbiota sana son: cereales integrales, verdura (espárragos, alcachofas, cebolla), chocolate fundente, arándanos, plátanos, manzanas, kéfir, chucrut.

7) Para los niños que tienen un funcionamiento intestinal sano, la dieta que se describe en este libro es de lo más indicada.

8) En cambio, para los niños que tienen problemas intestinales es fundamental acudir a un gastroenterólogo que pueda descartar que estos problemas se deban a intolerancia al gluten, a la lactosa o a otros alimentos inflamatorios (tomates, frutos secos, soja, fruta, etc.) antes de prescribir fármacos y otras terapias agresivas.

9) Comer escogiendo ingredientes adecuados entre los que consumían nuestros antepasados.

10) Prestar atención a la calidad del sueño.

11) Tratar de mantener bajos los niveles de estrés, sobre todo en algunos periodos de la vida, como el embarazo.

Conclusiones

Hasta hace poco, los campos de la nutrición molecular y de la nutritecnología ni siquiera existían, y la nutrición, como la neurobiología hace cincuenta años, se veía con recelo y se consideraba un campo demasiado complejo para poder estudiarlo con rigor. Ahora las cosas están cambiando y la nutrición ya no se basa en ideas abstractas, sino en un número enorme de estudios de investigación, ya sea básica o clínica. De ellos he partido para formular aquí, como hice en mis dos primeros libros, un sistema que, juntando tradición y ciencia, optimiza la posibilidad de que nuestros hijos lleguen saludables a los 110 años.

En este libro he utilizado una versión modificada de los 5 pilares científicos y clínicos que propuse en *La dieta de la longevidad* para llegar a: 1) entender qué hacen los niños, no solo italianos sino también de otros países, que podría predisponerlos a una vida más corta que la de sus padres y abuelos o, en todo caso, a una vida más «enferma» de la que podrían vivir; 2) proponer soluciones prácticas, pero con fundamento científico, correspondientes a los Pilares y que la mayoría de los pediatras, nutricionistas, dietistas, progenitores y niños italianos pueden adoptar sin riesgo de causar problemas ni siquiera a un porcentaje mínimo de ellos. Por eso, mientras que para los adultos sigo aconsejando suprimir la carne roja y blanca e incluir muy pocos productos de origen animal además del pescado, para los niños he procurado no proponer dietas demasiado extremas, y he alcanzado un compromiso que satisficiera a todos: a los pediatras, a mí y a mis colegas que estudian el envejecimiento, la juventología y la longevidad sana.

Hay niños o adolescentes que, aun siendo altos y robustos hasta los 18 años, podrían estar destinados a una vida adulta de alto riesgo por enfermedades y mortalidad. Esto no es aceptable, sobre todo ahora que disponemos de datos verificados. El análisis de los estudios revela que los niños italianos comen cada día medio kilo de alimentos con alto contenido de azúcares y almidón: pan, pasta, patatas, arroz y zumos de fruta, y como se mueven poco y hacen menos deporte que los niños de antes, generan un sobrante calórico que se conserva en forma de grasa visceral, pero también subcutánea. En un porcentaje relativamente alto de estos niños la grasa sigue acumulándose y lleva a un estado crónico de sobrepeso y obesidad. Empieza así un calvario que los pediatras, los nutricionistas y los padres difícilmente consiguen atajar.

Mi propuesta de intervención, compartida por la mayoría de mis colegas pediatras y nutricionistas, es actuar de manera sistemática, pesando al niño con sobrepeso cada 2 días y ayudándole a perder peso mediante un aumento del consumo de verdura y legumbres y la reducción de unos 15 gramos al día de almidón o azúcares, lo que le hará perder kilos de grasa al año. En este caso, el control constante y cuidadoso del niño marcará la diferencia entre éxito y fracaso. Los otros cambios de la dieta diaria son importantes, pero deben introducirse poco a poco para evitar las llamadas «dietas yoyó», con las que el niño pierde peso y luego lo recupera.

Pero ¿de dónde se quitan los 15 gramos de almidón o azúcares? Mi propuesta es no privar al niño o al adolescente de la bebida azucarada/carbonatada, del helado, o de la pizza que, según los datos, consume solo una vez por semana, sino reducir pequeñas cantidades de pan, patatas, arroz y zumos de fruta, para llegar a perder 250 gramos de grasa al mes.

Si, al mismo tiempo, introducimos gradualmente en su alimentación los ingredientes de la Dieta de la Longevidad y reducimos poco a poco los que están claramente relacionados con enfermedades y mortalidad, como la carne roja, las grasas trans y saturadas y altos niveles de alimentos procesados con bajo valor nutritivo, lograremos que el niño llegue a los 18 años apreciando la verdura, las legumbres, los frutos secos y el pescado, preparándose así conscientemente para un futuro de adulto sano y longevo.

Otro aspecto importante de la educación alimentaria con el que deben sensibilizarse los niños y los adolescentes, así como los padres y los médicos, es la conciencia de que nuestro cuerpo también está formado por muchos millones de microbios que pueden ser protectores o dañinos según lo que comamos, pero también según qué y cuántos fármacos, sobre todo antibióticos, tomemos. Los alimentos, los fármacos y los microbios pueden causar pequeñas molestias y también contribuir a graves patologías intestinales autoinmunes como la enfermedad celíaca, y potencialmente a otras enfermedades autoinmunes, además de la obesidad y la diabetes de tipo 2.

Ser conscientes de la alimentación también significa acostumbrarse a repartir las comidas en un intervalo de 12 horas y a no comer 6 o más veces al día, porque con 3 o 4 es suficiente. La actividad física es igual de importante. En mi caso fue especialmente eficaz la experiencia de la escuela secundaria en Estados Unidos, donde me propusieron muchos deportes, dándome así la oportunidad de comprender cuál prefería. Para el niño y el adolescente, el ejercicio básico debe ser divertido y gratificante. También es fundamental acostumbrar a nuestros hijos a moverse en la vida diaria: subir las escaleras en vez de usar ascensores y escaleras mecánicas, acompañarnos a hacer las compras a pie y llevar las bolsas, caminar lo más posible todos los días y los fines de semana.

Termino repitiendo lo que he planteado en el libro: además de sensibilizar a los padres, a las familias y a los educadores, implicar también a los nutricionistas o pediatras especializados en nutrición en la estrategia alimentaria de toda la familia, empezando por el embarazo y por toda la infancia y adolescencia, podría resultar muy eficaz contra la epidemia de sobrepeso y obesidad, la mala nutrición y los hábitos poco saludables que amenazan a nuestros hijos.

Agradecimientos

Quisiera expresar mi agradecimiento a todos los que me han brindado sus valiosos consejos y su respaldo para llevar a cabo este proyecto, muy importante para mí, pero sobre todo para nuestro futuro y para el de las generaciones venideras. Doy gracias en particular a Anna Claudia Romeo, Romina Inès Cervigni, Alessandro Laviano y Domenico Meleleo, que también han desempeñado un papel importante en la redacción del texto.

Gracias a Cristina Villa, directora de la Fondazione Valter Longo, por su colaboración y por el trabajo de redacción, sin olvidar a las becarias nutricionistas de la Fondazione Gina Forrisi, por haber ideado y confeccionado el cuestionario del capítulo 4, y a Alessandra Fedato por su ayuda en la búsqueda del material empleado en algunos capítulos. Y también a la artista Manuela Lupis, que ha creado las ilustraciones de este libro.

Gracias a todo el equipo de la editorial Vallardi: a la directora editorial Marcella Meciani, a la editora Flavia Fratini, a la directora del Departamento de Derechos y

Adquisiciones del grupo editorial Mauri Spagnol Cristina Foschini; al jefe de redacción Vittorio Sirtori y a la coordinadora de redacción Corrada Picchi; a Laura De Tomassi, Alessio Scordamaglia y a Luigi Dodi por su trabajo de redacción y en la parte gráfica, a la responsable del Departamento de Prensa Simona Scandellari y a la responsable de Marketing Silvia Pilloni, así como al estudio gráfico *the*World*of*Dot, por la profesionalidad, la calidad de su trabajo y el entusiasmo con que lo han llevado a cabo. Reitero mi agradecimiento al editor Luigi Spagnol por el contrato que, al igual que con los libros precedentes, permitirá que los beneficios del libro se destinen a la creación de programas para jóvenes, proyectos de investigación y una red de nutricionistas que ofrezca asistencia y apoyo a todos los pacientes.

Apéndice A

Evaluación del estado nutricional

Quiero dar las gracias por su investigación y aportación a este capítulo a la doctora Romina Inès Cervigni, bióloga nutricionista de la Fondazione Valter Longo de Milán; a la doctora Anna Claudia Romeo, jefa del Servicio de Patología Neonatal de la Azienda Ospidaliera Pugliese-Ciaccio de Catanzaro, doctoranda de Investigación en Fisiopatología y Clínica de las Enfermedades Endocrino-Metabólicas, Departamento de Medicina Interna, Università di Genova; al profesor Alessandro Laviano, Departamento de Medicina Traslacional y de Precisión de la Università La Sapienza de Roma y jefe del Servicio Operativo de Medicina Interna y Nutrición Clínica de la Azienda Ospedaliera Universitaria Policlinico Umberto I de Roma, y a varios de los principales expertos italianos en nutrición pediátrica, que me han dado consejos y han hecho correcciones importantes.

En este apéndice vamos a dar una serie de indicaciones para que los padres puedan evaluar el estado nutricional y el crecimiento de su hijo. Son mediciones sencillas y al alcance de todos, que dan una idea general, pero verídica, del estado nutricional.

Si los padres notan que su hijo está muy por debajo o por encima de los valores indicados como «normales», se aconseja que acudan a un pediatra o a un nutricionista para asegurarse de que los estilos de vida y alimentación sean apropiados.

Evaluación antropométrica y nutricional

Para hacer una evaluación del crecimiento correcto de un niño pueden bastar unas pocas medidas: el peso, la altura y la circunferencia de la cintura proporcionarán informaciones muy útiles. Para ello pueden utilizarse instrumentos precisos, pero no complicados. A partir de ahí, habrá que comparar los valores obtenidos con los estándares válidos y reconocidos internacionalmente, como los de la Organización Mundial de la Salud, adoptados por 125 países de todo el mundo.

En la mayoría de los casos bastará con medir al niño o adolescente cada 2 o 3 meses, pero la frecuencia podría aumentar en presencia de situaciones que puedan alterar su crecimiento, como una actividad física muy intensa, enfermedades, obesidad, etc.

No obstante, el ritmo de crecimiento, que puede variar de unos niños a otros, debe evaluarse junto con el pediatra, porque hay muchos factores que pueden condicionar el desarrollo natural del niño: altura de los padres, estado de salud, historia familiar y personal.

Dado que los niños y los adolescentes no solo crecen de forma distinta según el sexo, sino también con velocidades distintas según la edad, en pediatría se realiza la evaluación antropométrica mediante tablas y gráficos que permiten comparar los valores absolutos obtenidos como resultado con los «percentiles» o «centiles», curvas que describen la distribución de unos parámetros (por ejemplo, peso y altura) en la población pediátrica repartida por sexo y edad, en cuyos extremos (3.º y 97.º centil) se sitúan los sujetos con valores «menos comunes», mientras que en el centro (próximo al 50.º centil), se encuentran los más comunes. Las tablas sirven para controlar el crecimiento de los niños y los valores comprendidos entre el 5.º y el 85.º centil se consideran dentro de la norma. En la tabla A.11, que está al final de este apéndice, hemos decidido estrechar el límite, con mediciones que van del 25.º al 75.º centil. Hay tablas de los percentiles por peso, altura, IMC, circunferencia abdominal, presión arterial y cualquier otro parámetro que se desplace en el tiempo a lo largo de una línea continua, como la circunferencia craneal. Las tablas de los percentiles son el resultado de amplios estudios epidemiológicos de población a escala nacional e internacional. Otro parámetro que se utiliza, análogo, pero no del todo superponible a los percentiles, es la variable normalizada, una cifra que indica cuánto se aparta de los valores de referencia el valor del niño que estamos considerando. Este parámetro lo usan sobre todo quienes analizan el exceso de peso y resulta más útil que los percentiles, porque, a diferencia de estos, la variable normalizada no tiene un límite superior. Por ejemplo, un niño muy obeso puede tener varios puntos más de variable normalizada que el 99.° percentil.

Para los niños con ciertas enfermedades genéticas como el síndrome de Down, la acondroplasia, el síndrome de Turner y el síndrome de Prader-Willi, hay unas «tablas especiales», porque estos niños presentan un crecimiento distinto del calculado con otros estándares. Para interpretar las tablas de los percentiles debemos considerar que el 50.° centil representa la mediana e indica el valor a cuya altura encontramos el 50 % de las observaciones de esa población. Esto significa que, si un niño varón de 12 años se sitúa en el 50.° centil para el peso, estará «en la media» con respecto a sus coetáneos: el 50 % de los niños de su edad pesan más y el otro 50 % pesan menos.

- El 3.er centil es el extremo inferior, donde encontramos una minoría de niños que presentan valores bajos de la medida en cuestión (niños más delgados, más bajos, etc.). Es decir, que entre 100 niños de su edad, el niño que pertenece a este centil para el peso tendrá 97 niños de peso superior y solo 3 niños más delgados que él.
- El 97.° centil es el extremo superior, donde tenemos los valores más altos (niños obesos). Entre 100 niños de su edad, el niño que pertenece al 97.° centil para el peso pesará más que 97 y menos que 3.

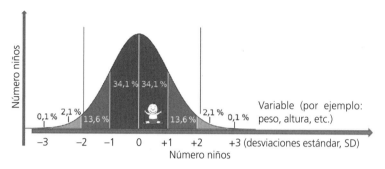

A.1. Representación de la distribución por percentiles.

Existen distintas tablas de percentiles.

- Curvas de crecimiento NCHS (National Center for Health Statistics de Estados Unidos): percentiles 0-20 años para hombres y mujeres (peso/edad, longitud o altura/edad, circunferencia craneal/edad, peso/longitud, IMC).
- Curvas de crecimiento italianas (Cacciari): percentiles 2-20 años para hombres y mujeres (peso/edad, altura/edad, IMC).
- Curvas de crecimiento OMS: percentiles 0-5 años + tablas de variable normalizada (0-6 meses, 0-2 años, 0-5 años, 6 meses-2 años, 2-5 años).

Aunque las curvas NCHS se basan en una amplia población multiétnica (la estadounidense), también están las curvas nacionales, así como las italianas de Cacciari, de modo que es preferible no usar las primeras y optar, en cambio, por las de la Organización Mundial de la Salud (OMS).

PARÁMETROS NUTRICIONALES

Las recogidas de datos (1) y (2) que se muestran a continuación son indicativas y deberían hacerlas los médicos, sobre todo si se dan patologías de sobrepeso y obesidad en los niños o adolescentes, porque si la familia se acostumbra a hacer ella exclusivamente estas mediciones periódicas, perderá la motivación para llevar a su hijo al médico o pediatra, y los médicos saben por experiencia que en estos casos los resultados siempre son pésimos. En el proceso de educación para unos estilos de vida correctos, las visitas periódicas con la «excusa» de medir peso, altura e IMC en realidad sirven para mejorar dicho proceso, pues si se quieren interpretar e integrar correctamente todos los datos que definen el crecimiento del niño, es preciso tener unos conocimientos médicos específicos. Dicho esto, la familia puede recoger los siguientes datos para comprender si un niño se encuentra en un estado de «riesgo nutricional» que, en caso de no estar controlado aún, merece una comprobación por parte pediatra o el especialista en nutrición.

Peso

El peso se debe medir con la persona en posición erguida, usando básculas digitales o totalmente mecánicas.

Es preferible hacer la medición por la mañana, en ayunas y en ropa interior. Una vez que el niño/adolescente esté en la báscula, se espera unos segundos para que el aparato se estabilice y se anota el peso.

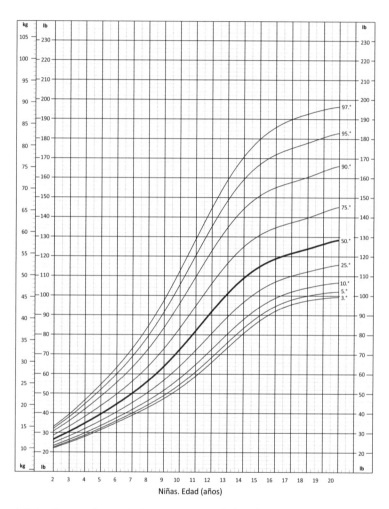

A.2.1. Curvas de crecimiento por peso de las niñas.

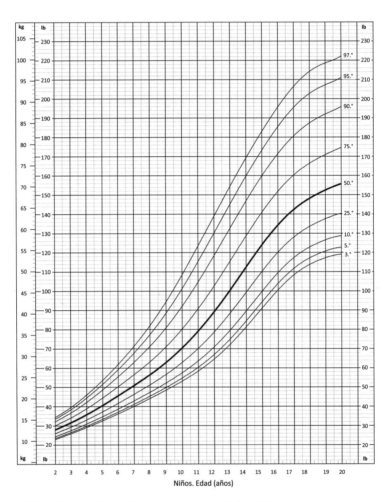

A.2.2. Curvas de crecimiento por peso de los niños.

Utilizando estos gráficos (dos distintos, uno para las niñas y otro para los niños) podrá evaluar el peso de su hijo:

1) busque en la línea horizontal la edad y en la línea vertical el peso de su hijo y

2) cruzando el peso con la edad puede tener una idea del percentil al que pertenece su hijo.

Ejemplos: una niña de 6 años que pesa 20 kg se sitúa en la línea de trazo más grueso y, por tanto, pertenece al 50.° percentil, justo en el 50 % de las observaciones de las niñas de su edad.

Estatura

La estatura puede medirse con un metro vertical, a ser posible rígido, como el estadiómetro, bien calibrado, y el niño o niña debe estar descalzo y sin pinzas, cintas, diadema, gorro, capucha, pañuelo o cualquier otro accesorio que pueda estorbar la medición.

1) El niño/adolescente tiene que estar en posición erguida, con los hombros rectos y vueltos hacia la pared, las rodillas bien estiradas, los pies juntos y los talones pegados a la pared.

2) Póngale la cabeza derecha y dígale que mire al frente (en lenguaje estrictamente médico se dice que la cabeza debe estar en el «plano de Fránc-

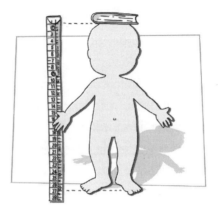

A.3. Posición correcta para medir la altura

fort»: la línea que une el canal auricular con el borde inferior de la órbita de los ojos ha de estar paralela al suelo).

3) Comprima ligeramente el cabello antes de medir.
4) Mida solo una vez. Si no le resulta fácil conseguir un estadiómetro, puede usar un libro, colocándolo en ángulo recto con la pared (como en la Figura A.3.) sobre la cabeza —colocada correctamente— de su hijo. Haga la clásica marca con lápiz en la pared y lea la altura (en esta fase ya no hace falta que el niño se mantenga en posición).

Utilizando estos gráficos (dos distintos, uno para las niñas y otro para los niños), puede evaluar la altura de su hijo:

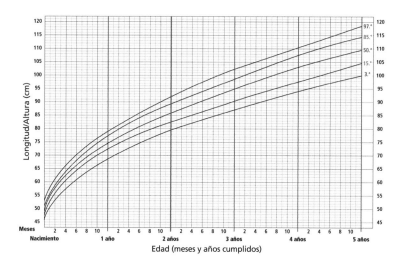

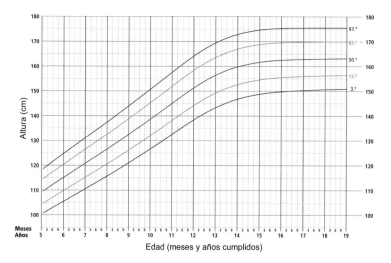

A.4. Curvas de crecimiento en altura: niñas y adolescentes de 0 a 5 y de 5 a 19 años.

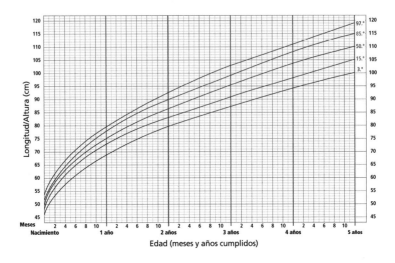

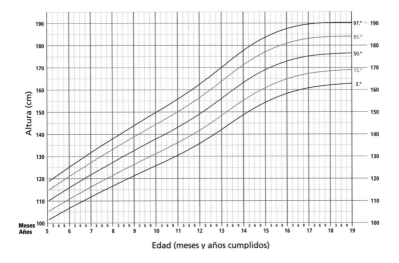

A.5. Curvas de crecimiento en altura: niños y adolescentes de 0 a 5 y de 5 a 19 años.

1) busque en la línea horizontal de estos gráficos la edad, y en la línea vertical la altura de su hijo;
2) cruzando edad y altura puede hacerse una idea del percentil al que pertenece su hijo.

Ejemplo: una niña de 6 años y 115 cm de altura se sitúa en la línea central, por lo que pertenece al 50.° percentil, justo en el 50 % de las observaciones de las niñas de su edad.

Índice de masa corporal

El índice de masa corporal, IMC, también conocido por sus siglas en inglés (BMI, *Body Mass Index*), es un índice del peso, pero no mide la grasa corporal ni su distribución. Pese a estas limitaciones, en términos clínicos las variaciones del IMC son un buen indicador de riesgo para la salud, ya que es una medida indirecta fiable del nivel de grasa corporal en niños y adolescentes. El IMC se calcula como la razón entre el peso, expresado en kilogramos, y el cuadrado de la altura expresada en metros: kg/m^2. De hecho, el IMC es fácil de calcular en la rutina clínica y también se ha aceptado en el campo pediátrico para definir el estado del peso, aunque hay que reconocer sus limitaciones a la hora de distinguir entre masa grasa y masa magra. Como el IMC varía fisiológicamente con la edad y el sexo, se recurre a unas tablas que indican los límites inferior y superior de este en función de las condiciones.

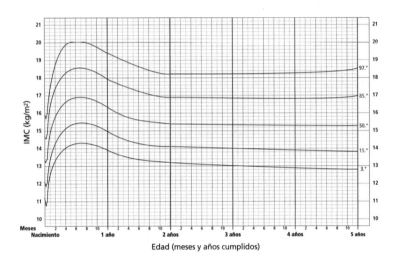

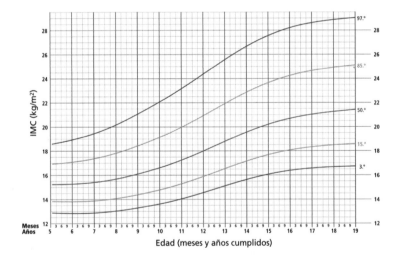

A.6. Curvas de crecimiento por índice de masa corporal (IMC): niñas y adolescentes de 0 a 5 y de 5 a 19 años.

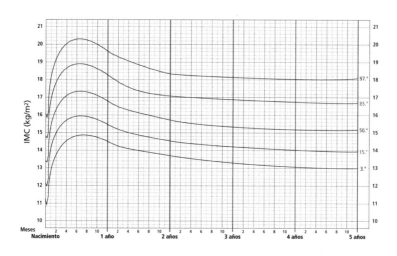

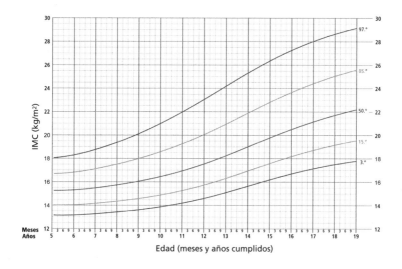

A.7. Curvas de crecimiento por índice de masa corporal (IMC): niños y adolescentes de 0 a 5 y de 5 a 19 años.

Según la Organización Mundial de la Salud, un valor de IMC igual o mayor que el 85.º centil expresa sobrepeso, y un valor igual o mayor al 97.º centil define la obesidad. En líneas generales, el objetivo del tratamiento es alcanzar un IMC menor que el 85.º percentil.

Si tenemos en cuenta la variable normalizada, se habla de: 1) sobrepeso: para valores de IMC mayores que 1 SD (sigla de *standard deviation*, es decir, desviación típica), que corresponde a un IMC de 18,5 kg/m² para un niño de 10 años; 2) obesidad: corresponde a valores mayores que 2 SD, equivalente, por ejemplo, a un IMC de 21,4 kg/m² con 10 años; 3) delgadez: una desviación del IMC correcto inferior a 2 SD es indicativa de una delgadez excesiva; por ejemplo, en un niño de 10 años corresponde a un IMC de 13,7 (3).

Utilizando estos gráficos (dos distintos, uno para las niñas y el otro para los niños) usted puede evaluar el índice de masa corporal de su hijo:

1) calcule el IMC: peso en kg/altura en m²;
2) busque en la línea horizontal la edad y en la línea vertical el IMC;
3) cruzando edad e IMC puede hacerse una idea del percentil al que pertenece su hijo.

Ejemplo: un niño de 6 años que pesa 20 kg y mide 1,15 m de altura tendrá como IMC un valor de 15,1 (cálculo: 20/1,15 × 1,15) o, sencillamente, 20/1,15/1,15). Cruzando la edad con el IMC en el gráfico puede ver que el valor se sitúa en la línea central, correspondiente al 50.° percentil, y, por tanto, a valores normales. Cuanto más se aparte de este valor, más necesaria será una intervención para lograr que los valores entren en la norma.

Circunferencia de la cintura

La circunferencia de la cintura es un índice de adiposidad abdominal (aunque no es una medida de la grasa corporal total) estrechamente relacionado con el IMC y los factores de riesgo cardiovascular.

Para los adultos, el US National Cholesterol Education Program Adult Treatment Panel III (NCEP-ATP III) ha definido la presencia de obesidad central y el consiguiente aumento de riesgo cardiovascular con valores de la circunferencia de la cintura superiores a 102 cm en los varones adultos, y superiores a 88 cm en las mujeres adultas. Según los datos obtenidos por el Bogalusa Study, (4) se ha demostrado que la grasa abdominal (expresada como circunferencia abdominal) en niños de edad comprendida entre 5 y 17 años está asociada a un aumento de triglicéridos, colesterol LDL, HDL e insulina.

Instrucciones para la medición:

1) consiga una cinta métrica;
2) el niño debe estar de pie, con los hombros derechos, los pies juntos y los brazos caídos sobre los flancos, en ropa interior;

3) compruebe que el niño reparte el peso de forma equilibrada entre las dos piernas;
4) identifique el borde de la última costilla y el superior de la pelvis. Coloque la cinta métrica a la mitad de la distancia entre estos dos puntos y rodee la cintura del niño sin apretar;
5) tome la medida al final de una espiración normal.

Sirviéndose de la tabla que se incluye a continuación, podrá evaluar la circunferencia abdominal de su hijo:

1) Busque en la primera columna la edad y, desplazándose por la misma línea, encuentre el valor más próximo a la medida de la circunferencia abdominal de su hijo. A la izquierda están los valores para las chicas, y a la derecha, los de los chicos;
2) cruzando la edad con la medida de la circunferencia abdominal puede hacerse una idea del percentil al que pertenece su hijo.

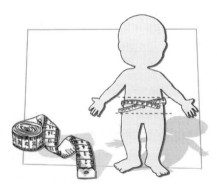

A.8. Medida de la circunferencia de cintura.

| Valores de la circunferencia de cintura (cm) | | | | | | | | | |
| Edad (años) | Percentiles para niñas | | | | | Percentiles para niños | | | | |
	10.°	25.°	50.°	75.°	90.°	10.°	25.°	50.°	75.°	90.°
2	43,1	45,1	47,4	49,6	52,5	42,9	46,9	47,1	48,6	50,6
3	44,7	46,8	49,3	51,9	55,4	44,7	48,8	49,2	51,2	54,0
4	46,3	48,5	51,2	54,2	58,2	46,5	50,6	51,3	53,8	57,4
5	47,9	50,2	53,1	56,5	61,1	48,3	52,2	53,3	56,5	60,8
6	49,5	51,8	55,0	58,8	64,0	50,1	54,3	55,4	59,1	64,2
7	51,1	53,5	56,9	61,1	66,8	51,9	56,2	57,5	61,7	67,6
8	52,7	55,2	58,8	63,4	69,7	53,7	58,1	59,6	64,3	71,0
9	54,3	56,9	60,7	65,7	72,6	55,5	59,9	61,7	67,0	74,3
10	55,9	58,6	62,5	68,0	75,5	57,3	61,8	63,7	69,6	77,7
11	57,5	60,2	64,4	70,3	78,3	59,1	63,3	65,8	72,2	81,1
12	59,1	61,9	66,3	72,6	81,2	60,9	65,6	67,9	74,9	84,5
13	60,7	63,6	68,2	74,9	84,1	62,7	67,4	70,0	77,5	87,9
14	62,3	65,3	70,1	77,2	86,9	64,5	69,2	72,1	80,1	91,3
15	63,9	67,0	72,0	79,5	89,8	66,3	71,1	74,1	82,8	94,7
16	65,5	68,6	73,9	81,8	92,7	68,1	72,9	76,2	85,4	98,1
17	67,1	70,3	75,8	84,1	95,5	69,9	74,8	78,3	88,0	101,5
18	68,7	72,0	77,7	86,4	98,4	71,7	76,7	80,4	90,6	104,9

A.9. Valores de la circunferencia de cintura (cm) por sexo y edad.

Ejemplo: un niño de 6 años con una medida de circunferencia abdominal de unos 55 cm está en el 55.° percentil, y por tanto en los valores normales. Cuanto más se aparte de este valor, más necesaria será una intervención para lograr que los valores entren en la norma.

Razón circunferencia de la cintura/estatura

Un método muy sencillo para evaluar el riesgo de obesidad central (la acumulación de grasa también en el interior del cuerpo, no solo en el tejido subcutáneo) es la relación entre la circunferencia de la cintura y la altura. Es un cálculo muy fácil que proponemos también a los chicos de los colegios donde hacemos las presentaciones de educación alimentaria.

Esta medición resulta útil porque no depende de ninguna variable como edad, sexo o etnia, y con respecto a la medida de la circunferencia de la cintura su ventaja es que no tiene que verificarse con tablas por sexo y edad.

Una razón cintura/estatura superior a 0,5, en cualquier edad, es un resultado que puede conllevar un aumento de hipertensión, diabetes y dislipidemia en los adultos. Se ha propuesto usar el mismo valor para la edad pediátrica, pero por ahora no hay muchos estudios en este tramo de edad, aunque un trabajo de Maffeis *et al.* (5) ha constatado que los niños con circunferencia de cintura mayor que el 90.º percentil o razón cintura/estatura mayor que 0,5 presentan un riesgo metabólico y cardiovascular significativo frente a los niños con valores inferiores. Otro estudio más reciente también ha mostrado que los valores de razón cintura/estatura entre 0,5 y 0,55 corresponden a niños con riesgo de obesidad central, mientras que valores de la razón cintura/estatura iguales o mayores que 0,55 corresponden a niños que ya presentan una situación de obesidad central (IMC igual o mayor que el 95.º centil) (6).

Veamos cómo se calcula y evalúa la razón cintura/estatura:

1) Divida el valor de la circunferencia de la cintura por el valor de la altura, ambos expresados en centímetros.

2) El valor ideal debe ser menor que 0,5.

Ejemplo: un niño de 6 años que mide 1,15 m de altura y presenta una circunferencia abdominal de 55 cm tendrá una razón cintura/estatura de 0,47 (55/115) y, por tanto, un valor normal. Cuanto mayor de 0,5 sea este valor, más necesaria será una intervención para lograr que los valores entren en la norma.

Evaluación de la grasa subcutánea con plicometría

Además de los parámetros antropométricos que acabamos de ver (peso, estatura, circunferencia de la cintura), hay métodos para medir el aumento de la masa corporal, el crecimiento cerebral y la composición corporal, en especial el tejido magro y el graso.

Para evaluar la adiposidad infantil, un método útil consiste en medir la grasa subcutánea (que, según se estima, constituye el 50 % de la grasa corporal) mediante plicometría.

Estas mediciones también son fundamentales, pero debido a su complejidad y a la necesidad de una instrumentación específica, requieren la intervención de profesionales, como pediatras o nutricionistas, para minimizar el error.

Peso	Estatura	IMC o BMI	Circunferencia de cintura	Razón cintura/altura	Razón cintura/caderas

A.10. Resumen de los métodos de evaluación nutricional.

Los errores pueden deberse a la identificación de la localización del pliegue, al método con que se obtiene y a la utilización y lectura del propio plicómetro. Por eso se recomienda visitar periódicamente al pediatra y eventualmente al nutricionista.

Resumiendo: he aquí, reunidos en una tabla, los métodos de evaluación nutricional que hemos visto en este apéndice, seguidos de las tablas (para niñas y niños) que recogen los valores promedio de referencia (comprendidos entre el percentil 25.º y el 75.º) para peso, altura, IMC y circunferencia de la cintura.

Niñas											
Edad	Peso (kg)			Altura			IMC			Cintura (cm)		
Percentil	25	50	75	25	50	75	25	50	75	25	50	75
0	3,1	3,4	3,7	47,9	49,1	50,4	12,5	13,3	14,2	N/D	N/D	N/D
1	9,0	9,7	10,4	72,3	74,0	75,8	15,4	16,4	17,4	N/D	N/D	N/D
2	11,3	12,1	13,1	83,5 84,2	85,7 86,4	87,9 88,6	14,6 14,8	15,4 15,7	16,3 16,6	45,1	47,4	49,6
3	12,9	13,9	15,2	92,5	95,1	97,6	14,5	15,4	16,3	46,8	49,3	51,9
4	14,6	15,9	17,4	99,8	102,7	105,6	14,4	15,3	16,3	48,5	51,2	54,2
5	16,5	18,0	20,0	106,2	109,4	112,6	14,3	15,3	16,3	50,2	53,1	56,5
6	18,5	20,3	22,7	111,7	115,1	118,6	14,3	15,3	16,4	51,8	55,0	58,8
7	20,7	22,9	25,7	117,1	120,8	124,5	14,4	15,4	16,6	53,5	56,9	61,1
8	23,1	25,8	29,2	122,6	126,6	130,5	14,6	15,7	17,0	55,2	58,8	63,4
9	25,9	29,1	33,3	128,4	132,5	136,6	14,9	16,1	17,5	56,9	60,7	65,7
10	29,2	33,1	38,0	134,3	138,6	143,0	15,4	16,6	18,2	58,6	62,5	68,0
11	32,9	37,4	43,2	140,5	145,0	149,5	15,9	17,2	18,9	60,2	64,4	70,3
12	36,7	41,8	48,3	146,6	151,2	155,8	16,6	18,0	19,8	61,9	66,3	72,6
13	40,6	46,0	53,0	151,7	156,4	161,1	17,3	18,8	20,7	63,6	68,2	74,9
14	43,9	49,5	56,8	155,1	159,8	164,5	17,9	19,6	21,6	65,3	70,1	77,2
15	46,7	52,1	59,4	157,0	161,7	166,3	18,5	20,2	22,3	67,0	72,0	79,5
16	48,6	53,9	61,2	157,9	162,5	167,1	18,9	20,7	22,9	68,6	73,9	81,8
17	50,0	55,2	62,3	158,3	162,9	167,4	19,2	21,0	23,3	70,3	75,8	84,1
18	51,0	56,2	63,4	158,6	163,1	167,5	19,4	21,3	23,5	72,0	77,7	86,4
19	51,8	57,4	64,8	158,7	163,2	167,6	19,5	21,4	23,7	N/D	N/D	N/D

A.11. Tablas (para niñas, en esta página; para niños, en la siguiente) de los valores de referencia por peso, atura, IMC y circunferencia de cintura. (*Continúa*)

Niños											
Edad	Peso (kg)			Altura			IMC			Cintura (cm)		
Percentil	25	50	75	25	50	75	25	50	75	25	50	75
0	3,2	3,5	3,9	48,6	49,9	51,2	12,6	13,4	14,3	N/D	N/D	N/D
1	9,7	10,5	11,3	74,1	75,7	77,4	15,9	16,8	17,7	N/D	N/D	N/D
2	11,9	12,7	13,7	85,1 85,8	87,1 87,8	89,2 89,9	14,9 15,2	15,7 16,00	16,6 16,9	49,6	47,1	48,6
3	13,4	14,4	15,6	93,6	96,1	98,6	14,8	15,6	16,5	48,8	49,2	51,2
4	15,1	16,3	17,7	100,5	103,3	106,2	14,5	15,3	16,2	50,6	51,3	53,8
5	17,0	18,5	20,3	106,8	110,0	113,1	14,3	15,2	16,1	52,5	53,3	56,5
6	19,0	20,8	22,9	112,6	116,0	119,3	14,5	15,3	16,3	54,3	55,4	59,1
7	21,1	23,2	25,8	118,2	121,7	125,3	14,6	15,5	16,5	56,2	57,5	61,7
8	23,3	25,8	28,8	123,5	127,3	131,1	14,8	15,7	16,8	58,1	59,6	64,3
9	25,8	28,7	32,4	128,5	132,6	136,6	15,1	16,0	17,2	59,9	61,7	67,0
10	28,7	32,1	36,6	133,5	137,8	142,1	15,4	16,4	17,7	61,8	63,7	69,6
11	32,0	36,1	41,4	138,6	143,1	147,7	15,8	16,9	18,4	63,6	65,8	72,2
12	35,9	40,7	46,8	144,3	149,1	153,9	16,3	17,5	19,1	65,5	67,9	74,9
13	40,4	45,8	52,7	151,0	156,0	161,1	16,9	18,2	19,9	67,4	70,0	77,5
14	45,3	51,2	58,6	158,0	163,2	168,4	17,6	19,0	20,8	69,2	72,1	80,1
15	50,2	56,5	64,2	163,7	169,0	174,2	18,3	19,8	21,6	71,1	74,1	82,8
16	54,7	61,1	69,0	167,7	172,9	178,1	18,9	20,5	22,4	72,9	76,2	85,4
17	58,2	64,7	72,8	170,0	175,2	180,3	19,5	21,1	23,1	74,8	78,3	88,0
18	60,7	67,3	75,6	171,1	176,1	181,2	20,0	21,7	23,8	76,7	80,4	90,6
19	62,5	69,2	77,6	171,6	176,5	181,5	20,4	22,2	24,3	N/D	N/D	N/D

(Continuación)

A.11. Tablas (para niñas, en la página anterior; para niños, en esta página) de los valores de referencia por peso, atura, IMC y circunferencia de cintura.

Apéndice B

Indicaciones nutricionales

Quiero dar las gracias por su investigación y aportación a este capítulo a la doctora Romina Inès Cervigni, bióloga nutricionista de la Fondazione Valter Longo en Milán; a la doctora Anna Claudia Romeo, jefa del Servicio de Patología Neonatal de la Azienda Ospidaliera Pugliese-Ciaccio de Catanzaro, doctoranda de Investigación en Fisiopatología y Clínica de las Enfermedades Endocrino-Metabólicas, Departamento de Medicina Interna, Università di Genova; al profesor Alessandro Laviano, Departamento de Medicina Traslacional y de Precisión de la Università La Sapienza de Roma y jefe del Servicio Operativo de Medicina Interna y Nutrición Clínica de la Azienda Ospedaliera Universitaria Policlinico Umberto I de Roma, y a varios de los principales expertos italianos en nutrición pediátrica que me han dado consejos y han hecho correcciones importantes.

El crecimiento del niño es el índice por excelencia de su estado de salud y reviste una importancia especial para establecer la adecuación nutricional, es decir, si el modo en que se alimenta es correcto. Las desviaciones del desarrollo «normal» pueden consistir tanto en un crecimiento insuficiente como excesivo. Por ejemplo, una estatura baja para su edad podría deberse a una ingesta de alimentos inferior a sus necesidades. Por el contrario, una acumulación de tejido adiposo la mayoría de las veces se debe a un exceso de nutrientes, es decir, a una dieta demasiado rica unida a un estilo de vida demasiado sedentario. Las dos desviaciones pueden estar asociadas a un riesgo mayor de patologías a corto o largo plazo. Por eso es fundamental saber si el crecimiento de un niño está apartándose de los valores de referencia por edad y sexo para corregir a tiempo su alimentación (1).

A continuación, daremos una serie de **indicaciones nutricionales cualitativamente adecuadas para niños/adolescentes de 7 a 17 años**, de acuerdo con la Dieta de la Longevidad, con sugerencias de cantidades según la edad.

En el Apéndice A, las instrucciones son para que los padres puedan evaluar el estado nutricional de su hijo de un modo sencillo. Las informaciones sobre el modo de supervisar el desarrollo del niño son un instrumento útil para evaluar la adecuación nutricional de la dieta. Además de estas recomendaciones nutricionales basadas en datos epidemiológicos por tramos de edad, sexo y estado fisiológico (niveles de referencia de ingesta de energía y nutrientes; LARN), es importante que también en casa cada progenitor sea capaz de controlar con regularidad el estado nutricional de su hijo y de modificarlo si es necesario.

Pero esto no debe sustituir las consultas médicas periódicas en las que el pediatra evalúe la situación clínica del niño, sirviéndose de instrumentos y conocimientos especiales para hacer un análisis profundo. Aunque parezca que un niño «está bien», es fundamental no saltarse los controles periódicos del pediatra para evitar imprecisiones y problemas que, aunque al principio no sean graves, a la larga sí pudieran serlo. Por desgracia, muchas familias prefieren evitar los controles regulares si tienen la impresión de que el niño no padece ninguna patología, como explica el profesor Andrea Vania, pero esta «ligereza» puede conducir a situaciones subclínicas más o menos graves, desde el «simple sobrepeso» hasta carencias de determinados micronutrientes.

ALIMENTACIÓN Y SUBDIVISIÓN DE LAS COMIDAS

Además de la calidad y cantidad de los alimentos que se aconsejan más abajo, consideramos que es importante la subdivisión diaria de las comidas, teniendo en cuenta también los horarios. Aconsejamos subdividir la ingesta diaria de alimentos en 4-5 comidas (evitando comer entre horas) con la siguiente distribución calórica de energía:

- desayuno: 15 %
- bocadillo: 5 %
- almuerzo: 40 %
- merienda: 10 %
- cena: 30 %

Traducido en términos prácticos, hay que preparar y servir comidas principales nutritivas (desayuno, almuerzo y cena) y tentempiés y meriendas «de apoyo» a las comidas principales. La función de estos refrigerios debe ser evitar que se llegue a la comida siguiente con demasiada hambre, por lo que sus cantidades no pueden ser abundantes. Es importante tener en cuenta también el ayuno nocturno, que debería prolongarse durante al menos 10 horas, mejor si son 12, sobre todo para los niños y los adolescentes que tienden al sobrepeso, tal como se explica en los capítulos 10 y 12 (la Dieta de la Longevidad para los más pequeños).

Desayuno

El desayuno a menudo es una comida maltratada. Los adultos, adolescentes y niños tienden a saltárselo por distintos motivos: prisas, poco apetito matutino o malas costumbres alimentarias consolidadas entre los miembros de la familia. En realidad, el desayuno es una comida muy importante, debería corresponder a cerca del 15 % de la necesidad calórica diaria y estar equilibrado desde el punto de vista calórico y nutricional, para empezar el día correctamente. Sobre todo, porque después del ayuno nocturno es conveniente alimentarse de un modo equilibrado, con una comida que proporcione todos los nutrientes para la salud y para el rendimiento intelectual y físico, en especial en la edad evolutiva.

Durante las presentaciones que mi fundación ha empezado a hacer en los colegios para promover una educación alimentaria correcta, se les pregunta a los chicos: «¿Cómo se dice desayuno en inglés?». Suelen responder todos a coro: «¡Breakfast!». También se muestran muy seguros cuando se les pregunta cuál es la traducción correcta de las dos palabras que componen desayuno en inglés: *break-fast*. Hasta ahora la respuesta ha sido siempre la misma, con ligeras variaciones: pausa rápida, aperitivo rápido, comida rápida y otros sinónimos. Se sorprenden mucho cuando se les explica que la palabra *fast* significa ayuno y que *breakfast* es un modo de decir «interrumpir el ayuno», es decir, desayunar.

Una alimentación correcta, ya a partir del desayuno, contribuye a evitar reacciones hipoglucémicas (el famoso «bajón de azúcar»), más frecuentes en los niños que en los adultos, y a adquirir unas costumbres alimentarias buenas y equilibradas que probablemente se mantendrán el resto de la vida y se transmitirán a las generaciones futuras.

Dada su importancia, nos preguntamos por qué muchos tienden a saltarse el desayuno. Otro de los motivos, muy preocupante, de los que se abstienen de esta comida es la convicción de que puede servirles para «ahorrarse» algunas calorías.

En realidad, numerosos estudios demuestran que quien desayuna regularmente está menos predispuesto al sobrepeso y la obesidad, y que los adolescentes de peso normal que suelen saltarse el desayuno también experimentarán en la edad adulta un aumento del índice de masa corporal, que es la razón entre peso y altura, también llamado BMI (*Body Mass Index* en inglés) (2). Son pocos, en cambio, los estudios que afirman que desayunar no ayuda a perder peso (3).

Es evidente que hacen falta más observaciones y análisis profundos, hoy insuficientes, para entender mejor el papel del desayuno en el aumento de peso. Aunque algunas investigaciones recientes parecen atribuir al desayuno una influencia menor de la que se piensa en la probabilidad de desarrollar sobrepeso, no obstante, de acuerdo con los médicos con quienes hemos colaborado, optamos por animar a desayunar con regularidad. En efecto, la costumbre de desayunar puede surtir efecto no solo en el peso sino también en la lucidez mental, pues saltarse el desayuno expone a alteraciones de las funciones intelectuales debidas probablemente al estrés del ayuno nocturno prolongado (4). No hay que olvidar que el cerebro basa su funcionamiento en el uso de glucosa como única fuente de energía, y aunque nuestro cuerpo puede producirla a partir de cualquier nutriente, el proceso es lento y dificultoso. Por eso, el modo más sencillo de asegurarse de que el cerebro de los niños y adolescentes funcione al máximo de sus posibilidades es que obtengan la glucosa fácilmente a partir de un desayuno sano. Por último, cada vez son más los estudios que asocian la costumbre de saltarse regularmente el desayuno con un riesgo mayor de desarrollar enfermedades cardiovasculares (5) (6).

Por tanto, dado que desayunar parece algo necesario y esencial para la salud, a continuación haremos algunas recomendaciones sobre cómo articular el desayuno y sustituir algunos alimentos por alternativas más saludables. De entrada, hay que tener en cuenta los «grupos de alimentos», asegurándonos de que una parte del desayuno sea a base de proteínas, otra parte de carbohidratos y otra de grasas.

Proteínas

La leche de vaca puede alternarse con:

- leche de cabra o de oveja
- leches vegetales (por ejemplo: coco, almendras, avena), eligiendo siempre las que no tengan azúcares añadidos y estén enriquecidas con calcio y vitamina D
- yogur (blanco, desnatado con fruta, de leche de cabra o vegetal)

Carbohidratos

Es importante prever cierta cantidad de carbohidratos complejos para el desayuno, que puede consistir, por ejemplo, en pan integral o en:

- biscotes, preferiblemente integrales
- galletas sin relleno, preferiblemente integrales

Se pueden añadir bebidas calientes, como el café de cebada o el té, aunque desaconsejamos endulzarlas con azúcar, miel u otros endulzantes para que el paladar se acostumbre a los sabores reales, aunque sean amargos. A fin de mejorar el sabor de las bebidas, se puede añadir un poco de zumo de limón, canela o cacao amargo.

El azúcar que «ahorramos» de este modo se puede sustituir por las siguientes alternativas, tomadas con pan o biscotes:

- mermelada para untar los biscotes o el pan
- miel
- fruta

Grasas

En vez de mermelada, sería preferible una crema de frutos secos para untar, y escogeremos las que tengan menos cantidad de azúcar. Existen varias cremas hechas con un 100 % de avellanas, nueces, almendras, pistachos o cacahuetes (estos últimos en realidad son legumbres, pero desde el punto de vista nutricional se parecen más a los frutos secos). También se pueden sustituir las cremas con una ración de frutos secos, como almendras o nueces.

En algunos casos, como cuando se tiene poco apetito a la hora del desayuno, se puede aplazar la cuota de grasas, dejándola para el tentempié de media mañana. Se aconseja tener a mano una bolsita o cajita para que el niño lleve consigo la cantidad adecuada de nueces, almendras o avellanas.

En la tabla de la página siguiente vemos, arriba a la izquierda, los alimentos que suelen consumir en el desayuno los niños italianos. Hemos añadido alternativas de sustitución según la edad con las respectivas cantidades aconsejadas, la frecuencia máxima semanal y la frecuencia propuesta, para que el desayuno de los niños sea lo más variado posible y la primera comida del día esté equilibrada.

Cuota proteica

Alimentos		Cantidad por edades (gramos)			Frecuencia semanal máxima	Frecuencia semanal propuesta	Notas
		7-10 años	11-14 años	15-17 años			
Leche de vaca		200	200	200	0-7/7	0-1/7	De ganadería ecológica
¿Cómo sustituir la leche de vaca?	Leche de cabra	125	125	125	0-7/7	0-1/7	De ganadería ecológica
	Leche de oveja	150	150	150	0-7/7	0-1/7	De ganadería ecológica
	Leche de coco	200	200	200	0-7/7		Enriquecida con calcio y vitamina D y sin azúcares añadidos
	Leche de almendra	150	150	150	0-7/7	4/7	
	Leche de avena	150	150	150	0-7/7		
	Yogur desnatado con fruta	125	125	125	0-7/7	1/7	Sin azúcares añadidos y de ganadería ecológica
	Yogur de leche de cabra	125	125	125	0-7/7	1/7	

Cuota de carbohidratos

Alimentos		Cantidad por edades (gramos)			Frecuencia semanal máxima	Frecuencia semanal propuesta	Notas
		7-10 años	11-14 años	15-17 años			
Pan blanco		40	60-70	90-110	3/7	0-1/7	Ecológico
¿Cómo sustituirlo?	Pan integral	40	60-70	90-110	7/7	3/7	Ecológico
	Biscotes	20	40	50	3/7	0-1/7	Ecológicos
	Biscotes integrales	20	40	50	7/7	2/7	Ecológicos
	Galletas secas	20	40	50	2/7	0-1/7	Ecológicas
	Galletas integrales	20	40	50	4/7	2/7	Ecológicas
Azúcar		10	10	10	1/7	0-1/7	Ecológico
¿Cómo sustituirlo?	Mermelada	20	20	30	7/7	2/7	Sin azúcares añadidos
	Miel	10	10	10	7/7	1/7	
	Cacao	10	10	10	7/7	1/7	Mejor el amargo
	Fruta	50	50	100	7/7	3/7	De temporada y ecológica

Cuota de grasas

Alimentos		Cantidad por edades (gramos)			Frecuencia semanal máxima	Frecuencia semanal propuesta	Notas
		7-10 años	11-14 años	15-17 años			
Crema de avellanas, azucarada		20	20	25	1/7	0/7	Ecológica
¿Cómo sustituirla?	Crema de avellanas, almendras, nueces, pistachos o cacahuetes 100 %	20	20	25	2/7	1/7	Sin azúcar, ecológica
	Frutos secos (almendras, nueces, avellanas, piñones, pistachos, etc.)	20	20	20	5/7	4/7	Ecológicos
	Aceite de oliva (en el pan)	10	10	10	3/7	2/7	Ecológico

Siguiendo este esquema, se pueden preparar e idear varios tipos de desayuno. Por ejemplo:

1) café de cebada, leche de avena y galletas integrales; un puñado de avellanas para consumirlas en el desayuno o a la hora del tentempié;

2) té, zumo de manzana sin azucarar, pan integral y crema de almendras al 100 %;

3) té, yogur blanco con una pizca de canela o cacao y 3 nueces desmenuzadas dentro, galletas integrales;
4) café de cebada, leche de vaca, biscotes integrales con miel cubiertos de pistacho picado;
5) té y tortita de avena con compota de arándanos y piñones.

Tortita o panqueque con frutos rojos

Para 1 tortita
- 20 g de harina integral al gusto
- 50 ml de yogur o leche vegetal
- ½ cucharadita de azúcar de caña*
- 1 cucharadita de aceite de oliva

Para la compota
- 80 g de frutos rojos al gusto (fresas, frambuesas, cerezas, arándanos)
- ½ cucharadita de azúcar de caña**
- el zumo de ½ limón

---

* El azúcar se puede suprimir y el sabor de la tortita puede hacerse más agradable añadiendo canela o cacao amargo en polvo.
** También en este caso se puede prescindir del azúcar, dado que la fruta ya contiene azúcares.

Para la compota: mezclar la fruta, el azúcar y el limón, y cocer durante unos minutos en una cazuela hasta obtener una consistencia parecida a la de la confitura.

Para las tortitas: mezclar la harina, el yogur, el azúcar y el aceite. Cuando la mezcla quede suave y homogénea, verterla en una sartén muy caliente. Dejarla unos 2 minutos por ambos lados y, cuando la tortita esté bien dorada, verter por encima la compota.

Tentempié y merienda

El tentempié de media mañana y la merienda de la tarde deberían corresponder al 5-10 % de la necesidad calórica diaria. Proporcionan la energía necesaria para mantener alta la atención, importante sobre todo en el periodo escolar, y permiten llegar a la siguiente comida con el apetito adecuado.

A continuación, daremos algunas orientaciones sobre estos tentempiés: arriba a la izquierda se citan los alimentos más frecuentes y se dan las indicaciones más saludables entre las que escoger.

Alimentos		Cantidad por edades (gramos)			Frecuencia semanal máxima	Frecuencia semanal propuesta	Notas
		7-10 años	11-14 años	15-17 años			
Ración de tarta o bollito		30	35	40	2/7	0-1/7	Caseros
¿Cómo sustituirlos?	Fruta (porción correspondiente a 1 plátano pequeño, 1 manzana mediana, 4 albaricoques, 1 bol pequeño de arándanos)	150	150	150	7/7	3-4/7	De temporada y ecológica
	Barrita de fruta	50	50	50	2/7	0-1/7	Sin azúcares añadidos
	Frutos secos	20	20	30	7/7	3-4/7	Ecológicos
	Chocolate fundente	20	20	420	1/7	1/7	Ecológico, con más del 70 % de cacao
	Torta integral	40	40	40	1/7	1/7	Integral
	Pan con mermelada	30 + 10	50 + 10	70 + 10	1/7	0-1/7	Pan integral, mermelada con alto contenido de fruta y sin azúcares añadidos
	Tostada con tomate y aceite	30 + 50 + 3	50 + 50 + 3	70 + 50 + 3	2/7	2/7	Pan integral, tomate solo si es de temporada, aceite de oliva ecológico

Alimentos		Cantidad por edades (gramos)			Frecuencia semanal máxima	Frecuencia semanal propuesta	Notas
		7-10 años	11-14 años	15-17 años			
¿Cómo sustituirlos?	Zumo de naranja natural	200	200	200	2/7 en lugar de la fruta	2/7	Solo de temporada y ecológica
	Extracto de fruta y verdura	200	200	200	4/7 2/7 en lugar de la fruta	2-3/7	De alimentos de temporada y ecológicos
	Té o infusiones con una cucharadita de miel	250	250	250	7/7	2-3/7	Sin teína
	Leche vegetal	200	200	200	2-3/7	2-/7	Enriquecida con calcio y vitamina D y sin azúcares añadidos

Siguiendo este esquema se pueden crear combinaciones para distintos tipos de tentempiés de media mañana. Veamos algunos ejemplos:

1) café de cebada o té, barrita de fruta y nueces
2) café de cebada o té y biscotes integrales con mermelada baja en azúcar
3) fruta fresca de temporada
4) frutos de cáscara (nueces, avellanas, pistachos, almendras)
5) extracto de fruta y verdura con tostada con tomate

Para la merienda proponemos estas otras opciones:

1) café de cebada o té y chocolate fundente
2) licuado de fruta y verdura y torta integral
3) licuado de fruta y verdura y pan integral con tomate
4) fruta fresca de temporada
5) café de cebada o té y tarta de manzana con base vegetal

Tarta de manzana con base vegetal

Para 1 tarta
- 500 g de manzanas
- 280 g de harina integral
- 110 g de harina de almendras
- 170 g de azúcar moreno
- 280 g de leche de almendras
- 60 g de aceite de girasol
- 20 g de levadura
- limones al gusto
- canela al gusto

Mezclar en un cuenco 280 g de harina integral con la harina de almendras, 170 g de azúcar, la corteza de limón rallada al gusto, una pizca de sal y la levadura. Mezclar en otro cuenco la leche de almendras (u otra leche vegetal) y 60 g de aceite. Juntar las dos mezclas hasta obtener un compuesto homogéneo. Añadir a la masa una manzana, pelada y corta-

da en trocitos, y mezclar. Verter la masa en una cazuela un-
tada con un poco de aceite y enharinada. Pelar y cortar las
otras manzanas en láminas finas, y colocarlas sobre la superficie de la masa, espolvoreándolas con un poco de azúcar de caña y canela. Hornear a 180 °C durante cerca de
una hora.

Almuerzo

El almuerzo es la comida principal y debería corresponder
al 35-40 % de la necesidad calórica diaria. Si los niños comen en el colegio, se aconseja consultar el menú escolar
para poder completar la jornada, desde el punto de vista
nutricional, con la cena en casa. Estos menús en particular
deberían ser lo más variados posible para no repetir demasiado los ingredientes. Para ello, puede ser útil tener siempre en cuenta la estacionalidad de los alimentos. Si se varían
y diversifican a menudo los alimentos y se da preferencia a
los de «kilómetro cero», de temporada y ecológicos, se reducirán los riesgos de que la alimentación tenga carencias
y se minimizarán los daños causados por la presencia de
sustancias potencialmente tóxicas (conservantes, aditivos,
etc.) (7).

Plato	Alimentos	Cantidad por edades (gramos)			Frecuencia semanal máxima	Frecuencia semanal propuesta	Notas
		7-10 años	11-14 años	15-17 años			
Primero*	Pasta	50-60	70-80	90-100	7/7	2/7	Preferir la de trigo duro o integral. Se aconseja la cocción al dente
	Pasta integral	50-60	80-90	90-100	7/7	1/7	
	Arroz	50-60	80-90	90-100	7/7	1/7	Vaporizado
	Polenta	70-80	70-80	90-100	7/7	1/7	De maíz ecológico
	Patatas	200	200	200	7/7	1/7	Ecológicas
	Otros cereales: farro, cebada...	70-80	80-90	90-100	7/7	1/7	Ecológicos
	Pizza con verdura, sin mozzarella	100	150	150	1/7	1/7	Con tomate y verdura
Guarnición	Verdura de hoja (ensalada)	50-70	70-80	80-100	7/7	2/7	De temporada, alternando cruda y cocida. Las patatas no se consideran verdura y deben limitarse a 1 vez por semana en sustitución del pan o la pasta.
	Verdura cruda	100-150	200	200	7/7	3/7	
	Verdura cocida	100-150	200	200	7/7	2/7	

* Acompañamiento del primer plato: se pueden añadir pequeñas cantidades de salsa de pescado, carne, huevos o legumbres para completar el primero, pero sin arriesgarse a que haya un exceso de proteínas.

Plato	Alimentos	Cantidad por edades (gramos)			Frecuencia semanal máxima	Frecuencia semanal propuesta	Notas
		7-10 años	11-14 años	15-17 años			
Pan	Pan blanco	40	60	90	7/7	7/7	Preferir el integral o de harina poco refinada
	Pan integral	50	70	110	7/7	7/7	
Aliño	Aceite de oliva	15	15	20	7/7	7/7	Ecológico
Postre	Fruta fresca	100-200	100-200	100-200	7/7	7/7	Fruta de temporada, mejor si no está batida o en puré. Para variar se puede elegir fruta seca o deshidratada
	Dulces (una ración de tarta, un helado, un pudin)	30	30	30	0-2/7	0-1/7	Caseros

Cena

La cena debería representar el 30-35 % de la necesidad calórica diaria. Con esta comida los padres deben completar la jornada alimentaria de los niños teniendo en cuenta el menú escolar y consultando la tabla de frecuencia de consumo semanal de los alimentos de cada grupo que aparece en las páginas siguientes. Más adelante se incluye un menú semanal con alimentos de temporada (primavera-verano y otoño-invierno).

La cena suele ser la única comida que se hace en familia. Conviene cenar con calma, con el televisor apagado y los teléfonos lejos; lo ideal es prepararla todos juntos y cenar más bien temprano, por ejemplo, antes de las ocho, para que dé tiempo a empezar la digestión antes de acostarse. Cocinar y preparar la cena juntos puede ser un momento importante para la educación alimentaria. Cada tramo de edad puede tener asignada una tarea: a los más pequeños se les puede pedir que pongan la mesa, a los de más edad que laven la ensalada y ayuden a preparar la comida. Además de brindar una pequeña ayuda para la preparación de la cena, los niños adquieren familiaridad con la comida desde pequeños.

A continuación, damos algunas indicaciones sobre la organización de la cena: en la columna de la izquierda se indican los platos, y en la columna «Alimentos», las alternativas para elegir.

Plato	Alimentos	Cantidad por edades (gramos)			Frecuencia semanal máxima	Frecuencia semanal propuesta	Notas
		7-10 años	11-14 años	15-17 años			
Guarnición	Verdura de hoja (ensalada)	50-70	70-80	80-100	7/7	2/7	De temporada. Alternar cruda y cocida. Las patatas no se consideran verdura y deben limitarse
Segundo	Verdura cruda	100-150	200	200	7/7	2/7	De ganadería ecológica, alimentada con hierba
	Verdura cocida	100-150	200	200	7/7	3/7	
	Carne roja	70	80-100	90-110	1/7	1/7	
	Carne blanca	70	80-100	90-110	1/7	1/7	De granjas ecológicas, con animales criados en el suelo
	Legumbres frescas	60	80	90	4/7	2-3/7	Ecológicas
	Legumbres secas	20	30	904	4/7	2-3/7	Ecológicas
	Legumbres pre-cocinadas	80	100	150	4/7	2-3/7	Ecológicas y en botes de vidrio
	Pescado	60-80	80-100	90-110	3/7	2-3/7	Fresco o congelado, preferir el pescado azul. Marisco solo de vez en cuando
	Huevos	1	1 grande o 2 pequeños	2	3/7	2/7	Ecológicos, de animales criados en el suelo

Plato	Alimentos	Cantidad por edades (gramos)			Frecuencia semanal máxima	Frecuencia semanal propuesta	Notas
		7-10 años	11-14 años	15-17 años			
Segundo	Embutidos	40	40	40	1/7	0-1/7	De ganadería ecológica. Consumo ocasional
	Queso de untar	30	30	40	3/7	0-1/7	De ganadería ecológica, alimentada con hierba
	Queso curado	20	20	30	3/7	0-1/7	De ganadería ecológica, alimentada con hierba
Pan	Pan blanco	50	60	90	7/7	7/7	Preferir el integral o de harina poco refinada
	Pan integral	40	70	110	7/7	7/7	
Aliño	Aceite de oliva	15	15	20	7/7	7/7	Ecológico
Postre	Fruta	100-200	100-200	100-200	7/7	5-7/7	De temporada y ecológica
	Una ración de tarta, un helado, un pudin	30	30	30	7/7	0-1/7	Casero

FRECUENCIAS SEMANALES ENTRE ALMUERZO Y CENA

La elección de los alimentos debe tener en cuenta la cantidad y la calidad del alimento, pero también con qué frecuencia se consume. Para orientar a los padres en esta elección, la tabla que se incluye a continuación propone frecuencias semanales de los alimentos. Así, conociendo de antemano el menú del comedor escolar, podrán planear las cenas y, por consiguiente, calcular el gasto semanal para completar lo mejor posible la alimentación de los niños.

Alimentos	Alternativas	Cantidad por edades (gramos)			Frecuencia semanal propuesta	Notas
		7-10 años	11-14 años	15-17 años		
Primero Todos los días un plato a base de cereales en el almuerzo o en la cena	Pasta	50-60	70-80	90-100	2/7	Preferir pasta de trigo duro o integral y arroz vaporizado. Se aconseja la cocción al dente
	Pasta integral	50-60	70-80	90-100	1/7	
	Arroz	50-60	70-80	90-100	1/7	
	Polenta	50-60	70-80	90-100	1/7	
	Patatas	200	200	200	1/7	
	Otros cereales: farro, cebada…	50-60	70-80	90-100	1/7	
	Pizza	100	150	150	1/7	

Alimentos	Alternativas	Cantidad por edades (gramos)			Frecuencia semanal propuesta	Notas
		7-10 años	11-14 años	15-17 años		
Guarnición Todos los días un plato a base de verdura, tanto para almorzar como para cenar	Verdura de hoja (ensalada)	50-70	70-80	80-100	4/7	Verdura de temporada cruda y cocida todos los días, tanto para almorzar como para cenar
	Verdura cruda	100-150	200	200	5/7	
	Verdura cocida	100-150	200	200	5/7	
Segundo Todos los días un plato a base de proteínas para almorzar y para cenar	Carne roja	70	80-100	90-110	1/7	Evitar que se quemen al cocinar
	Carne blanca	70	80-100	90-110	1/7	
	Legumbres frescas (secas, precocinadas)	60 (20, 80)	60 (20, 80)	60 (20, 80)	2-3/7	
	Pescado	60-80	80-100	90-110	2-3/7	
	Huevos	1	1½	2	2/7	
	Embutidos	40	40	40	0-1/7	
	Queso fresco (o curado)	30 (20)	30 (20)	30 (20)	0-1/7	

Alimentos	Alternativas	Cantidad por edades (gramos)			Frecuencia semanal propuesta	Notas
		7-10 años	11-14 años	15-17 años		
Pan Todos los días almuerzo y cena	Pan blanco	40	60	90	7/7 + 7/7	
	Pan integral	50	70	110	7/7 + 7/7	
Aliño Todos los días almuerzo y cena	Aceite de oliva	15	15	20	7/7 + 7/7	
Postre Opcional: la fruta se puede comer en las meriendas, y los dulces deberían limitarse a ocasiones esporádicas o como máximo 1 vez por semana	Fruta fresca	100-200	100-200	100-200	5-7/7 + 5-7/7	Fruta de temporada, mejor si no está triturada o en puré. Para variar se puede elegir fruta seca o deshidratada
	Frutos secos	20	20	20	3-4/7	
	Fruta seca o deshidratada	20	30	40	3-4/7	
	Dulces	30	30	30	0-1/7	Caseros

EJEMPLO DE ESQUEMA SEMANAL

Los esquemas que hemos propuesto para las comidas principales permiten ser creativos e idear varios tipos de almuerzos y cenas. Las cantidades deben regularse con arreglo al sexo y el tramo de edad, y tras una evaluación corporal de cada individuo, pidiendo consejo al nutricionista y al pediatra.

A continuación se incluye una tabla con algunas propuestas de almuerzos y cenas según las estaciones; más adelante se presentarán las recetas correspondientes.

Las cantidades que aparecen en las recetas están pensadas para una chica de 14 años, 56 kg de peso y 164 cm de altura, que por tanto tendrá un IMC de 20,8. Para los niños y adolescentes con sobrepeso u obesos se recomienda reducir las cantidades de todos los alimentos (sobre todo de los que tienen un contenido alto de almidón y azúcares; véase más adelante **Índice y carga glucémica**), favoreciendo los que son ricos en fibra, que dan más sensación de saciedad sin aportar demasiadas calorías.

	Primavera-verano	Otoño-invierno
	LUNES	**LUNES**
Almuerzo	Macarrones con aceitunas y albahaca Ensalada de lechuga y tomate Kiwi	Pasta con salsa de tomate Zanahorias ralladas Kiwi
Cena	Lentejas a la cazuela Rodajas de berenjena rellenas Orejones	Sopa de farro y judías con picatostes Acelgas rehogadas Orejones
	MARTES	**MARTES**
Almuerzo	Ensalada de cebada, alubias y maíz Calabacines rellenos Sandía	Polenta y setas Hinojo *alla giudia* Uvas
Cena	Palitos de pescado al horno Ensalada de pepino	Ensalada de pulpo y patata Alcachofas rellenas Avellanas
	MIÉRCOLES	**MIÉRCOLES**
Almuerzo	Pastel de espinaca Zanahoria rallada Melón blanco	Garbanzos con verdura Cebolletas agridulces Manzana
Cena	Tortilla de espárragos al horno Uvas	Rollo de tortilla y espinacas Ensalada de lechuga Uvas
	JUEVES	**JUEVES**
Almuerzo	Ñoquis con tomate Espinacas tiernas con nueces Cerezas	*Risotto* con alcachofas Achicoria morada a las finas hierbas Mandarinas
Cena	Sushi cocido con verdura crocante Frutos rojos	Escalopines de pollo Verduras variadas al horno Dátiles

	Primavera-verano	Otoño-invierno
	VIERNES	VIERNES
Almuerzo	Farfalle con limón Zanahoria rallada Albaricoques	Puré de lentejas con picatostes Ensalada de hinojo, naranja y aceitunas negras Naranja
Cena	Lenguado gratinado Ensalada de tomate y pepino Manzana	Calabaza al horno con feta, nueces y picatostes Avellanas y pasas
	SÁBADO	SÁBADO
Almuerzo	Cuscús de pollo y verdura Melón	Pasta con grelos y habas Kiwi
Cena	Pizza con verdura y escamas de parmesano Macedonia de fruta de temporada	*Fagottini* Patatitas al horno Frutos rojos desecados
	DOMINGO	DOMINGO
Almuerzo	Pastel de arroz y setas Serpentinas de hinojo Melocotón	Lasaña de verdura Pera
Cena	Albóndigas Ensalada con tomate Avellanas	Carne guisada Ensalada de coliflor Manzana

MENÚS DE VERANO

Ejemplos de comidas estivales

LUNES

Macarrones con aceitunas y albahaca

Para 1 persona
- 80 g de macarrones (pennette)
- 7-8 aceitunas negras o verdes
- 4 cucharadas de puré de tomate
- 1 cebolla pequeña
- 2-3 hojitas de albahaca
- 1 cucharada rasa de aceite de oliva virgen extra

Poner en una cazuela la cebolla picada con el aceite y rehogarla hasta que se ablande. Añadir el puré de tomate y
las aceitunas, y mezclar los ingredientes a fuego lento. Cocer la pasta en agua abundante con poca sal. Colarla, añadir la salsa que se ha preparado y completar con unas hojitas de albahaca.

Guarnición: ensalada con 40 g de lechuga y un tomate
mediano, aliñada con aceite de oliva y zumo de limón.
Fruta: 1 kiwi.

MARTES

Ensalada de cebada, alubias y maíz

Para 1 persona
- 70 g de cebada
- 20 g de maíz (peso desgranado o escurrido)
- 20 g de alubias cocidas
- romero, tomillo, perejil u otras plantas aromáticas al gusto
- 1 limón
- 1 cucharada rasa de aceite de oliva virgen extra
- 2 cucharadas de queso rallado

Hervir la cebada y el maíz (si es maíz crudo) en agua abundante con poca sal. Mientras tanto, picar las hierbas aromáticas y mezclarlas en un cuenco con el aceite y zumo de limón al gusto. Colar la cebada y el maíz, enfriarlos bajo el grifo y escurrirlos bien. Ponerlos en una ensaladera con las alubias y añadir el condimento preparado.

Guarnición: *Calabacines rellenos.* Cocer al dente 2 calabacines, colarlos, cortarlos por la mitad a lo largo y vaciar con una cucharita la pulpa, reservándola y procurando no romper las pieles. Picar un poco la pulpa y mezclarla con 2 cucharadas de queso rallado y un chorrito de aceite de oliva. Rellenar las barquitas de calabacines con el relleno preparado y acabar de hacerlas al horno a 180 °C hasta que la superficie esté gratinada.

Fruta: 1 rodaja de sandía.

MIÉRCOLES

Pastel salado de espinacas

Para 1 persona

- 50 g de hojaldre
- 70 g de espinacas frescas
- ajo
- 1 cucharada rasa de aceite de oliva virgen extra

Lavar cuidadosamente las espinacas, escurrirlas bien y rehogarlas en una sartén con el aceite y ajo al gusto durante 7-8 minutos. Dejar que se enfríen y, mientras tanto, forrar un molde con el hojaldre. Extender por encima las espinacas, cerrar el hojaldre y hornear 15-20 minutos a 180 °C. Si se desea, espolvorear queso rallado sobre las espinacas.

Guarnición: Zanahorias ralladas aliñadas con aceite de oliva.

Fruta: 2 rodajas de melón blanco.

JUEVES

Ñoquis con tomate

Para 4 personas
- 500 g de patatas
- 150 g de harina blanca
- 150 ml de puré de tomate
- 2 cucharadas de aceite de oliva virgen extra
- sal

Cocer las patatas, enteras y con piel, en abundante agua hirviendo, ligeramente salada; colarlas, pelarlas y, cuando aún estén calientes, pasarlas por el pasapurés. Verter el puré así obtenido en un cuenco o en la tabla de amasar. Incorporar rápidamente la harina, salar ligeramente y amasar hasta obtener una masa homogénea. Coger una porción pequeña de masa cada vez, formar cilindros con las manos y cortarlos en trocitos de alrededor de 1 cm. Pasar cada trocito por los dientes de un tenedor, aplastándolo para dar a los ñoquis su forma típica. Calentar el aceite en una cazuela, añadir el puré de tomate y cocer a fuego lento durante 10-15 minutos, añadiendo si se desea unas hojitas de albahaca. Cocer los ñoquis en abundante agua con poca sal y sacarlos con una espumadera cuando suban a la superficie. Trasladarlos directamente a la cazuela con la salsa y remover delicadamente.

Guarnición: *Espinacas tiernas y nueces.* Lavar y secar 70 g de hojitas de espinacas tiernas, condimentarlas en un

cuenco con sal, aceite de oliva y zumo de limón, y espolvorear con 2-3 nueces picadas.
Fruta: un bol pequeño de cerezas.

VIERNES

Farfalle al limón

Para 1 persona
- 70 g de pasta (farfalle)
- 2 cucharadas de pistachos picados
- 1 calabacín
- 1 diente de ajo
- ½ limón no tratado
- perejil
- 1 cucharada abundante de aceite de oliva virgen extra

En una cazuela, sofreír el ajo en camisa (con piel) con casi
todo el aceite. Añadir el calabacín en rodajas y el zumo de
limón, y rehogar hasta que se ablande el calabacín. Apartar
el ajo. Hervir la pasta en abundante agua con poca sal, colarla y condimentarla con la salsa de calabacín. Completar
con la corteza del limón rallada, un poco de perejil picado,
el pistacho y un chorrito de aceite. Si se desea, se puede
espolvorear por encima queso rallado.
Guarnición: 2 zanahorias medianas ralladas y aliñadas
con aceite de oliva, sal, zumo de limón y almendras picadas.
Fruta: 2 albaricoques.

SÁBADO

Cuscús de pollo y verdura

Para 1 persona
- 80 g de cuscús
- 100 g de calabacines, berenjenas u otras hortalizas
- 50 g de pechuga de pollo
- 50 g de judías verdes
- 20 g de guisantes secos
- 2 nueces
- 1 cucharada de pesto (opcional)
- aceite de oliva virgen extra

Quitar las partes duras y la grasa del pollo, cocerlo en agua hirviendo ligeramente salada, cubierto y a fuego muy lento, hasta que esté tierno (harán falta unos 30 minutos). Apagar el fuego y dejar que el pollo se vaya enfriando en su agua de cocción. Mientras tanto, pelar las nueces y cortarlas con un cuchillo. Hervir las judías verdes y los guisantes al dente, colarlos y cortar las judías verdes en trocitos. Saltear el resto de la verdura en una sartén con un chorrito de aceite, de modo que quede crujiente. Colar el pollo, cortarlo y desmenuzarlo en tiras finas, mezclarlo en una ensaladera con las nueces, las judías verdes, los guisantes, la verdura y, si se desea, el pesto. Ablandar el cuscús en agua hirviendo ligeramente salada siguiendo las instrucciones del paquete y pasarlo a la ensaladera con los demás ingredientes. Aliñar con una cucharada de aceite y mezclar.
Fruta: 150 g de melón.

Domingo

Pastel de arroz y setas

Para 3 personas
- 270 g de arroz
- 100 g de setas (boletus o de otro tipo, al gusto)
- 1 cebolla grande
- 4 cucharadas de salsa de tomate
- 2 hojitas de albahaca
- 3 cucharadas de aceite de oliva virgen extra

Pelar y picar la cebolla, rehogarla en una cazuela con el aceite. Añadir las setas, limpias y cortadas en trocitos, y la salsa de tomate. Cocinar a fuego moderado durante 10-15 minutos, hasta que las setas estén tiernas. Mientras tanto, hervir el arroz en abundante agua con poca sal. Colarlo bien y, con la ayuda de un molde o de un cuenco, darle forma de cúpula y ponerlo en un plato. Cubrir el pastel con la salsa de tomate y las setas, y completar con las hojitas de albahaca. Si se desea, gratinar en el horno el pastel, espolvoreado con queso rallado.

Guarnición: *Serpentinas de hinojo.* Cortar un hinojo mediano con el pelador para obtener unas tiras muy finas. Meterlas inmediatamente en un recipiente con agua y hielo para que se ricen. Colarlas y aliñarlas con aceite, sal, zumo de limón y las hojitas verdes del hinojo.

Fruta: 1 melocotón.

Ejemplos de cenas estivales

LUNES

Lentejas a la cazuela

Para 1 persona
- 30 g de lentejas secas
- 1 penca de apio
- 1 diente de ajo (opcional)
- aceite de oliva virgen extra
- sal

En una cazuela, a ser posible de barro, verter 500 ml de agua, las lentejas, el ajo pelado y el apio. Cocinar a fuego lento el tiempo que indique el paquete. Si hace falta, añadir agua hirviendo. Corregir de sal solo cuando estén cocidas y servir con un chorrito de aceite.

Guarnición: *Rodajas de berenjena rellenas.* Limpiar las berenjenas y cortarlas en rodajas gorditas. Ponerlas en una bandeja sobre papel de horno y cubrir cada una con una rodaja de tomate. Condimentar con abundante orégano y un chorrito de aceite de oliva. Hornear a 180 °C durante 15-20 minutos.

Fruta: 2 orejones.

MARTES

Palitos de patata y pescado al horno

Para 1 persona
- 120 g de patatas
- 80 g de filete de merluza
- 60 ml de leche (de vaca o vegetal)
- 35 g de pan rallado
- 30 g de harina 00
- 2 claras de huevo
- ¼ de cucharadita de pimentón
- especias al gusto
- aceite de oliva virgen extra
- sal

Para las patatas: batir en un cuenco una clara, el pimentón y ½ cucharadita de sal. Pelar las patatas y cortarlas a lo largo para obtener unos palitos bastante gruesos. Sumergir los palitos en la mezcla preparada y colocarlos ordenadamente en una bandeja forrada con papel de horno. Hornear a 220 °C durante unos 30 minutos, dando la vuelta a los palitos a mitad de la cocción.

Mientras tanto, preparar los palitos de pescado: mezclar en un plato el pan rallado con la harina, un poco de sal y especias al gusto. Batir en un cuenco la clara sobrante con la leche. Cortar el filete de pescado en rectángulos lo más uniformes posible, pasarlos por la mezcla de harina y pan rallado, y luego por la clara batida. Escurrirlos y colocar los palitos de pescado en una bandeja forrada con papel de horno. Aliñar con un chorrito de aceite y hornear a 220 °C durante unos 15 minutos. Servir los palitos de pescado junto con los de patata.

Guarnición: un pepino en rodajas aliñado con aceite de oliva.

MIÉRCOLES

Tortilla de espárragos al horno

Para 1 persona
- 1 huevo grande o 2 huevos pequeños
- 150 g de espárragos
- 1 cucharada de aceite virgen extra
- sal
- pimienta (opcional)

Lavar y hervir los espárragos. Colarlos y, cuando estén fríos, cortarlos en trocitos. Ponerlos en un tazón y aliñarlos con el aceite, un poco de sal y pimienta al gusto. Batir los huevos en un cuenco, verterlos en una bandeja pequeña forrada con papel de horno y añadir los espárragos repartidos uniformemente. Hornear a 180 °C durante unos 20 minutos.

Fruta: un bol pequeño de uvas.

JUEVES

Sushi cocido con verdura

Para 3-4 personas
- 400 g de arroz para sushi cocido al vapor (u otra variedad clásica, de grano corto)
- 1 rodaja de salmón cocido al vapor (unos 80 g)
- 1 rodaja de atún cocido al vapor (unos 80 g)
- alguna hortaliza al gusto
- 4 cucharadas de vinagre de manzana
- sal

Aclarar varias veces el arroz en agua corriente para eliminar el almidón. Ponerlo en una olla baja con 500 ml de agua, tapar y cocer a fuego lento: la cocción habrá terminado cuando el arroz haya absorbido toda el agua. Dejarlo enfriar. Mientras tanto, preparar la verdura, por ejemplo, pepinos, tomates y zanahorias, crudos y cortados en juliana, o calabacines y brécol, hervidos al dente y cortados en trocitos. En un cazo desleír 2 cucharaditas de sal en el vinagre, luego añadirlo al arroz y mezclar muy bien.

Con las manos mojadas, formar bolitas de arroz, apretarlas bien y meter dentro el pescado y la verdura en trocitos pequeños para obtener la clásica forma del sushi. También se puede preparar nigiri formando unas barquitas con las manos y apretando bien el arroz: en este caso se colocan trozos de pescado algo mayores sobre el arroz.

Guarnición: *Verdura crocante.* Limpiar y cortar en juliana 150 g de verdura (zanahorias, calabacines, berenjena, calabaza, cebolla, etc.). Ponerla en una bandeja forrada con papel de horno, verter un chorrito de aceite de oliva y hornear a 160-180 °C durante unos 10 minutos.

Fruta: un bol de frutos rojos.

VIERNES

Lenguado gratinado

Para 1 persona
- 1 filete de lenguado (aprox. 80 g)
- 30 g de pan rallado no muy fino
- 7-8 almendras
- 2 cucharadas de aceite de oliva virgen extra
- sal

Picar las almendras y mezclarlas en un plato con el pan rallado y una pizca de sal. Untar el filete de lenguado con el aceite y pasarlo por la mezcla anterior, de modo que se adhiera uniformemente. Colocar el pescado en una bandeja forrada con papel de horno y hornear a 180 °C durante unos 20 minutos.

Guarnición: ensalada con un tomate y un pepino en rodajas.

Fruta: 1 manzana.

SÁBADO

Pizza con verdura y escamas de parmesano

Para 1 persona

- 100 g de harina integral
- 50 g de harina 00
- 200 g de hortalizas al gusto
- 80 g de salsa de tomate
- 15 g de queso parmesano
- 5 g de levadura de cerveza fresca
- azúcar
- 10 ml de aceite de oliva virgen extra
- 2 g de sal

Mezclar bien en la tabla de amasar la harina integral con la blanca y la sal. Desleír la levadura y una pizca de azúcar en un cazo con 90 ml de agua tibia. Verter el agua con la levadura y el aceite sobre la harina, y amasar durante unos diez minutos, hasta obtener una masa lisa y homogénea. Formar una bola y dejar que fermente unos 30 minutos cubierta con un paño limpio y húmedo, y a continuación meterla en el horno durante 2 horas con la luz encendida. Extender la masa con las manos o con el rodillo y colocarla en una bandeja forrada con papel de horno. Repartir por encima la salsa de tomate y las verduras crudas cortadas en trozos finos (por ejemplo, calabacín, berenjena, pimiento, setas, tomate), o previamente cocidas (por ejemplo, alcachofas, espinacas, brécoles). Hornear la pizza a 200 °C hasta que se dore. Sacarla del horno, completar con el queso parmesano en escamas y, si se desea, añadir un chorrito de aceite.

Fruta: macedonia de fruta de temporada.

DOMINGO

Albóndigas

Para 1 persona
- 80 g de carne picada
- 10 g de pan rallado
- perejil fresco
- sal

Mezclar en un cuenco la carne con el pan rallado, un poco de sal y perejil picado al gusto. Amasar añadiendo el agua necesaria para obtener una pasta homogénea y blanda. Formar bolitas pequeñas (albóndigas), colocarlas en una bandeja forrada con papel de horno y hornear a 180 °C durante 15-20 minutos hasta que estén listas.

Guarnición: 70 g de ensalada y 1 tomate.

Fruta: un puñado de avellanas.

MENÚS DE INVIERNO

Ejemplos de comidas invernales

Lunes

Pasta con salsa de tomate

Para 1 persona
- 70 g de espaguetis
- 50 g de pulpa de tomate
- 1 cebolla pequeña
- 30 g de perejil
- 2 cucharadas de aceite de oliva virgen extra
- sal

Pelar y picar la cebolla, y luego rehogarla en una cazuela con el aceite. Añadir la pulpa de tomate pasada por el pasapurés, salar ligeramente y calentar a fuego medio. Si hace falta, añadir un poco de agua. Mientras tanto, cocer la pasta en abundante agua hirviendo con poca sal. Colarla al dente y condimentarla en el plato de servir con la salsa de tomate y el perejil picado.

Guarnición: 2 zanahorias medianas ralladas y aliñadas con aceite de oliva, sal, zumo de limón y almendras picadas.

Fruta: 1 kiwi.

MARTES

Polenta con setas

Para 1 persona
- 80 g de harina de maíz integral
- 100 g de setas
- una pizca de perejil
- 2 cucharadas de aceite de oliva virgen extra
- sal

Cocer la polenta siguiendo las instrucciones del paquete, teniendo en cuenta que para esta receta tendrá que estar blanda. Mientras tanto, preparar las setas: limpiarlas, cortarlas en pedazos y rehogarlas en una sartén con el aceite y un poco de agua a fuego moderado, revolviendo a menudo, hasta que estén tiernas. Al final, salar y añadir el perejil picado. Servir la polenta con las setas.

Guarnición: *Hinojo alla giudia.* Lavar, secar y cortar en gajos un hinojo mediano. Estofar en una sartén un diente de ajo pelado en un poco de aceite y agua hasta que se haya dorado. Retirarlo y poner en la sartén el hinojo, rehogar durante unos 15 minutos y revolver a menudo para que coja sabor. Salar, añadir agua, cubrir y terminar la cocción a fuego medio.

Fruta: un bol pequeño de uvas.

MIÉRCOLES

Garbanzos con verdura

Para 1 persona
- 20 g de garbanzos secos
- 2 manojos de acelgas tiernas
- 1 puñado de setas secas
- 1 cucharada de salsa de tomate
- 1 cebolla pequeña
- 1 rebanada de pan casero
- aceite de oliva virgen extra
- sal

Poner en remojo los garbanzos durante una noche en agua fría con media cucharada de sal gruesa. Al día siguiente, colarlos y hervirlos durante 2 horas con otra media cucharada de sal gruesa. Mientras tanto, limpiar y lavar las acelgas tiernas y cortarlas en tiras finas. Rehogar en una sartén, con una cucharada de aceite y ½ vaso de agua, la cebolla picada y las setas, remojadas y escurridas. Añadir la salsa de tomate y llevar a ebullición. Añadir las acelgas, cubrir y cocer a fuego lento durante 15-20 minutos. Triturar parte de los garbanzos y añadirlos en la olla con su agua de cocción. Cocer unos minutos más y rectificar de sal. Servir los garbanzos con la salsa, bien calientes, en una fuente con el pan tostado y un chorrito de aceite.

Guarnición: *Cebolletas agridulces.* Hervir durante 15-20 minutos 6-7 cebolletas en un cazo con ½ vaso de agua, ½ vaso de vinagre de manzana, 2 cucharaditas de aceite de oliva virgen extra, 2 cucharadas de miel y una hoja de laurel.

Fruta: 1 manzana.

JUEVES

Risotto con alcachofas

Para 1 persona
- 90 g de arroz
- 2 alcachofas pequeñas
- 2 cebollas pequeñas
- 1 zanahoria pequeña
- 1 penca de apio
- 1 tomate
- 1 limón
- 2-3 ramitas de perejil
- aceite de oliva virgen extra
- sal

Preparar el caldo vertiendo un litro de agua en una olla y dejando hervir a fuego lento durante cerca de una hora los siguientes ingredientes: una cebolla pelada, la zanahoria pelada, el apio, el tomate cortado por la mitad y el perejil. Filtrar el caldo obtenido con un colador. Limpiar las alcachofas, cortarlas en gajos y sumergirlas en agua acidulada con zumo de limón. Calentar en una olla 2 cucharadas de aceite y sofreír durante unos minutos, a fuego medio, la otra cebolla pelada y picada, junto con los gajos de alcachofa, añadiendo ½ vaso de agua. Añadir el arroz y dejar que coja sabor durante varios minutos; luego, verter un cazo del caldo muy caliente. Llevar el risotto a ebullición removiendo a menudo y añadiendo caldo caliente cuando el arroz haya absorbido por completo el anterior. Rectificar de sal y servir con un chorrito de aceite.

Guarnición: *Achicoria morada a las finas hierbas.* Picar unas hojas de salvia y un manojito de romero, y sofreírlos en una sartén con aceite, vinagre y una pizca de sal. Saltear durante unos minutos y retirar del fuego. Escaldar una achicoria durante 3-4 minutos, colarla y condimentarla enseguida con la salsa de aceite y vinagre. Espolvorear con pan rallado y servir.

Fruta: 2 mandarinas.

VIERNES

Puré de lentejas con picatostes

Para 1 persona
- 30 g de lentejas secas
- 1 cebolla pequeña
- 1 zanahoria pequeña
- 1 penca de apio
- 1 tomate
- 1 rebanada de pan duro
- 2-3 ramitas de perejil
- 1 cucharada de aceite de oliva virgen extra
- sal

Preparar un caldo vertiendo un litro de agua en una olla y dejando hervir a fuego lento durante cerca de una hora los siguientes ingredientes: la cebolla pelada, la zanahoria pelada, el apio, el tomate cortado por la mitad y el perejil. Añadir las lentejas, llevar de nuevo a ebullición y cocer durante 20-30 minutos. Pasarlo todo por el pasapurés, rectificar de sal y aliñar con el aceite crudo. Servir con el pan tostado.

Guarnición: ensalada de 100 g de hinojo, 50 g de naranja y aceitunas negras.

Fruta: 1 naranja.

SÁBADO

Pasta con grelos y habas

Para 1 persona

- 70 g de pasta tipo cavatelli
- 100 g de grelos
- 50 g de habas cocidas
- 50 g de tomates cherry
- 5 g de piñones
- 1-2 anchoas
- aceite de oliva virgen extra
- sal

Mondar los grelos guardando la parte tierna, lavarlos y escaldarlos en poca agua ligeramente salada durante unos 7 minutos. Colarlos, dejarlos enfriar y picarlos un poco. Rehogar en una sartén con una cucharadita de aceite y ½ vaso de agua las anchoas desaladas y la cebolla en rodajas finas, removiendo para que se deshagan las anchoas. Añadir los tomates cherry cortados por la mitad y cocinar durante 5 minutos. Incorporar los piñones y las habas, y rehogarlo todo con un poco de aceite y una cucharada de agua. Cuando se hayan deshecho las anchoas, añadir los grelos. Cocer la pasta en abundante agua hirviendo ligeramente salada, colarla al dente y saltearla en el condimento.
Fruta: 1 kiwi.

DOMINGO

Lasaña de verdura

Para 1 persona
- 80 g de pasta para lasaña sin huevo
- 200 g de calabacines
- 75 ml de leche de soja
- 20 g de requesón salado de cabra
- 1-2 cucharaditas de pesto
- 1 cucharada de harina
- nuez moscada (opcional)
- 1 cucharada de aceite de oliva virgen extra
- sal

Preparar la besamel: calentar ligeramente la leche de soja y, en otro cazo, poner el aceite y tamizar dentro la harina, calentándola a fuego lento y removiendo. Verter la leche caliente en la harina, mezclando bien, y seguir cociendo y removiendo hasta que se condense la besamel. Rectificar de sal y, si se desea, rallar un poco de nuez moscada. Cortar los calabacines en rodajas finas. Montar la lasaña en una fuente de horno pequeña y profunda, alternando capas de pasta con unas cucharadas de besamel, el pesto y los calabacines, y espolvorear cada capa con un poco de requesón salado. Continuar hasta que se agoten los ingredientes. Hornear a 200 °C durante unos 20 minutos.
   Fruta: 1 pera.

Ejemplos de cenas invernales

LUNES

Sopa de farro y judías negras con picatostes

Para 1 persona
- 60 g de farro
- 20 g de judías negras secas
- 10 g de pan tostado
- 2 tomates cherry
- 1 cebolla pequeña
- 1 penca de apio
- 1 diente de ajo
- 1 ramita de romero
- 2-3 ramitas de perejil
- 2 cucharadas de aceite de oliva virgen extra
- sal

Remojar las judías en agua salada durante 10 horas. Colarlas, aclararlas y cocerlas en abundante agua hirviendo durante 40 minutos. Mientras tanto, cocer el farro en abundante agua ligeramente salada, siguiendo las instrucciones del paquete. Machacar el ajo, la cebolla, el apio, el perejil, el romero y los tomates cherry. Sofreírlo todo en una cazuela con un poco de aceite, añadiendo medio vaso de agua. Incorporar las judías y el farro colados y rectificar de sal.

Servir la sopa caliente con un chorrito de aceite, completando con los picatostes.

Guarnición: *Acelgas rehogadas.* Sofreír un diente de ajo en una sartén con un poco de aceite de oliva y añadir 150 g de acelgas cortadas en trocitos. Cocinar a fuego lento y con tapa durante unos 10 minutos. Quitar la tapa, eliminar el ajo y seguir cociendo otros 5 minutos. Para mejorar el sabor, se pueden espolvorear con queso rallado.

Fruta: 2-3 orejones.

MARTES

Ensalada de pulpo y patatas

Para 1 persona
- 80 g de pulpo cocido
- 200 g de patatas
- 100 g de judías verdes
- 2-3 ramitas de perejil
- 2 cucharaditas de aceite de oliva virgen extra
- sal

Mondar las judías verdes y pelar las patatas. Cocer estos dos ingredientes en abundante agua hirviendo ligeramente salada. Calentar en un cazo el aceite con el perejil picado. Colar las judías verdes y las patatas al dente, y cortar las segundas en trozos. Incorporarlo todo al pulpo cortado en trocitos en un cuenco y aliñar con el aceite aromatizado. Servir el plato tibio. A esta comida no se le añade pan, dada la presencia de las patatas.

Guarnición: *Alcachofas rellenas.* Mondar 2 alcachofas eliminando las hojas de fuera más duras, el tallo, las puntas y, si tienen, la barba interna. Abrir un poco las hojas e introducirlas en un cuenco con agua y zumo de limón. Preparar el relleno mezclando el pan rallado con ajo y perejil picados, sal y aceite de oliva virgen extra. Rellenar las alcachofas con la mezcla y colocarlas boca abajo en una cazuela con un poco de aceite de oliva y 2 vasos de agua. Tapar la cazuela y cocer durante 30-40 minutos a fuego medio.

Fruta: un puñado de avellanas.

MIÉRCOLES

Rollo de tortilla y espinacas

Para 1 persona
- 1 huevo grande o 2 huevos pequeños
- 100 g de espinacas congeladas
- 2 cucharadas de aceite de oliva virgen extra
- sal

Hervir las espinacas en poca agua, colarlas conservando el agua de cocción y escurrirlas. Cascar los huevos y batirlos con una pizca de sal y 2 cucharadas del agua de cocción de las espinacas. Verter la mezcla de huevo en una bandeja forrada de papel de horno. Calentar a 200 °C durante unos 10 minutos. Cuando el huevo haya cuajado, verter las espinacas encima y enrollar la tortilla con el relleno. Seguir horneando unos minutos y servir.

Guarnición: 70 g de lechuga iceberg cortada en tiras muy finas.

Fruta: un bol pequeño de uvas.

JUEVES

Escalopines de pechuga de pollo

Para 1 persona

- 80 g de pechuga de pollo en lonchas finas
- 4 cucharadas de harina integral
- 2 cucharadas de pan rallado
- 2 cucharadas de aceite de oliva virgen extra
- sal

Mezclar en un plato la harina con el pan rallado. Salar un poco y untar las lonchitas de pollo; después, empanarlas con la mezcla anterior. Colocarlas en una bandeja forrada con papel de horno y hornear a 180 °C durante unos 25 minutos, dándoles la vuelta a media cocción.

Guarnición: *Verduras variadas al horno.* Colocar en una bandeja de horno 150 g de verduras (calabacín, tomate, setas, etc.) espolvoreadas con perejil picado, pan rallado, aceite de oliva y ajo al gusto. Hornear a 180 °C durante unos 15 minutos.

Fruta: 1-2 dátiles.

Calabaza al horno con feta, nueces y picatostes

Para 1 persona
- 100 g de calabaza pelada
- 50 g de canónigos
- 30 g de queso feta
- 4 nueces
- picatostes
- 2 cucharadas de aceite de oliva virgen extra
- vinagre balsámico
- sal

Cortar la calabaza en rodajas finas, disponerlas en una bandeja forrada con papel de horno y hornear a 180 °C durante unos 15 minutos, dándoles la vuelta a media cocción. Sacarlas del horno y dejarlas enfriar. Mientras tanto, lavar y escurrir los canónigos, pelar las nueces y cortar el feta en taquitos. Cortar también en taquitos la calabaza fría y ponerla en una ensaladera con los otros ingredientes. Aliñar con el aceite, unas gotas de vinagre balsámico y sal, y completar con una cucharada de picatostes.

Fruta: un puñado de avellanas y pasas.

SÁBADO

Fagottini

Para 1 persona

- 50 g de harina de centeno integral
- 50 g de alubias hervidas
- 40 g de caballa al natural
- 2 aceitunas
- 2 tomates pequeños
- 1 cebolla pequeña
- orégano
- 2 cucharadas de aceite de oliva virgen extra
- sal

Preparar la pasta: amasar la harina con 25 ml de agua y una pizca de sal hasta obtener una pasta homogénea; luego, dividirla en 2 bolitas iguales. Estirar cada bolita con el rodillo para obtener 2 discos de unos 2 milímetros de grosor. Preparar el relleno: pelar y picar la cebolla y rehogarla en una sartén con los tomates cortados en trocitos, las aceitunas, las alubias, la caballa en trocitos y una pizca de orégano. Verter una cucharada de este relleno en cada disco de pasta y cerrarlos en media luna para obtener la clásica forma del fagottino, apretando bien los bordes para sellarlos. Colocar los fagottini en una bandeja forrada con papel de horno y hornear a 180 °C durante 15 minutos.

Guarnición: *Patatitas al horno.* Pelar una patata de unos 200 g y cortarla con el pelador para obtener rodajas muy finas. Colocarlas en una bandeja forrada con papel de horno y aliñarlas con aceite de oliva y romero picado. Hornear a 180 °C durante 15-20 minutos.

Fruta: surtido de frutos rojos variados desecados.

DOMINGO

Carne guisada

Para 1 persona
* 80 g de carne roja
* 160 g de caldo de verdura
* 1 cebolla pequeña
* 1 zanahoria
* 1 penca de apio
* hierbas aromáticas al gusto
* 1 cucharada de aceite de oliva virgen extra
* sal

Pelar la verdura y cortarla en daditos. Añadir 200 ml de agua al caldo y llevarlo a ebullición en una olla, añadir la verdura y las hierbas aromáticas y estofar. Mientras tanto, cortar la carne en trozos. Cuando la verdura esté casi lista, después de unos 15 minutos, añadir la carne, rectificar de sal y guisar durante unos 20 minutos, removiendo a menudo. Condimentar con un chorrito de aceite antes de servir.

Guarnición: *Ensalada de coliflor.* Mondar ½ coliflor y dividirla en ramitos, lavarlos y escaldarlos en poca agua con una pizca de sal: la coliflor debe quedar al dente. Colarla y aliñarla enseguida con vinagre, aceite de oliva, 5-6 aceitunas, unas alcaparras y, si se desea, unas tiritas de pimiento. **Fruta:** 1 manzana.

ESQUEMA SEMANAL PARA RELLENAR

Utilice este esquema para comprobar la frecuencia con que sus hijos consumen los alimentos: ponga una cruz en la casilla que corresponda al alimento ingerido cada día y, comparando el número de veces de su consumo semanal con los valores recomendados, podrá detectar posibles errores, corregirlos y organizar lo mejor posible la alimentación de sus hijos.

ALIMENTO	LUNES	MARTES	MIÉRCOLES	JUEVES
LECHE DE VACA				
LECHE DE CABRA/ OVEJA				
YOGUR				
LECHES VEGETALES				
MERMELADA O MIEL				
BISCOTES				
BISCOTES INTEGRALES				
GALLETAS SIN RELLENO				
GALLETAS INTEGRALES				
PASTA				
PASTA INTEGRAL				
ARROZ				
POLENTA				
PATATAS				
OTROS CEREALES: FARRO, CEBADA, ETC.				
PIZZA				
VERDURA CRUDA				
VERDURA COCIDA				
CARNE ROJA				
CARNE BLANCA				
LEGUMBRES				
PESCADO				
HUEVOS				

VIERNES	SÁBADO	DOMINGO	TOTAL	RECOMENDADO
				0-7/7
				0-7/7
				0-7/7
				0-7/7
				3/7
				0-1/7
				2/7
				0-1/7
				2/7
				2/7
				1/7
				1/7
				1/7
				1/7
				1/7
				1/7
				5/7
				5/7
				1/7
				1/7
				2-3/7
				2-3/7
				2/7

ALIMENTO	LUNES	MARTES	MIÉRCOLES	JUEVES
EMBUTIDOS				
QUESOS				
PAN BLANCO				
PAN INTEGRAL				
ACEITE DE OLIVA				
FRUTA FRESCA				
FRUTOS SECOS				
FRUTA DESHIDRATADA				
DULCES				
OTROS				
OTROS				
OTROS				

ÍNDICE Y CARGA GLUCÉMICA

¿A que no nos imaginábamos que, en cuestión de azúcares, comer un plato de pasta (100 gramos) equivaldría a comer un helado (80 gramos)?

Cuando se habla de carbohidratos, es frecuente oír nombres como «sencillos» o «complejos», «azúcares» y «almidón». Estas definiciones, que son químicas, no siempre nos permiten saber cuáles son, en realidad, sus efectos fisiológicos, es decir, cómo responde nuestro cuerpo a su digestión y asimilación.

VIERNES	SÁBADO	DOMINGO	TOTAL	RECOMENDADO
				0-1/7
				0-1/7
				0-1/7 + 7/7 + 7/7
				3/7 + 7/7 + 7/7
				7/7 + 7/7
				5-7/7 + 5-7/7+ 3-4/7
				3-4/7
				3-4/7
				0-1/7

Por este motivo también existe una clasificación que tiene en cuenta cuánto se eleva la glucemia 2 horas después de haber ingerido una comida compuesta exclusivamente de carbohidratos. Es entonces cuando hablamos de índice glucémico.

Cada gramo de carbohidratos tiene un valor de índice glucémico, y cuanto más elevado sea este valor, más se incrementarán nuestros azúcares en la sangre, pero con la salvedad de que el índice glucémico de un mismo alimento puede variar en función de una serie bastante amplia de factores. Por ejemplo, la transformación tecnológica (dos tipos de pan y de pasta pueden tener un índice glucémico distinto, en igualdad de ingredientes básicos), la cocción (la pasta al dente tiene un índice glucémico más bajo que la pasta muy cocida), el grado de maduración (cuanto más madura está una hortaliza o una fruta, más bajo es el índice glucémico) e incluso el suelo de cultivo.

En 1997, un comité de expertos de la Organización para la Alimentación y la Agricultura (FAO) de las Naciones Unidas y de la Organización Mundial de la Salud (OMS) recomendó que los valores de índice glucémico de los alimentos se incorporasen a la información sobre su composición para favorecer la elección de alimentos saludables.

En particular, se aconseja una dieta rica en carbohidratos (con un aporte de carbohidratos igual o mayor que el 55 % del total de las calorías), pero la mayoría deberían ser pobres en almidón, con un índice glucémico bajo (7).

Aunque el concepto de índice glucémico puede darnos pistas importantes sobre nuestra alimentación, en realidad —como ya hemos mencionado anteriormente— por sí solo no basta. Es cierto que los azúcares en la sangre aumentan según el tipo de carbohidrato, pero también según su cantidad. Por ejemplo, en el caso de la pasta, sabemos cuál es su índice glucémico (alrededor de 40), pero nos damos cuenta de que nuestro cuerpo no reaccionará igual si ingerimos 40 gramos que si son 150.

Para cuantificar el efecto glucémico global de una ración de alimento, en 1997 los investigadores de la universidad de Harvard introdujeron la noción de carga glucémica (8) (9).

La carga glucémica es la cantidad de carbohidratos disponibles en la ración de alimento multiplicada por su índice glucémico. Cuanto más elevada sea la carga glucémica, mayor será el aumento de los azúcares en la sangre y el efecto sobre la insulina.

Varios estudios han demostrado que el consumo constante de una dieta con una carga glucémica elevada (índice glucémico × contenido de carbohidratos en la dieta) está asociado a un riesgo mayor de desarrollar la diabetes de tipo 2, enfermedades cardiovasculares, obesidad y algunos tipos de cáncer (colon, mama) (10) (11) (12).

Además de la composición natural de los alimentos, hemos visto que hay varios factores que pueden influir en el índice glucémico (y, por consiguiente, en la carga glucémica): podemos decir que, en general, la cocción prolongada aumenta el índice glucémico, mientras que la presencia de fibra lo baja.

En la tabla de la página siguiente se mencionan algunos alimentos de uso frecuente con sus valores de índice y carga glucémica y su respectiva evaluación (13) (14) (15) (16).

Cabe destacar que algunos alimentos como la pasta, cuyo índice glucémico es bajo, tienen una carga glucémica alta si tomamos en consideración 100 gramos. Después de hablar con los chicos de secundaria a los que entrevistamos, sabemos que muchos de ellos comen bastante más que 100 gramos de pasta. Algunos llegan a comer 250 gramos al día. En este caso su carga glucémica será decididamente alta.

Alimento	Índice glucémico (IG)	Evaluación IG (Escala de Jenkins, 1981)	Carga glucémica (CG) por 100 g	Evaluación CG (Escala de Mezzola, 2008)
Pasta	44	Bajo	28	Alto
Pan	72	Alto	48	Alto
Pizza	80	Alto	46	Alto
Arroz	89	Alto	71	Alto
Zumo de manzana	46	Bajo	7	Bajo
Zumo de naranja	46	Bajo	7	Bajo
Helado	50	Bajo	13	Moderado

B.1. Valores de índice y carga glucémica, y su evaluación: valores bajos = gris claro; valores moderados = gris; valores elevados = gris oscuro.

Por consiguiente, hay que prestar atención a la presencia de alimentos particularmente amiláceos en nuestra alimentación diaria y combinarlos correctamente con platos de verdura, que es rica en fibra.

Apéndice C

La dieta en el embarazo

Quiero dar las gracias por la formulación de este esquema dietético a la doctora Romina Inès Cervigni, bióloga nutricionista de la Fondazione Valter Longo en Milán, y a varios de los principales expertos italianos en nutrición pediátrica que me han dado consejos y han hecho correcciones importantes.

A continuación, vamos a ver un esquema dietético sano pensado para las mujeres embarazadas. Las cantidades se refieren a una mujer de 60 kg y 1,65 cm de altura; por tanto, con IMC de 22. Aconsejamos que se consulte siempre cualquier tipo de dieta con el médico, pues las necesidades también varían mucho de unas mujeres a otras (peso, actividad física, condiciones patológicas o subclínicas, etc.).

En la columna de la izquierda se encuentra la primera opción; a la derecha, otras opciones para tener una dieta lo más equilibrada posible, pero también variada.

Desayuno

Primera opción	Opciones alternativas
Agua 400 ml	
Cereales de desayuno (variados) 60 g	Arroz inflado 60 g
	Salvado 60 g
	Copos de avena bio 60 g
	Copos de amaranto 60 g
	Copos de farro 60 g
	Copos de kamut 60 g
	Kamut inflado 60 g
	Mijo inflado y tostado 60 g
	Pan sin levadura 60 g
	Pan blanco 80 g
	Pan de trigo duro 90 g
	Pan integral 100 g
	Pan de centeno 100 g
	Pan tostado 70 g
	Biscotes integrales 60 g
	Tortita con frutos rojos 100 g (véase la receta en el Apéndice B)
Mermelada baja en azúcar 20 g	Confitura de fresa sin azúcar 20 g
	Confitura de albaricoque sin azúcar 20 g
	Confitura de naranjas amargas sin azúcar 20 g
	Confitura de cerezas negras sin azúcar 20 g
	Confitura de frutos del bosque sin azúcar 20 g
	Confitura de melocotón sin azúcar 20 g
	Confitura de ciruelas sin azúcar 20 g
	Confitura de arándanos sin azúcar 20 g
	Miel 10 g
	Chocolate fundente 10 g
	Compota de arándanos 80 g

Leche de avena 250 ml	Leche de farro 250 ml Leche de kamut 250 ml Leche de coco 250 ml Leche de almendras 250 ml Leche de maíz 250 ml Leche de arroz 250 ml Leche de avellanas 250 ml Yogur vegetal sin azúcares añadidos 125 g Leche de cabra 250 ml Yogur de leche de cabra 125 g
Café de cebada 125 ml	Infusión 125 ml

Tentempié de media mañana

Primera opción	Opciones alternativas
Fruta seca y oleosa al gusto 25 g	Pistachos 25 g Nueces 25 g Anacardos 25 g Cacahuetes tostados 25 g Almendras dulces 25 g Avellanas 25 g Piñones 25 g

Almuerzo

Primera opción	Opciones alternativas
Pasta de sémola integral 100 g	Alforfón 110 g
	Amaranto 90 g
	Arroz 100 g
	Avena 100 g
	Cebada perlada 110 g
	Farro 100 g
	Kamut 100 g
	Mijo 100 g
	Pasta de sémola 100 g
	Polenta (harina de maíz) 90 g
	Quinoa 90 g
	Sémola 100 g

Merienda

Primera opción	Opciones alternativas
Fruta a elegir 150 g	Albaricoques 200 g Piña 150 g Naranjas 150 g Cerezas 100 g Sandía 350 g Higos 120 g Fresas 200 g Kiwis 150 g Mandarinas 100 g Manzanas 100 g Melón 200 g Frambuesas 150 g Arándanos 150 g Moras 150 g Peras 150 g Melocotones 200 g Ciruelas 150 g Uvas 100 g Plátanos 150 g
Yogur de leche de cabra 125 g	

Cena

Primera opción	Opciones alternativas
Pan integral 130 g	Pan sin levadura 80 g Pan blanco 110 g Pan de trigo duro 120 g Pan de centeno 130 g Pan tostado 100 g Patatas 300 g Pizza con tomate 300 g
Legumbres frescas a elegir 200 g o Pescado a elegir 110 g	Judías blancas secas 90 g Judías pintas frescas 200 g Habas frescas 200 g Lentejas secas 90 g Lentejas peladas 80 g Altramuces en remojo 120 g Guisantes frescos 240 g Garbanzos en conserva escurridos 300 g Garbanzos secos 100 g Judías en conserva escurridas 240 g Judiones en conserva escurridos 250 g Judías blancas en conserva escurridas 370 g Lentejas en conserva escurridas 240 g Guisantes en conserva escurridos 240 g Tortilla de garbanzos 90 g Guisantes congelados 150 g Habas congeladas 290 g - - - - - - - - - - - - - - - - Anchoas 30 g Filete de salmón 110 g Filete de atún 70 g Filete de salmón natural 90 g Pulpo congelado 160 g Sardinas 100 g Atún fresco 90 g

	Pulpo 190 g Filetes de caballa al natural 80 g Caballa o verdel 120 g Lenguado 120 g Lubina 120 g Boquerón o bocarte 120 g Dorada fresca 100 g Merluza 120 g Huevo de gallina - entero 120 g
Queso rallado 30 g	
Verdura fresca a elegir (cruda o cocida) 200 g	Acelgas 200 g Alcachofas 200 g Zanahorias 200 g Coliflor 200 g Achicoria de corte 300 g Grelos 200 g Judías verdes frescas 200 g Hinojo 300 g Champiñones cultivados 200 g Lechuga 80 g Berenjena 200 g Pimientos 200 g Tomates de ensalada 200 g Espinacas 200 g Calabacines 300 g Espárragos trigueros 100 g Aceitunas de mesa 20 g Sopa de verdura 250 g Pepinos 200 g
Aceite de oliva 20 ml	
Infusión 130 ml	

Durante el día

Primera opción	Opciones alternativas
Fruta deshidratada 50 g	Frutos rojos variados desecados 60 g Higos secos 50 g Semillas variadas (por ejemplo, para añadir a la verdura)

Apéndice D

Esquemas de destete

Quiero dar las gracias por su investigación y aportación a este capítulo a la doctora Romina Inès Cervigni, bióloga nutricionista de la Fondazione Valter Longo en Milán; a la doctora Anna Claudia Romeo, jefa del Servicio de Patología Neonatal de la Azienda Ospidaliera Pugliese-Ciaccio de Catanzaro, doctoranda de Investigación en Fisiopatología y Clínica de las Enfermedades Endocrino-Metabólicas, Departamento de Medicina Interna, Università di Genova; al profesor Alessandro Laviano, Departamento de Medicina Traslacional y de Precisión de la Università La Sapienza de Roma y jefe del Servicio Operativo de Medicina Interna y Nutrición Clínica de la Azienda Ospedaliera Universitaria Policlinico Umberto I de Roma, y a varios de los principales expertos italianos en nutrición pediátrica que me han dado consejos y han hecho correcciones importantes.

Estos esquemas dietéticos están en consonancia con lo que se indica en el capítulo 8 sobre el tema de la alimentación complementaria. Consejos generales:

- escoger fruta y verdura ecológica o de canales de distribución controlados, preferiblemente de km 0. Lavarla cuidadosamente;
- escoger carne y huevos ecológicos, de origen controlado.

1.ª fase: 6 meses cumplidos

Número total de comidas:
- si la lactancia es materna: mantener **lactancia «a demanda» + 1 papilla**;
- si la lactancia es artificial: **fórmula de seguimiento (3-4 biberones) + 1 papilla.**

Sustituir 1 toma de leche por 1 papilla, al mediodía o por la tarde, preferiblemente cuando el padre y la madre estén en casa.

Primera papilla

Ingredientes	Cantidad	Notas
Caldo vegetal*	150 - 180 ml	
Aceite de oliva virgen extra	1 cucharada (10 ml)	
Crema de arroz o de maíz o tapioca o multicereales (5 o 7 cereales)	1 - 3 cucharadas (10-30 g)	Aumentar poco a poco a lo largo de 1-2 semanas. Como han pasado los 6 meses, es posible y conveniente introducir también cereales con gluten, variando los tipos. Al cabo de 1-2 semanas se puede alternar la crema de arroz/maíz/tapioca/cereales con sémola o pasta de sopa para la infancia (si es posible, enriquecidas con hierro).

Al cabo de unos días (incluso 10, si el niño toma leche de fórmula), añadir a la papilla:

Ingredientes	Cantidad	Notas
Puré de verdura	1-3 cucharadas	Obtenido triturando la verdura utilizada para preparar el caldo vegetal.

Y uno de los siguientes ingredientes, alternando durante la semana:

Ingredientes	Cantidad	Notas
Liofilizado/ homogeneizado de carne (varios tipos) Nota: ¡No añadir parmesano o grana a la papilla con carne!	⅓ o ½ de la dosis o 20 g de homogeneizado de carne casero**	Liofilizado: usar ⅓ de la dosis del potito o sobre. Homogeneizado (potito de 80 g): el contenido de carne varía del 20 al 40 %. Si el potito es al 20 %, usar un potito entero; Si el potito es al 30-40 %, usar ½-⅓ de la dosis.
Parmesano o grana no curados	1 cucharada	
Huevo duro entero	¼	

Después de la papilla: fruta rallada (¼ de pera, ¼ de
manzana, ¼ de plátano, zumo de cítricos) unos 20 g de cada
fruta, ¡sin añadir azúcar o miel!

RECETAS

(*) **Preparación del caldo vegetal**
En un litro de agua fría sumergir un trozo (o 1-2 hojas) de
cada verdura. Cocer sin añadir sal hasta que el volumen se

haya reducido a la mitad. Filtrar. Conservar en el frigorífico como máximo 24 horas. Empezar con: patatas, zanahorias, calabacines. Luego ir añadiendo poco a poco cada verdura de temporada deseada, puede ser más de una a la vez, pero las legumbres todavía no. Atención a las verduras de hoja (una hoja por tipo, no más).

(**) **Preparación del homogeneizado de carne casero**
Para el homogeneizado de carne, ya sea pollo, vaca, pavo o conejo, escoger partes sin grasa, huesos ni cartílagos. Cortar la carne en trocitos no demasiado grandes y cocinar durante 30 minutos, preferiblemente al vapor, un tipo de cocción que mantiene intactas las propiedades nutritivas y ablanda mucho la carne. Cocer en una olla con cestillo para la cocción a vapor o en un robot de cocina provisto de cestillo. Cuando la carne esté cocida, introducir los trocitos (pequeños) en el homogeneizador/robot de cocina o en el vaso de la batidora. También se puede añadir la verdura del caldo y unos 100 ml de caldo vegetal; triturarlo todo hasta obtener una crema suave.

Conservación: si se quieren congelar los homogeneizados de carne, verdura y pescado, hay que meterlos en tarros de vidrio esterilizados y taparlos. Dejar que se enfríen e introducirlos en agua hirviendo durante 20 minutos. En el congelador durarán más de 6 meses; en el frigorífico, en cambio, 24 horas.

La mejor manera de descongelarlos es meterlos en el frigorífico 6 u 8 horas antes del consumo.

La preparación casera del homogeneizado debe ser cuidadosa para evaluar la cantidad correcta que se le va a ofrecer al niño: si hay verdura, la cantidad podrían ser 30-40 g; en cambio, si solo es carne, hay que bajar a 15-20 g por ración.

Preparación del homogeneizado de fruta
Lavar, pelar y cortar en trozos la fruta (manzana, pera, plátano). Cocerla al vapor durante 5-10 minutos y triturarla con el robot de cocina o la batidora. Si se desea conservar, puede introducirse en un tarro de vidrio esterilizado, cerrarlo herméticamente y dejarlo enfriar. Meterlo en el frigorífico y consumir en las 24 horas siguientes.

Reglas que deben cumplirse siempre
1) ¡No obligar! Si el niño no acepta los nuevos sabores, esperar 2-3 días y volver a intentarlo. Nada de trucos: el niño debe aprender que existe una comida dulce (leche) y una salada (papilla). Es muy contraproducente introducir azúcar, poner la fruta delante de la cucharadita de papilla, mezclar el liofilizado con la leche, etc.
2) No añadir nunca sal y no dar a probar al niño la comida de los adultos, a menos que se haya preparado a propósito pensando en él (es decir, sin sofritos, sin freír o rehogar, sin especias de sabor demasiado intenso o picantes, sin sal).
3) Escoger la consistencia de la papilla guiándose por la preferencia del niño.
4) Si vemos que se queda con hambre, aumentar la cantidad del puré de verdura o cereales, ¡no la de carne!

Durante la comida: ofrecer siempre agua del vaso o de la taza de pico de pato (agua rica en calcio, pero sin gasificar y a temperatura ambiente).

2.ª fase: aproximadamente un mes después de la primera

- Si es leche materna o lactancia mixta → tomas libres
- Si es leche de continuación → solo 2 tomas
Nota: no es necesario ni útil añadir galletas.

Introducir una segunda papilla:

OPCIÓN 1
Comida 1. Adoptar la primera papilla como base y:
1) Variar los tipos de liofilizado y homogeneizado de carne aumentando las dosis:
   - dosis liofilizado ½ potito o sobre;
   - homogeneizado: un potito si es de carne al 20 %; ½ potito si es de carne al 30-40 %.
2) Empezar a introducir el pescado (como alternativa a carne/huevos):
   - homogeneizado (varios tipos): un potito; en este caso, no añadir verdura a la papilla (¡ya tiene bastante!);
   - pescado congelado (es mejor evitar el fresco a esta edad): 20 g (preferentemente pescado azul, dorada o trucha, no pescados grandes como pez espada o atún).

Comida 2

Segunda papilla. Sustituir la otra comida principal (almuerzo o cena) por una papilla como esta:

Ingredientes	Cantidad	Notas
Caldo vegetal	180-200 ml	
Aceite de oliva	1 cucharada (10 ml)	
Crema multicereales/ sémola/pasta de sopa	1-3 cucharadas (10-30 g)	
Puré de legumbres	1-3 cucharadas	Es mejor usar un tipo cada vez. Cuando se ha introducido una legumbre sin problemas de rechazo o reacciones, probar con otra (entre paréntesis las optativas): judías de cualquier tipo, lentejas normales y peladas, garbanzos, (soja, habas, altramuces, almortas, tirabeques), guisantes.

Después de la papilla: fruta rallada (¼ de pera + ¼ de manzana + ¼ de plátano):

máx. 80 gramos.

Preparación de las legumbres:
En 4-5 litros de agua fría, añadir una cucharada de bicarbonato de sodio y hervir no menos de 70-80 g de legum-

bres secas después de haberlas dejado 12-24 horas en abundante agua, que debe cambiarse por lo menos un par de veces (esta cantidad equivale a 200 g de legumbres frescas o congeladas, que por otro lado no son aconsejables a esta edad por el exceso de fitatos);

- también es preferible no usar la olla a presión ni el horno microondas;
- colarlas y pasarlas por el pasapurés (¡no licuar!);
- dividir la papilla obtenida en raciones de unas 3 cucharadas soperas cada una (aprox. 30 g) y conservarlas en el congelador.

En verano: si con el calor el niño rechaza las legumbres, reducirlas a 2-3 veces por semana y sustituir las otras veces por una papilla como la del almuerzo, con carne o pescado, o queso curado (10 g = 1 cucharada rasa [nota: usar el queso pocas veces por semana debido a su alto contenido de sal]).

OPCIÓN 2 (lactoovovegetariana):
En las dos comidas principales (almuerzo y cena), preparar la papilla alternando las fuentes de proteínas:

- papilla de legumbres: 3 cucharadas (alternar toda clase de legumbres);
- huevo duro: ½ huevo (yema + clara);
- queso curado: 1 cucharada (10 g);
- tofu: unos 20 g;

- seitán picado o *tempeh* cocido al vapor y picado: unos 15 g;
- fruta de temporada rallada: (máximo 80 g).

3.ª fase: de 8 a 11-12 meses

Usar leche materna si es posible, y si no, leche de continuación hasta los 10-11 meses. Después, escoger una leche de crecimiento con bajo contenido de carbohidratos (máx. 250 ml).

- Evitar: comida de los mayores y sal.
- Homogeneizado: solo para la carne, ½ potito.
- Verdura: pasar por el pasapurés solo una parte de la verdura; la otra parte, cada vez más abundante, solo aplastarla para favorecer la masticación.
- Utilizar preferentemente verduras de temporada. Limitar a unas pocas hojas la verdura de hoja (espinacas, acelgas, etc.) hasta que el niño cumpla un año.
- Empezar también a separar los platos: primero, segundo y guarnición, pero conviene adaptarse a las preferencias del niño.
- **Cereales/pasta de sopa**: cualquier tipo en las dos comidas, 1-3 cucharadas. Introducir también pasta cada vez más grande y cuscús (preferiblemente las enriquecidas en hierro, sobre todo en la dieta lacto-ovo-vegetariana). Eliminar por completo las cremas.
- **Papilla de legumbres**: al menos 3-4 veces por semana en invierno, 1-2 veces en verano, 3 cucharadas. Si se

sigue una dieta lacto-ovo-vegetariana, aumentar la frecuencia de legumbres a 5-7 veces por semana.

- **Huevo**: mejor cocido. Empezar con ¼ y luego ½ huevo entero (clara y yema).
- **Pescado**: si no se usan liofilizados u homogeneizados, que sea pescado congelado o de piscifactoría ecológica. Preferir el pescado azul y los de tamaño pequeño, no de fondo (evitar en todo caso los crustáceos). Cocción: hervido o al vapor, y desmenuzado. Cantidad: 40 g antes de limpiar (20 g limpio).
- **Quesos**: las cantidades dependen a grandes rasgos de su contenido en agua.
  - **Curados**: 10 g = 1 cucharada, rallado.
  - **Semicurados**: 10 g.
  - **Blandos**: 20 g, preferibles a los curados.
  - **Requesón** (**de oveja**, **vaca**, **mezcla**, **cabra**): 20 g, preferible.
- **Otros lácteos** (**con un año cumplido**): 30 g.
- **Fruta:** cualquiera, de temporada.
- **Aceite**: siempre de oliva virgen extra y siempre una cucharada sopera (10 ml) por comida.
- **Yogur**: pueden usarse enteros y con fruta (un vasito) en vez de la leche de la tarde. Tipos: manzana, pera, albaricoque, ciruela, cereales, malta, cítricos, melocotón. Variantes: todas, ya sea la suave y untuosa (antes) o la de trocitos de fruta (después).

Apéndice E

Ejemplos de autoevaluación nutricional en algunos adolescentes

Vamos a ver ahora algunos ejemplos de respuestas de chicos de secundaria a la pregunta: «¿Cómo valoras tu alimentación?» antes de la presentación de los nutricionistas de la Fundación.

Los chicos deben escribir su respuesta de manera anónima. Al final de la presentación hacemos otra pregunta: «¿Cómo puedes mejorar tu alimentación a partir de mañana por la mañana?».

EJEMPLOS

«Considero que mi alimentación es bastante equilibrada. Podría mejorar variando las fuentes de carbohidratos, grasas y proteínas, pero con dosis adecuadas.» Chica, 15 años.

«Mi alimentación es excelente: como fruta y verdura en todas las comidas, pasta, arroz, legumbres y proteínas, aunque alguna vez, por gula, acabo comiendo porquerías. A veces, las raciones son un poco abundantes para mi volumen corporal, y durante el día suelo curiosear en la despensa y pico lo que encuentro. En cuanto a las horas de deporte que practico, en este caso creo que todo está equilibrado. Podría mejorar evitando acostarme justo después de cenar y reduciendo el consumo de dulces, bebidas y grasas saturadas y repartiendo mejor las calorías a lo largo del día.» Chica, 14 años.

«Considero que mi alimentación es bastante sana y equilibrada. No me gusta mucho la verdura, pero la como; en cambio, la fruta me gusta mucho. Podría mejorar mi alimentación comiendo más verdura y legumbres, y reduciendo las grasas saturadas.» Chica, 14 años.

«Considero que mi alimentación es bastante sana, ya que como mucha fruta y verdura. Podría mejorar mi alimentación teniendo cuidado con la cantidad de azúcares que como al día.» Chico, 14 años.

«Creo que la alimentación es muy importante para sentirme bien con mi cuerpo, y diría que la mía es bastante equilibrada. Podría mejorar reduciendo las bebidas azucaradas y el azúcar en general, y debería tener toda la alimentación más controlada.» Chico, 15 años.

«Creo que mi alimentación es muy variada, pero con predominio de las proteínas. Durante la semana trato de incluir también algún carbohidrato y azúcares. Después de la charla de hoy con la doctora he comprendido que no hace falta eliminar según qué alimentos, sino que simplemente basta con controlar las dosis. Mejoraré mi alimentación incluyendo cantidades no excesivas de pasta y arroz, acompañados de verdura. Con la cantidad adecuada de estos alimentos espero sentirme también más saciada.» Chica, 16 años.

«Creo que mi alimentación es bastante variada y equilibrada, aunque muchas veces tomo alimentos no precisamente saludables. Debería comer más legumbres en vez de carne y aumentar las horas de ayuno para llegar a unas 12 horas entre la cena y el desayuno del día siguiente.» Chica, 15 años.

«Mi alimentación no es equilibrada: poca verdura y mucho azúcar. No como por la mañana, Tomo una comida abundante al mediodía y una cena escasa. Podría mejorar reduciendo los azúcares y tratando de dejar 12 horas entre la cena y el desayuno. También debería comer menos bollitos todos los días.» Chica, 15 años.

«Mi alimentación es bastante saludable, pero algunas veces meto la pata y me paso. Debería mejorar mi alimentación sustituyendo los bollitos por fruta y verdura, y eliminando las bebidas que consumo todos los días.» Chica, 15 años.

«Mi alimentación es bastante correcta, aunque con carencia de verdura. Mis comidas deberían estar más equilibradas: empezar a desayunar y dejar de comer demasiado antes de cenar.» Chica, 16 años.

Considero que mi alimentación es un poco desequilibrada y que como demasiada carne. Debería empezar a adoptar un estilo de vida activo y practicar deporte.» Chico, 16 años.

«Sé que mi alimentación es poco sana, pero está todo muy rico. Debería dejar la comida basura.» Chico, 19 años.

«Pienso que mi alimentación no es de las mejores, porque no presto atención a la comida: como todo lo que se me pone a tiro. Aun así, trato de no tomar mucha comida basura, a pesar de que está muy rica. Querría evitar todas esas comidas entre horas y tratar de hacer las 12 horas de ayuno por la noche.» Chico, 14 años.

«Mi alimentación no es muy sana, Suelo ir a restaurantes de comida rápida, aunque en casa podría comer alimentos más saludables. Debería evitar la comida rápida y reducir el consumo de bollitos, tal vez sustituyéndolos por alimentos que sacien más.» Chica, 15 años.

«Pienso que mi alimentación es sana y equilibrada. Consumo sobre todo carbohidratos porque hago deporte con bastante intensidad. Después de la charla de hoy con la doctora, he comprendido cuál debe ser la cantidad adecuada de proteínas y pienso que debo comer muchas menos.» Chica, 19 años.

«Mi alimentación es muy variada y equilibrada: sana, pero sin que me falte nada. Podría mejorar tomando menos azúcares y comiendo más verdura y fibra.» Chica, 16 años.

«Considero que mi alimentación es sana y equilibrada. Debería empezar a beber menos bebidas azucaradas y carbonatadas e introducir pan y pasta integrales. Además, debería comer 3 o 4 horas antes de irme a la cama.» Chica, 14 años.

«Considero que mi alimentación es bastante buena, no exagero con la comida que tiene grasa y como bastante fruta y verdura. Podría mejorar mi alimentación con un buen desayuno y eliminando las bebidas.» Chica, 14 años.

Método para los casos de niños y adolescentes con exceso de peso

El enfoque nutricional que proponemos de acuerdo con nuestras investigaciones, resumido en los consejos de los capítulos 9 y 11, prevé aplicar una serie de medidas para tratar de detener el aumento de peso y reducirlo gradualmente hasta alcanzar un IMC inferior al 85.º centil. No existe un enfoque inequívoco o mejor que los demás; lo que aconsejamos es adaptar cada estrategia a lo que el niño o adolescente y su familia pueden manejar. Por ejemplo, seguir un esquema dietético semanal, por ideal que sea, podría acarrear dificultades a los más pequeños y a sus padres, y llevar al fracaso.

A los niños y a los padres les cuesta seguir y hacer seguir las dietas tradicionales, que a veces son muy restrictivas. Este inconveniente puede superarse tratando de identificar los errores alimentarios. En cuanto lo hayan hecho, habrá que tratar de corregirlos poco a poco, pero con constancia, de acuerdo con lo que cada niño o adolescente pueda hacer.

Por eso aconsejamos no poner patas arriba las costumbres de nuestros chicos, sino introducir pequeños cambios que gradualmente los guíen hacia una alimentación correcta y una condición de peso normal y saludable.

A. Registro dietético

Así pues, de entrada habrá que conocer las costumbres alimentarias y el estilo de vida del niño o adolescente escribiendo un diario alimentario de una semana o más, que nos permita reconstruir una jornada alimentaria típica.

El diario alimentario puede hacerse anotando lo que se come o bien haciendo fotos de los platos durante las comidas.

B. Indicaciones

A continuación, recapitulamos las indicaciones que hemos dado en los capítulos 9 y 11 para los niños y adolescentes obesos o con sobrepeso, que deben adaptarse a cada caso. Para una explicación detallada de cada punto, aconsejamos consultar los capítulos de referencia.

1) Limitar el almidón de los alimentos de la categoría PAF (las «4 P» —pasta, pan, patatas, pizza—, fruta y zumos de fruta) y los azúcares de la «comida basura».

2) Reducir las grasas saturadas.

3) Variar las fuentes proteicas utilizando tanto alimentos de origen animal como vegetal.

4) Comer más, no menos, sustituyendo parcialmente con verdura y legumbres los alimentos ricos en almidón.

5) Respetar un ayuno de 12 horas (nocturno).

6) Evitar demasiadas comidas fuera de casa, si es posible.

7) Tomar y apuntar las medidas del peso y la circunferencia de la cintura cada 2 días, hasta que se consiga y mantenga el peso deseable.

8) Aumentar el gasto energético manteniendo un estilo de vida activo.

9) No exagerar con las reglas: la mejor estrategia es distinta para cada niño y habrá que partir de lo que él o ella estén dispuestos a hacer.

Estas son las indicaciones que dan mis colaboradores. A continuación, resumimos los resultados obtenidos en tres casos clínicos distintos de niños con sobrepeso u obesos.

C. Casos clínicos

Caso clínico 1: niña de 11 años y 9 meses, sobrepeso

	Primera visita	Visita de control al cabo de 6 meses
Edad	11 años y 9 meses	12 años y 3 meses
Peso	50,3 kg (83.° centil según la tabla de Centers for Disease Control and Prevention, CDC)	47 kg (67.° centil CDC)
Altura	144 cm (22° centil CDC)	148 cm (24.° centil CDC)
IMC	IMC 24,3 (97.° centil según la tabla de la Organización Mundial de la Salud, +1,9 desviación estándar) Condición de sobrepeso (casi obesidad)	21,4 (86.° centil OMS, + 1,1 desviación estándar) Condición de ligero sobrepeso
Circunferencia cintura	74 cm (80.° centil aprox.)	66 cm (50.° centil)

Jornada alimentaria representativa antes de empezar el tratamiento nutricional

Desayuno	Tarta casera o bollito Leche y cebada
Tentempié	Pan con embutido
Almuerzo	Pasta con tomate Hamburguesa o pollo Ensalada
Merienda	Barrita de cereales o nada
Cena	Carne o pollo o pescado o mozzarella o embutidos Ensalada Pan abundante (150 gramos) Fruta
Bebidas	Agua, algún zumo de fruta
Deporte	Vóley 2 veces por semana

Resultados al cabo de 6 meses

La paciente, después de un control de 6 meses, presenta un IMC de valor adecuado (86.º centil). La circunferencia de la cintura se ha reducido 8 cm, con lo que el valor vuelve al 50.º centil.

Estos son los resultados de la variación del IMC antes y durante el control nutricional de 6 meses: de la curva exterior inicial marcada con trazo grueso, el valor se ha acercado a la curva central con trazo grueso.

Curvas IMC de 5 a 19 años: niñas (OMS, 2006)

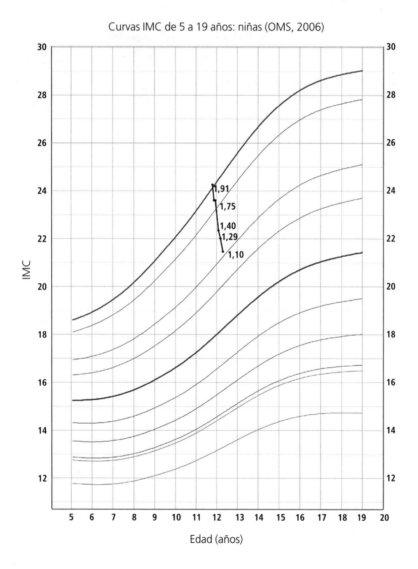

Edad (años)

Caso clínico 2: niña de 12 años, obesa

	Primera visita	Visita de control al cabo de 1 mes
Peso	60 kg (95.º centil, CDC)	57 kg (91.º centil CDC)
Altura	153 cm (65.º centil CDC)	153 cm (65.º centil CDC)
IMC	25,6 (98.º centil OMS, + 2,1 desviación estándar) Condición de obesidad	24,2 (9.7º centil OMS, + 1,8 desviación estándar) Condición de sobrepeso
Circunferencia cintura	78 cm (87.º centil aprox.)	73 cm (75.º centil)

*Jornada alimentaria representativa antes de empezar
el tratamiento nutricional*

Desayuno	Leche con galletas con pepitas de chocolate (6-7) o muesli
Tentempié	3-4 galletas de chocolate o bizcocho y queso o zumo de fruta
Almuerzo	Pasta con tomate o legumbres, embutidos y quesos
Merienda	Nada o yogur
Cena	Carne o pescado y verdura Pan (50 gramos)
Bebidas	Agua, alguna vez Coca-Cola
Notas	Consumo diario de embutidos Carne 4 veces por semana Pescado 1 vez por semana Comida rápida 2-3 veces al mes Fruta no a diario
Deporte	Baloncesto 2 veces por semana

Resultados al cabo de 1 mes

Transcurrido un mes, la paciente ya presenta una reducción del IMC de 25,6 a 24,2, pasando de la condición de obesidad a la de sobrepeso. La circunferencia de la cintura se ha reducido 5 cm, devolviendo el valor al 75.° centil.

En el gráfico de la página siguiente se pueden ver los resultados de la variación del IMC antes y 4 semanas después del tratamiento nutricional: de un valor exterior inicial, el IMC se ha movido hacia dentro en dirección a la curva de trazo grueso más exterior.

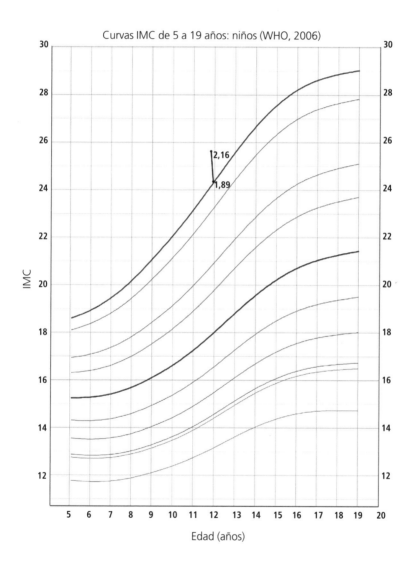

Curvas IMC de 5 a 19 años: niños (WHO, 2006)

Caso clínico 3: niño de 12 años, obeso

	Primera visita	Visita de control al cabo de 3 meses
Edad	12 años y 3 meses	12 años y 6 meses
Peso	67 kg (correspondiente al 98.° centil CDC)	65 kg (correspondiente al 96.° centil CDC)
Altura	166 cm (97.° centil CDC)	169 cm (98.° centil CDC)
IMC	24,31 (98.° centil OMS, + 2 desviación estándar). Condición de obesidad	22,76 (95.° centil OMS, + 1,7 desviación estándar) Condición de sobrepeso
Circunferencia cintura	78,5 cm (> 80.° centil)	74,5 cm (75.° centil)

Jornada alimentaria representativa antes de empezar el tratamiento nutricional

Desayuno	Ración de tarta casera
	1 taza de leche de vaca con 1 cucharada de azúcar
Tentempié	Nada
Almuerzo	Pasta con salsa de tomate
	Pan
	Queso
Merienda	Bocadillo con embutidos y queso
Cena	Tortilla
	Pan
Bebidas	Agua y bebidas isotónicas (Gatorade) durante el entrenamiento de baloncesto
Notas	Fruta y verdura de vez en cuando
Deporte	Baloncesto 4 veces por semana

Resultados al cabo de 3 meses

El paciente presenta una reducción del IMC de 24,31 a 22,76, pasando de la condición de obesidad (IMC > 97.° centil) a la de sobrepeso (definida por un IMC comprendido entre el 85.° y el 96.° centil). La circunferencia de la cintura se ha reducido 4 cm, devolviendo el valor al 75.° centil.

Estos son los resultados de la variación del IMC antes y 3 meses después del tratamiento nutricional: de un valor inicial exterior a las curvas, el IMC se ha desplazado hacia el interior del gráfico.

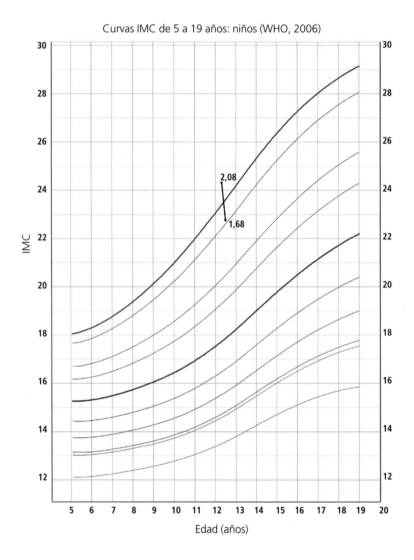

Curvas IMC de 5 a 19 años: niños (WHO, 2006)

Fuentes de vitaminas,
minerales y otros micronutrientes

Calcio

Alimento	Ración	mg de calcio por ración	% de la necesidad diaria
Leche de oveja	150 ml (1 taza)	270	21
Leche de vaca semidesnatada	200 ml (1 taza)	240	18
Leches vegetales enriquecidas con calcio	150 ml (1 taza)	240	18
Leche de cabra	150 ml (1 taza)	211	16
Yogur desnatado con fruta	1 vasito	187	14
Yogur de leche de cabra	1 vasito	155	12
Calamar	100 g	144	11
Pulpo congelado	100 g	144	11
Gambas	100 g	110	8
Mejillones	100 g	88	7
Zanahorias	200 g	88	7
Arándanos	150 g	61	5
Queso rallado	5 g	58	4
Espinacas	70 g	55	4
Almendras	20 g	48	4
Hinojo	100 g	45	3
Garbanzos en conserva	100 g	43	3
Garbanzos secos	30 g	43	3
Uvas	150 g	40	3
Kiwis	150 g	37	3

Aportes de referencia para chicos y chicas de 11 a 17 años.

Fuentes: INRAN - Istituto Nazionale di Ricerca per gli Alimenti e la Nutrizione, IEO - Instituto Europeo de Oncología, ADI - Associazione Italiana di Dietetica e Nutrizione Clinica.

Hierro

Alimento	Ración	mg de hierro por ración	% de la necesidad diaria
Almejas al natural	100 g	28	156
Mejillones	100 g	5,8	32
Altramuces en remojo	80 g	4,4	24
Gambas	100 g	2,6	14
Coco	150 g	2,55	14
Lentejas secas	30 g	2,4	13
Espinacas	70 g	2	11
Garbanzos secos	30 g	1,9	11
Pan integral	70 g	1,8	10
Biscotes integrales	40 g	1,8	10
Harina de avena	40 g	1,7	9
Huevo de gallina	100 g	1,5	8
Espárragos verdes	150 g	1,5	8
Pistachos	20 g	1,5	8
Biscotes integrales	40 g	1,4	8
Carne de vaca	80 g	1,3	7
Anacardos	20 g	1,2	7
Pasta de sémola	80 g	1,1	6
Moras	70 g	1,1	6
Chocolate fundente	20 g	1	6
Orejones	20 g	1	6

Aportes de referencia para chicas de 11 a 17 años (necesitan más que los chicos).

Fuentes: INRAN - Istituto Nazionale di Ricerca per gli Alimenti e la Nutrizione, IEO - Instituto Europeo de Oncología, ADI - Associazione Italiana di Dietetica e Nutrizione Clinica.

Magnesio

Alimento	Ración	mg de magnesio por ración	% de la necesidad diaria
Quinoa	80 g	138	58
Alcachofas	200 g	90	38
Achicoria de corte	200 g	90	38
Patatas	200 g	84	35
Acelgas	200 g	76	32
Sardinas	100 g	70	29
Cebada perlada	80 g	63	26
Pasta de sémola integral	80 g	61	25
Almendras dulces secas	20 g	53	22
Anacardos	20 g	52	22
Piñones	20 g	47	20
Gambas	100 g	43	18
Espinacas	70 g	42	18
Pasta de sémola	80 g	41	17
Pulpo congelado	100 g	39	16
Garbanzos secos	30 g	39	16
Cacahuetes tostados	20 g	35	15
Guisantes secos	30 g	34	14
Plátanos	100 g	27	11
Salmón fresco	100 g	27	11
Fresas	200 g	26	11

Aportes de referencia para chicas y chicos de 11 a 14 años.

Fuentes: INRAN - Istituto Nazionale di Ricerca per gli Alimenti e la Nutrizione, IEO - Instituto Europeo de Oncología, ADI - Associazione Italiana di Dietetica e Nutrizione Clinica.

Vitamina A

Alimentos	Ración	Microgramos de retinol equivalentes por ración	% de la necesidad diaria
Zanahorias	200 g	2296	383
Albaricoques	150 g	540	90
Achicoria de corte	200 g	534	89
Acelgas	200 g	526	88
Atún fresco	100 g	450	75
Grelos	200 g	450	75
Espinacas	70 g	339	57
Melón	150 g	283	47
Pimientos	200 g	278	46
Yogur de leche de cabra	125 g (un vasito)	245	41
Almejas al natural	100 g	171	29
Lechuga	70 g	160	27
Huevos de gallina	100 g	135	23
Leche de cabra	150 ml (1 taza)	129	22
Coliflor	200 g	100	17
Guisantes en conserva	100 g	69	12
Polenta	80 g	54	9
Guisantes frescos	80 g	51	9
Galletas integrales	30 g	24	4
Judías pintas frescas	80 g	14	2
Calabacines	200 g	12	2

Aportes de referencia para chicas y chicos de 11 a 14 años.

Fuentes: INRAN - Istituto Nazionale di Ricerca per gli Alimenti e la Nutrizione, IEO - Instituto Europeo de Oncología, ADI - Associazione Italiana di Dietetica e Nutrizione Clinica.

Vitamina B12

Alimento	Ración	Microgramos de vitamina B12 por ración	% de la necesidad diaria
Almejas al natural	100 g	99	4714
Pulpo congelado	100 g	20	952
Mejillones	100 g	19	905
Atún fresco	100 g	5	238
Salmón fresco	100 g	4	190
Gambas	100 g	3	143
Calamar	100 g	3	143
Filete de ternera	100 g	2	95
Huevos de gallina	100 g	1,5	71
Merluza	100 g	1	48
Pollo	100 g	1	48
Leche de oveja	150 ml (1 taza)	0,9	43
Leche semidesnatada	200 ml (1 taza)	0,8	38
Yogur desnatado de fruta	125 g (1 vasito)	0,25	12
Leche de cabra	150 ml (1 taza)	0,15	7

Aportes de referencia para chicas y chicos de 11 a 14 años.
Fuentes: INRAN - Istituto Nazionale di Ricerca per gli Alimenti e la Nutrizione, IEO - Instituto Europeo de Oncología, ADI - Associazione Italiana di Dietetica e Nutrizione Clinica.

Folatos

Alimento	Ración	Microgramos de ácido fólico por ración	% de la necesidad diaria
Grelos	200 g	388	114
Acelgas	200 g	248	73
Judías verdes frescas	200 g	160	47
Alcachofas	200 g	136	40
Quinoa	70 g	129	38
Habas frescas	80 g	116	34
Coliflor	200 g	108	32
Patatas	200 g	105	31
Brotes de soja	60 g	103	30
Altramuces remojados	80 g	98	29
Naranjas	200 g	62	18
Garbanzos secos	30 g	54	16
Fresas	200 g	40	12
Kiwis	150 g	37	11
Mejillones	100 g	37	11
Almejas al natural	100 g	29	9
Pan integral	70 g	27	8
Mandarinas	150 g	27	8
Pan blanco	70 g	20	6
Avellanas	20 g	14	4
Arándanos	150 g	9	3

Aportes de referencia para chicas y chicos de 11 a 14 años.

Fuentes: INRAN - Istituto Nazionale di Ricerca per gli Alimenti e la Nutrizione, IEO - Instituto Europeo de Oncología, ADI - Associazione Italiana di Dietetica e Nutrizione Clinica.

Vitamina C

Alimento	Ración	Microgramos de vitamina C por ración	% de la necesidad diaria
Pimientos	200 g	302	318
Grelos	200 g	220	232
Kiwis	150 g	127	134
Coliflor	200 g	118	124
Fresas	200 g	108	114
Naranjas	200 g	100	105
Melón	200 g	64	67
Mandarinas	150 g	63	66
Tomate de ensalada	200 g	42	44
Espinacas	70 g	38	40
Patatas	200 g	30	32
Habas frescas	80 g	26	27
Guisantes frescos	80 g	26	27
Hinojo	200 g	24	25
Almejas al natural	200 g	22	23
Berenjenas	200 g	22	23
Arándanos	150 g	22	23
Albaricoques	150 g	19	20
Pepino	200 g	16	17
Cerezas	150 g	16	17
Uvas	150 g	9	9

Aportes de referencia para chicos de 11 a 14 años (necesitan más que las chicas).

Fuentes: INRAN - Istituto Nazionale di Ricerca per gli Alimenti e la Nutrizione, IEO - Instituto Europeo de Oncología', ADI - Associazione Italiana di Dietetica e Nutrizione Clinica.

Vitamina D

Alimento	Ración	Microgramos de vitamina D por ración	% de la necesidad diaria
Arenques	100 g	30	200
Aceite de hígado de bacalao	10 ml (una cucharada)	21	140
Atún fresco	100 g	16	107
Salmón fresco	100 g	8	53
Sardinas en aceite	100 g	4,3	29
Almejas al natural	100 g	4	27
Setas	200 g	4	27
Caballa	100 g	2,9	19
Filete de ternera	100 g	1,3	9
Huevos de gallina	100 g	1	7
Leches vegetales enriquecidas con vitamina D	150 ml (una taza)	1	7
Pollo	100 g	0,22	1

Aportes de referencia para chicas y chicos de 11 a 17 años.

Fuentes: INRAN - Istituto Nazionale di Ricerca per gli Alimenti e la Nutrizione, IEO - Instituto Europeo de Oncología, ADI - Associazione Italiana di Dietetica e Nutrizione Clinica.

Vitamina E

Alimento	Ración	Microgramos de vitamina E por ración	% de la necesidad diaria
Grelos	200 g	4,5	30
Achicoria de corte	200 g	4,5	30
Aceite de oliva virgen extra	15 ml	3,4	23
Avellanas	20 g	3	20
Gambas	100 g	2,9	19
Piñones	20 g	2,7	18
Kiwis	150 g	2,2	15
Calabacines	200 g	2,1	14
Acelgas	200 g	2,1	14
Tomate de ensalada	200 g	2	13
Salmón fresco	100 g	1,9	13
Albaricoques	150 g	1,3	9
Pimientos	200 g	1,3	9
Espinacas	70 g	1,2	8
Garbanzos en conserva	100 g	1	7
Arándanos	150 g	0,9	6
Ciruelas	150 g	0,9	6
Zanahorias	200 g	0,9	6
Naranjas	200 g	0,5	3
Fresas	200 g	0,4	3
Brotes de soja	60 g	0,12	1

Aportes de referencia para chicos de 11 a 17 años (necesitan más que las chicas).

Fuentes: INRAN - Istituto Nazionale di Ricerca per gli Alimenti e la Nutrizione, IEO - Instituto Europeo de Oncología, ADI - Associazione Italiana di Dietetica e Nutrizione Clinica.

Ácidos grasos esenciales

Alimento	Ración	Gramos de ácidos grasos omega 3	Gramos de ácidos grasos omega 6	Proporción
Atún fresco	100 g	3	0,15	0,1
Salmón fresco	100 g	2,2	0,2	0,1
Aceite de oliva virgen extra	15 ml	0,7	0,07	0,1
Setas	200 g	0,62	0,14	0,2
Calamares	100 g	0,4	0,1	0,3
Sardinas	100 g	4,8	1,23	0,3
Aceite de linaza	10 g	5,34	1,42	0,3
Gambas	100 g	0,35	0,1	0,3
Almejas al natural	100 g	0,3	0,11	0,4
Mejillones	100 g	0,42	0,16	0,4
Judías en conserva	100 g	0,12	0,12	1,0
Aceite de colza	10 g	0,91	2,05	2,3
Nueces secas	20 g	1,33	6,8	5,1
Tofu	60 g	0,19	1,43	7,5
Galletas integrales	30 g	0,07	1,2	17,1
Biscotes	40 g	0,05	0,91	18,2

Fuentes: INRAN - Istituto Nazionale di Ricerca per gli Alimenti e la Nutrizione, IEO - Instituto Europeo de Oncología, ADI - Associazione Italiana di Dietetica e Nutrizione Clinica.

Alimento	Ración	Gramos de ácidos grasos omega 3	Gramos de ácidos grasos omega 6	Proporción
Garbanzos secos	30 g	0,04	1	25,0
Chocolate fundente	20 g	0,01	0,27	27,0
Cacahuetes tostados	20 g	0,09	2,8	31,1
Piñones	20 g	0,12	3,9	32,5
Almendras dulces secas	20 g	0,06	2,11	35,2

Fuentes: INRAN - Istituto Nazionale di Ricerca per gli Alimenti e la Nutrizione, IEO - Instituto Europeo de Oncología, ADI - Associazione Italiana di Dietetica e Nutrizione Clinica.

Para que el aporte de ácidos grasos esenciales (omega 6 y omega 3) sea equilibrado, la ingesta debería guardar la proporción 4-8 % para el primero y 0,5-2 % para el segundo, a fin de favorecer la conversión y disponibilidad de derivados con acción antiinflamatoria procedentes de los omega 3. Algunos alimentos tienen más de uno que de otro, razón por la cual es importante equilibrar la dieta para obtener la cantidad correcta de ambos.

Bibliografía

Capítulo 1. Los kilos de más, enemigos de los niños

1. «Age Limit of Pediatrics», Hardin, A. P., Hackell, J. M., Committee on Practice and Ambulatory Medicine. *Pediatrics*, 2017; 140(3):e20172151.

2. Obesity, World Health Organization (WHO), 2017, *Report-taking action on childhood obesity*.

3. Commission on Ending Childhood Obesity, *New global estimates of child and adolescent obesity released on World Obesity Day*, octubre de 2017.

4. Commission on Ending Childhood Obesity, *Facts and figures on childhood obesity*, octubre de 2017.

5. WHO, *European Childhood Obesity Surveillance Initiative (COSI) Highlights 2015-17*.

6. COSI, WHO. [Online] <http://www.euro.who.int/data/ assets/pdf_file/0006/372426/WH14_COSI_factsheets_v2. pdf?ua=1>.

7. *Statistics on Obesity, Physical Activity and Diet,* Inglaterra, 2018.

8. «Overweight and obesity among children and adoles-

cents in Germany», Anja Schienkiewitz, Anna-Kristin Brettsch-neider, *et al.*, *Journal of Health Monitoring*, 2018.

9. «Prevalence of obesity and severe obesity in US children, 1999-2016», Skinner, *et al.*, *Pediatrics*, 2018.

10. «Mechanisms, Pathophysiology, and management of obesity», Steven B. Heymsfield, Thomas A. Wadden, *N Engl J Med*, 2017;376:254-66.

11. «Acceleration of BMI in early childhood and risk of sustained obesity», Mandy Geserick, Mandy Vogel, Ruth Gausche, *et al.*, *N Engl J Med*, 2018; 379:1303-1312.

12. «Mechanisms, pathophysiology, and management of obesity», Steven B. Heymsfield, y Thomas A. Wadden, *N Engl J Med* 376; 3 nejm.org, 19 de enero de 2017.

13. «Determining the worldwide prevalence of obesity», *The Lancet*, 5 de mayo de 2018, vol. 391.

14. «Review of childhood obesity: from epidemiology, etiology, and comorbidities to clinical assessment and treatment», *Mayo Clin Proc*, febrero de 2017; 92(2):251-265.

15. «Worldwide trends in body-mass index, underweight, overweight, and obesity from 1975 to 2016: a pooled analysis of 2416 population-based measurement studies in 128-9 million children, adolescents, and adults», (NCD-RisC), NCD Risk Factor Collaboration, *Lancet*, 2017; 390: 2627-42.

16. «Fast-food habits, weight gain, and insulin resistance», Mark A. Pereira, Alex I. Kartashov, Cara B. Ebbeling, Linda Van Horn, Martha L. Slattery, David R. Jacobs Jr., David S. Ludwig, *Lancet*, 2005; 365: 36-42.

17. «Overweight and obesity epidemic in Ghana—a systematic review and meta-analysis», Ofori-Asenso, *et al.*, BMC *Public Health*, 2016; 16:1239.

18. «Forecasting life expectancy, years of life lost, and all-cause and cause-specific mortality for 250 causes of death: referen-

ce and alternative scenarios for 2016—40 for 195 countries and territories», Kyle J. Foreman, *et al.*, *Lancet*, 2018; 392: 2052-90.

19. «Global, regional, and national disability-adjusted life-years (DALYs) for 359 diseases and injuries and healthy life expectancy (HALE) for 195 countries and territories, 1990—2017: a systematic analysis for the Global Burden of Disease Study 2017», Collaborators, GBD 2017 DALYs and HALE, *Lancet*, 2018.

20. «The SEARCH for diabetes in youth study: rationale, findings, and future directions», Richard F. Hamman, Ronny A. Bell, *et al.*, *Diabetes Care*, 2014; 37(12):3336-3344.

21. *IDF. DIABETES ATLAS 8th edition 2017.*

22. «Global trends in the incidence and prevalence of type 2 diabetes in children and adolescents: a systematic review and evaluation of methodological approaches», S. Fazeli Farsani, *et al.*, *Diabetologia*, 2013; 56:1471-1488.

23. «Infant growth and risk of childhood-onset type 1 diabetes in children from 2 Scandinavian birth cohorts», Magnus, M. C., Olsen, S. F., Granstrom, C., Joner, G., Skrivarhaug, T., Svensson, J., Johannesen, J., Njolstad, P., *et al.*, *JAMA Pediatr.*

24. «Body Mass Index and incident type 1 and type 2 diabetes in children and young adults: a retrospective cohort study», Ali Abbasi, Dorota Juszczyk, Cornelia H. M. van Jaarsveld, Martin C. Gulliford, *Journal of the Endocrine Society*, 1 de mayo de 2017, vol. 1, n.º 5, pp. 524-537.

25. «Incidence trends of type 1 and type 2 diabetes among youths, 2002—2012», Elizabeth J. Mayer-Davis, *et al.*, *N Engl J Med*, 13 de abril de 2017; 376(15): 1419-1429. [Online]

26. <http://endocrinefacts.org/health-conditions/diabetes-2/4-type-2-diabetes/>.

27. «Childhood obesity: the need to translate research into daily practice: announcing the annals of nutrition and metabo-

lism as the official Journal of the European childhood obesity group», *Ann Nutr Metab*, 2019;74:80-82.

28. «Diet, physical activity and behavioural interventions for the treatment of over weight or obese children from the age of 6 to 11 years», Mead, E., Brown, T., Rees, K., Azevedo, L. B., Whittaker, V., Jones, D., Olajide, J., Mainardi, G. M., *et al.*, *Cochrane Database Syst Rev*, 2017;6:CD012651.

29. «Children with morbid obesity benefit equally as children with overweight and obesity from an on going care program», Rijks, J. M., Plat, J., Mensink, R. P., Dorenbos E., *et al.*, *J Clin Endocrinol Metab*, 2015;100:3572-3580.

30. *Il Sistema di sorveglianza OKkio alla SALUTE: risultati 2016,* P. Nardone, A. Spinelli, M. Buoncristiano, L. Lauria, D. Pierannunzio, y D. Galeone.

31. «Parental perceptions of weight status in children: the Gateshead Millennium Study», Jones, A. R., Parkinson, K. N., Drewett, R. F., Hyland, R. M., Pearce, M. S., Adamson, A. J., *et al. Int J Obes* (2011) (Lond) 35: 953-962.

32. «When do mothers think their child is overweight?», Parkinson, K. N., Drewett, R. F., Jones, A. R., Dale, A., Pearce, M. S., Wright, C. M., *et al.*, *Int J Obes*, (2011) (Lond) 35: 510-516.

33. «Difference between parental perception and actual weight status of children: a systematic review», Rietmeijer-Mentink, M., Paulis, W. D., van Middelkoop, M., Bindels, P. J., van der Wouden, J. C., *Matern Child Nutr* (2013) 9: 3-22.

34. «Parental perception of child weight and its association with weight-related parenting behaviours and child behaviours: a Chinese national study», Ting Zhang, Li Cai, Jin Jing, *Public Health Nutrition*, 2017: 21(9), 1671-1680 doi:10.1017/S136898 001800006X.

35. «Factors associated with parental underestimation of

child's weight status», Warkentin, S., Mais, L. A., Latorre, M. R., Carnell, S., Taddei, J. A., *Pediatr*, 2018 (Rio J); 94:162-169.

36. «Parental perception of child's body weight: a systematic review», Tompkins, C., Seablom, M., Brock, D., *Journal of Child and Family Studies* (2014): 1-8.

37. «Parental perception of weight status: influence on childrens diet in the gateshead millennium study», Almoosawi, S., Jones, A. R., Parkinson, K. N., Pearce, M. S., Collins, H., Adamson, A. J., *PLoS ONE* (2016), 11(2): e0144931. Doi:10.1371/journal.pone.0144931.

38. «Weight status misperceptions among UK adults: the use of self-reported vs. measured BMI», Robinson, E., Oldham, M., *BMC Obesity*, 2016; 3(1): 21.

39. «Perceived weight status overweight diagnosis, and weight control among US adults: the NHANES 2003-2008 Study», Yaemsiri, S., Slining, M. M., Agarwal, S. K., *Int J Obes*, 2011; 35: 1063-1070.

40. «Overweight but unseen: a review of the underestimation of weight status and a visual normalization theory», Robinson, E., *Obesity Reviews*, octubre de 2017, 18, 1200-1209.

41. «Simulation of growth trajectories of childhood obesity into adulthood», Zachary J. Ward, Michael W. Long, Stephen C. Resch., *N Engl J Med*, 30 de noviembre de 2017, 377;22 .

Capítulo 2. Las características de la obesidad en niños y adolescentes

1. «Mechanisms, pathophysiology, and management of obesity», Steven B. Heymsfield, y Thomas A. Wadden, *N Engl J Med*, 19 de enero de 2017, 376;3 nejm.org .

2. «IGF-1R mRNA expression is increased in obese children», Ricco, Rafaela Cristina, *Growth Hormone & IGF Research*, 2018.

3. «Receptor deficiency in Ecuadorian adults is associated with obesity and enhanced insulin sensitivity», Guevara-Aguirre, J., Rosenbloom, A. L., Balasubramanian, P., Teran, E., Guevara-Aguirre, M., Guevara, C., Longo, V.D., *Journal of Clinical Endocrinology Metabolism*, 2015.

4. «Metabolic syndrome in children and adolescents», Al-Hamad, D., Raman, V. *Transl Pediatr*, 2017; 6(4):397-407. doi:10.21037/tp.2017.10.02.

5. «Meal timing and frequency: implications for cardiovascular disease prevention», St-Onge, Marie-Pierre, *Circulation*, 2017; 135:e96-e121.

6. «Early-life determinants of overweight and obesity: a review of systematic reviews», Monasta, L., Batty, G. D., Cattaneo, A., Lutje, V., Ronfani, L., Van Lenthe, F. J., Brug, J., *Obese Rev*, 11 de octubre de 2010 (10):695-708.

7. «Risk factors for childhood obesity in the first 1,000 days: a systematic review», Woo Baidal, J. A., Locks, L. M., Cheng, E. R., Blake-Lamb, T. L., Perkins, M. E., Taveras, E. M., *Am J Prev Med.*, junio de 2016;50(6):761-779.

8. «Influences on the quality of young children's diets: the importance of maternal food choices», Fisk, C. M., Crozier, S. R., Inskip, H. M., *et al.*, *British Journal of Nutrition*, 105: 287-96.

9. «Influence of maternal obesity on the long-term health of offspring», Godfrey, K. M., Reynolds, R. M., Prescott, S. L., Nyirenda, M., Jaddoe, V. W., Eriksson, J. G., Broekman, B. F., *Lancet Diabetes Endocrinol*, enero de 2017;5(1):53-64.

10. «A review of risk factors for overweight in preschool children: a policy perspective», Hawkins, S. S., Law, C., *International Journal of Pediatric Obesity*, 2006; 1:195-209.

11. «Pre-pregnancy body mass index in relation to infant birth weight and offspring overweight/obesity: a systematic review and meta-analysis», Yu, Z., Han, S., Zhu, J., Sun, X., Ji, C., Guo, X., *PLoS One*, 16 de abril de 2013; 8(4):e61627.

12. «Maternal obesity and infant outcomes», Ruager-Martin, R., Hyde, M. J., Modi, N., *Early Hum Dev* (2010) 86: 715-722.

13. «Large maternal weight loss from obesity surgery prevents transmission of obesity to children who were followed for 2 to 18 years», Kral, J. G., Biron, S., Simard, S., Hould, F. S., Lebel, S., Marceau, S., Marceau, P., *Pediatrics*, diciembre de 2006; 118(6):e1644-9.

14. «Differential methylation in glucoregulatory genes of offspring born before vs. after maternal gastrointestinal bypass surgery», Guénard, F., Deshaies, Y., Cianflone, K., Kral, J. G., Marceau, P., Vohl, M. C., *Proc Natl Acad Sci U.S.A.*, 9 de julio de 2013;110(28):11439-44.

15. «Risk of childhood overweight or obesity associated with excessive weight gain during pregnancy: a meta-analysis», Hong-Tao Tie, *et al.*, *Arch Gynecol Obstet* (2014) 289:247-257.

16. «Weight gain in pregnancy and childhood body composition: findings from the Southampton Womens Survey», Crozier, S. R., Inskip, H. M., Godfrey, K. M., Cooper, C., Harvey, N. C., Cole, Z. A., *et al.*, *Am J Clin Nutr*, 2010;91:17451751.

17. «Association of trimester-specific gestational weight gain with fetal growth, offspring obesity and cardio-metabolic traits in early childhood», Marianna Karachaliou, M. D., Vaggelis Georgiou, MSc, [...], y Leda Chatzi, M.D., PhD., *Am J Obstet Gynecol*, 2014;212(4):502.e1-502.14. doi:10. 1016/j.

18. «Infant adiposity following a randomised controlled trial of a behavioural intervention in obese pregnancy», Patel, N., *et al.*, *International Journal of Obesity*, (2017) 41(7), pp. 1018-1026.

19. «The association between breastfeeding and childhood obesity: a meta-analysis», Yan, J., Liu, L., Zhu, Y., Huang, G., Wang P. P., *BMC Public Health*, 2014;14:1267.

20. «Energy and protein intakes of breast-fed and formula-fed infants during the first year of life and their association with growth velocity: the DARLING Study», Heinig, M. J., Nommsen, L. A., Peerson, J. M., Lonnerdal, B., Dewey, K. G., *American Journal of Clinical Nutrition*.

21. «For how long is exclusive breast-feeding adequate to satisfy the dietary energy needs of the average young baby?», Whitehead, R. G., *Pediatric Research*, 1995; 37(2):239-43.

22. «Does initial breastfeeding lead to lower blood cholesterol in adult life? A quantitative review of the evidence», Owen, C. G., Whincup, P. H., Kaye, S. J., Martin, R. M., Davey Smith, G., Cook, D. G., *et al.*, *American Journal of Clinical Nutrition*, 2008; 88(2):305-14.

23. «Infant weight gain and childhood overweight in a multicenter, cohort study», Stettler, N., *et al., Pediatrics*, 2002; 109(2):194-9.

24. «Modifiable early life risk factors for childhood adiposity and overweight: an analysis of their combined impact and potential for prevention», Robinson, S., Crozier, S., Harvey, N., *et al.*, *American Journal of Clinical Nutrition* (2015) 101: 368-75.

25. «Breast-feeding and childhood obesity a systematic review», Arenz, S., Ruckerl, R., Koletzko, B., y von Kries, R., *Int. J. Obes. Relat. Metab. Disord.*, 28.

26. «Breastfeed-ing effects on DNA methylation in the offspring: a systematic literature review», Hartwig, F. P., Loret de Mola, C., Davies, N. M., *et al.*, *PLoS ONE*, (2017) 12: e0173070.

27. «Timing of solid food introduction and risk of obesity in preschool-aged children», Susanna, Y., Huh, M. D., MPH, Sheryl, L., Rifas-Shiman, MPH, [...], y Matthew W. Gillman,

MD, SM. *Pediatrics*, 2011;127(3):e544e551. doi:10.1542/peds. 2010-0740.

28. «Determinants of risk for childhood obesity», Freemark, Michael, *N Engl J Med*, 379; 14 2018.

29. «Acceleration of BMI in early childhood and risk of sustained obesity», Mandy Geserick, M.Sc., Mandy Vogel, Ph.D., Ruth Gausche, M.B.A., Tobias Lipek, M.D., Ulrike Spielau, M.Sc., *N Engl J Med*, 2018;379:1303-12.

Capítulo 3. La longevidad comienza desde niño

1. «Neuroscience, molecular biology, and the childhood roots of health disparities: Building a new framework for health promotion and disease prevention», Shonkoff, J. P., Boyce, W. T., McEwen, B. S., *JAMA*, 2009, 301, 2252-2259.

2. «Early childhood health promotion and its life-course health consequences», Guyer, B., M. a., S., Grason, H., Frick, K., Perry, D., Sharkey, A., Mclntosh, J. *Academic Pediatrics*, 2009, 9, 142-149.

3. «The developmental origins of adult disease», Barker, D. J., *Journal of the American College of Nutrition*, 2004, 23, 588S-595S.

4. Center on the Developing Child at Harvard University, *The Foundations of Lifelong Health Are Built in Early Childhood*, 2010. [Online] <http://www.developingchild.harvard.edu>.

5. «The biological embedding of early experience and its effects on health in adulthood», Hertzman, C., *Annals of the New York Academy of Sciences*, 2000, 896, 85-95.

6. «Relationship of childhood abuse and household dysfunction to many of the leading causes of death in adults: The adverse childhood experiences (ACE) study», Felitti, V. J.,

Anda, R. F., Nordenberg, D., *et al.*, *American Journal of Preventive Medicine*, 1998, 14(4), 245-258.

7. «The association between adverse childhood experiences and adolescent pregnancy, long-term psychosocial consequences, and fetal death», Hillis, S. D., Anda, R. F., Dube, S. R., Felitti, V. J., Marchbanks, P. A., Marks, J. S., *Pediatrics*, 2004, 113(2), 320.

8. «The Barker Hypothesis», Edwards M. *Handbook of Famine, Starvation, and Nutrient Deprivation* (2017), Springer, Cham.

9. «Effect of maternal malnutrition and anemia on the endocrine regulation of fetal growth», Supriya Mahajan, D., Singh, S., Shah, P., Gupta, N., *Endocrine Research*.

10. «Maternal and child undernutrition and overweight in low-income and middle-income countries», Robert E. Black, Cesar G. Victora, Susan P. Walker, Zulfi qar A Bhutta, Parul Christian, Mercedes de Onis, Majid Ezzati, *Lancet*, 6 de junio de 2013.

11. «Maternal and child undernutrition: consequences for adult health and human capital», Cesar G. Victora, Linda Adair, Caroline Fall, Pedro C. Hallal, Reynaldo Martorell, Linda Richter, Harshpal Singh Sachdev, *Lancet*, 2008; 371: 340-57.

12. «Thymus size and age-related thymic involution: early programming, sexual dimorphism, progenitors and stroma», Gui, J., Mustachio, L. M., Su, D. M., Craig, R. W., *Aging Dis*, 2012; 3(3):280-290.

13. «Folic acid supplementation for pregnant women and those planning pregnancy: 2015 updatev David Chitayat, Doreen Matsui, [...], y Gideon Koren, *J Clin Pharmacol*, 2015;56(2):170-175. doi:10.1002/jcph.616.

14. *2018, Linee Guida SIGO.*

15. Catassi, C., Agostoni, C., Diamanti, A., *Manuale SIGENP*

di nutrizione pediatrica, Roma, Il pensiero scientifico editore, 2016.

16. «Low-glycemic index diet may improve insulin sensitivity in obese children», Visuthranukul, C., Sirimongkol, P., Prachansuwan, A., Pruksananonda, C., Chomtho, S., *Pediatr Res,* noviembre de 2015; 78(5):567-73.

17. «Relevance of the dietary glycemic index, glycemic load and genetic predisposition for the glucose homeostasis of Chinese adults without diabetes», Guo Cheng, Hongmei Xue, Jiao Luo, Hong Jia, Lishi Zhang, Junbiao Dai, y Anette E. Buyken, *Scientific Reports,* (2017) vol. 7, artículo n.° 400.

18. *Who-Readmeat and cancer risk.* [Online] <https://www.who.int/features/qa/cancer-red-meat/en/>.

19. «Consumption of red and processed meat and breast cancer incidence: A systematic review and meta-analysis of prospective studies, Farvid, M. S., *Int J Cancer,* 1 de diciembre de 2018; 143(11):2787-2799. doi: 10.1002/ijc.31848.

20. *Nhs meat recommendation.* [Online] <https://www.nhs.uk/live-well/eatwell/red-meat-and-the-risk-of-bowel-cancer/>.

21. *Sip, Piramide alimentare.* [Online] <https://www.sip.it/wp-content/uploads/2017/09/folder_piramide_alimentare_versione_def03.pdf>.

22. Campmans-Kuijpers, M. J., Singh-Povel, C., Steijns, J., Beulens, J. W., «The association of dairy intake of children and adolescents with different food and nutrient intakes in the Netherlands». [Online] *BMC Pediatr,* 2016;16:2. Publicado el 9 de enero de 2016. doi:10.1186/s12887-015-0524-.

23. «Dietary fats and cardiovascular disease-a presidential advisory from the American Heart Association», Frank M. Sacks, *et al., Circulation,* 2017; 136:e1-e23. DOI: 10.1161/CIR.0000000000000510.

24. «Dietary fat and meat intake in relation to risk of type 2 diabetes in Men», Dam, Rob M. van, *Diabetes Care*, 2002, vol. 25 no. 3 417-424.

25. «Natural trans fat, dairy fat, partially hydrogenated oils, and cardiometabolic health: the Ludwigshafen risk and cardiovascular health study», Mozaffarian, Dariush, *Eur Heart J*, 2015; 37(13):1079-1081. doi:10.1093/eurheartj/ehv595.

26. [Online] <https://www.who.int/news-room/detail/14-05-2018-who-plan-to-eliminate-industrially-produced-trans-fatty-acids-from-global-food-supply>.

27. *Who-How to eliminate trans fat*. [Online] <http://www.euro.who.int/data/assets/pdf_file/0010/288442/Eliminating-trans-fats-in-Europe-A-policy-brief.pdf>.

28. [Online] <https://www.heart.org/en/healthy-living/healthy-eating/eatsmart/nutrition-basics/aha-diet-and-lifestyle-recommendations>.

29. «Supplemented diet and exercise increases bone mass and strenght after eight weeks detraining in adult mice», Friedman, M. A., *et al.*, *Plos One*, 2018, 13 (9): e0204470.

Capítulo 4. Dietas restrictivas en pediatría

1. (NHANES), *National Health and Nutrition Examination Survey*, 2017.

2. *Position Paper: SIPPS-FIMP-SIMP dieta vegetariana in gravidanza e in età evolutiva*, 2017.

3. «Position of the American Dietetic Association», *Vegetarian diets*, 2009.

Capítulo 5. Los alimentos ecológicos y los antibióticos

1. «Organic foods for cancer prevention worth the investment?», Elena C. Hemler, Jorge E. Chavarro, Frank B. Hu., *JAMA Internal Medicine*, 22 de octubre de 2018.

2.Ley Parlamento Europeo, n.470/2009. [Online] <https://eur-lex.europa.eu/legal-content/ES/TXT/?uri=LEGISSUM %3Ami0026>.

3. «Emergence of mcr-1 in Raoultella ornithinolytica and Escherichia coli Isolates from retail vegetables in China», Juan Luo, Xu Yao, Luchao Lv, Yohei Doi, Xiuyu Huang, Sicheng Huang, Jian-Hua Liu, *Antimicrobial Agents and Chemotherapy*, septiembre de 2017, 61 (10) e01139-17.

4. CDC. [Online] <https://www.cdc.gov/features/antibiotic-resistance-food/index.html>.

5. Ministero della Salute. 18 de noviembre de 2018, *Giornata europea degli antibiotici*.

6. «Attributable deaths and disability-adjusted life-years caused by infections with antibiotic-resistant bacteria in the EU and the European Economic Area in 2015: a population-level modelling analysis», Alessandro Cassini, Liselotte Diaz Hogberg, Diamantis Plachouras, *et al.*, *Lancet Infect Dis*, 2019.

7. ECDC. [Online] <https://ecdc.europa.eu/en/about-us/networks/disease-networks-and-laboratory-networks/ears-net-data>.

8. «Antibiotic use in children — A cross-national analysis of 6 countries», Ilan Youngster, *et al.*, *J Pediatr*, 2017.

9. «ARPEC study. Using prescription patterns in Primary Care to derive new quality indicators for childhood community antibiotic prescribing», de Bie, S., Kaguelidou, F., Verhamme, K. M., *et al.*, *Pediatr Infect Dis J*, 2016; 35(12):1317-23.

10. «Antibiotic Collaborative Group. The regional profile of antibiotic prescriptions in Italian outpatient children», Pio-

vani, D., Clavenna, A., Cartabia, M., Bonati, M., *et al.*, *Eur J Clin Pharmacol*, 2012.

11. «Uso di antibiotici in Pediatria. Buone notizie dall'Emilia-Romagna», Simona Di Mario, *et al.*, *Medico e Bambino*, 2017;36: 578-583.

12. «The effect of changes in the consumption of macrolide antibiotics on erythromycin resistance in group A streptococci in Finland. Finnish Study Group for Antimicrobial Resistance», Seppala, H., *et al.*, *N Engl J Med*, 1997.

Capítulo 6. La nutrición durante el embarazo

1. «Overweight and obesity in mothers and risk of preterm birth and low birth weight infants: systematic review and meta-analyses», McDonald, S. D., Han, Z., Mulla, S., Beyene, J., y Group, Knowledge Synthesis. *BMJ*, 2010; 341:c3428, 2010 Jul 20. doi:10.1136/bmj.c3.

2. «Maternal obesity and risk of preterm delivery», Cnattingius, S., Villamor, E., Johansson, S., Edstedt Bonamy, A. K., Persson, M., Wikström, A. K., Granath, F., *JAMA*, 12 de junio de 2013; 309(22):2362-70.

3. «Effects of maternal obesity on placental function and fetal development», Howell, K. R., Powell, T. L., *Reproduction*, 2016; 153(3):R97-R108. doi:10.1530/REP-16-0495.

4. UK, NHS GOV. [Online] <https://www.nhs.uk/common-health-questions/pregnancy/>.

5. EFSA. *Parere dell'EFSA sulla sicurezza e sull'apporto nutrizionale dei pesci selvatici e dei pesci di allevamento*. [Online] <http://www.efsa.europa.eu/it/press/news/050704>.

6. «Fish intake, contaminants, and human health», Dariush Mozaffarian, Eric B. Rimm, *JAMA*, 2006; 296(15):1885-1899.

7. «Maternal seafood consumption in pregnancy and neuro-developmental outcomes in childhood (ALSPAC study): an observational cohort study», Hibbeln, J. R., Davis, J. M., Steer, C., Emmett, P., Rogers, I., Williams, C., Golding, J., *Lancet*, 2007.

8. «Association of maternal prenatal vitamin use with risk for autism spectrum disorder recurrence in young siblings», Rebecca J. Schmidt *et al.*, *JAMA Psychiatry*, 2019; 76(4):391-398.

9. «The effects of vegetarian and vegan diet during pregnancy on the health of mothers and offspring», Sebastiani, G., *et al.*, *Nutrients*, 2019, 11(3), 557.

10. «Advanced glycation end products in foods and a practical guide to their reduction in the diet», Jaime Uribarri, Sandra Woodruff, Susan Goodman *et al.*, *J Am Diet Assoc.*, 2010; 110:911-916.

Capítulo 7. La nutrición de la madre durante la lactancia

1. WHO Breastfeeding. [Online]<https://www.who.int/nutrition(topics/exclusive_breasfeeding/en/>.

2.*Nutrizione in gravidanza e durante l'allattamento. Raccomandazioni SIGO, AGOI, AGUI*, 2018.

3. «Recommendations in pregnancy and lactation», Kominiarek, M. A., *et al.*, *Clin North Am*, 2016; 100(6): 1199-1215. doi:10.1016/j.mcna.2016.06.004.

4. «Diet and nutrient requirements in pregnancy and breastfeeding. An italian consensus document», Marangoni, F., *et al.*, *Nutrients*, 2016.

5. «Dietary reference values for nutrients summary report», EFSA, 2017.

Capítulo 8. La nutrición en el periodo neonatal y los primeros años

1. *Allattamento al seno: controindicazioni vere e false*, Dall'Oglio, Dr. Guglielmo Salvatori y Dra. Immacolata. [Online] <http://www.ospedalebambinogesu.it/controindicazioni-all-allattamento-al-seno-materno#.XJOtlihKg2w>.

2.«Effect of freezing time on macronutrients and energy content of breastmilk», Garcia-Lara, N. R., *et al.*, *Breastfeeding Medicine*, 2012; 7(4):295-301. s.n.

3. UNICEF, *Raccomandazioni alimentazione dei lattanti.* [Online] <https://www. unicef.it/Allegati/Raccomandazioni_ UE_alimentazione_lattanti.pdf>.

4. «Complementary Feeding: A Position Paper by the (ESPGHAN) Committee on Nutrition», Mary Fewtrell, Jiri Bronsky, Cristina Campoy, *et al.*, *JPGN*, 2017; 64: 119-132.

5. Burlo Garafolo, *Buone pratiche per l'alimentazione e l'attività fisica in età prescolare,* Trieste, IRCCS 2010.

6. «Food variety in commercial and homemade complementary meals for infants in Germany. Market survey and dietary practice», Mesch, C. M., Stimming, M., Fotarek, K., *et al.*, *Appetite*, 2014; 76: 113-9.

7. «Associations between commercial complementary food consumption and fruit and vegetable intake in children. Results of the DONALD study», Fotarek, K., Hilbig, A., Alexy, U., *Appetite*, febrero de 2015; 85:84-90.

8. «Essential and trace elements content of commercial infant foods in the UK», Nazanin Zand, *et al.*, *Food Chemistry*, (2011) 128 123-128.

9. «Diet diversity, growth and adiposity in healthy breastfed infants fed homemade complementary foods», Mok, E., Vanstone, C. A., Gallo, S., Li, P., Const, E., y Weiler, H. A, *Inter-*

national Journal of Obesity, (2017) 41, 776-782; doi:10.1038/ijo.2017.37.

10. EFSA, *Sicurezza alimenatare nei cibi per lattanti*, 2017. [Online] <https://www.efsa.europa.eu/it/press/news/171025>.

Capítulo 9. La Dieta de la Longevidad en los niños

1. «Relation of circumferences and skinfold thicknesses to lipid and insulin concentrations in children and adolescents: the Bogalusa Heart Study», Berenson, David S., Freedman, Mary K., Serdula, Sathanur R., Srinivasan Gerald S., , *The American Journal of Clinical Nutrition*, 2 de febrero de 1999, vol. 69, pp. 308-317.

2. «The developmental origins of adult disease (Barker) hypothesis», Jane E. Harding, y Hendrina A. De Boo, *Australian and New Zealand Journal of Obstetrics and Gynecology*, 2006; 46: 4-14.

3. «Catch-up growth and obesity in mice», Ozanne, S.E., Hales, C.N., *Nature*, 2004; 427:411 412.

4. «Extending healthy life span--from yeast to humans», Fontana, L., Partridge, L., Longo, V. D., *Science*, 16 de abril de 2010; 328(5976):321-6.

5. «Low methionine ingestion by rats extends life span», Orentreich, N., Matias, J. R., DeFelice, A., Zimmerman, J. A., *Nutrition*, 1993, 123, 269-274.

6. «Tissue glutathione and cysteine levels in methionine-restricted rats», Richie, J. P. Jr, Komninou, D., Leutzinger, Y., Kleinman, W., Orentreich, N., Malloy, V., Zimmerman, J. A., *Nutrition*, junio de 2004, 800-805.

7. «Methionine restriction increases blood glutathione and longevity in F344 rats», Richie, J. P. Jr, Leutzinger, Y., Parthasa-

rathy, S., Malloy, V., Orentreich, N., Zimmerman, J. A., *FASEB*, 8 de junio de 1994; 1302-1307.

8. «Methionine-deficient diet extends mouse lifespan, slows immune and lens aging, alters glucose, T4, IGF-I and insulin levels, and increases hepatocyte MIF levels and stress resistance», Richard A. Miller, *et al.*, *Aging Cell* (2005).

9. CREA. [Online] <ut.entecra.it/646/Tabelle_di_composizione_degli_ alimenti.html>.

10. «Trans fat diet induces abdominal obesity and changes in insulin sensitivity in monkeys», Kylie Kavanagh, *Obesity*, julio de 2007, vol. 15, No. 7 .

11. «Trans fat intake in children: risks and recommendations», Lindsay R. Bauer, Julee Waldrop, *Pediatric Nursing*, noviembre-diciembre de 2009/vol. 35/No. 6.

12. «Obesity and infection», Matthew E. Falagas, Maria Kompoti, *Lancet Infect Dis*, 2006.

13. «Obesity and respiratory infections: Does excess adiposity weigh down host defense?», P. Mancuso, *Pulm Pharmacol Ther*, 2012;26(4):412-419.

14. «Comorbidities of obesity in school children: a cross-sectional study in the PIAMA birth cohort», Wijga, A. H., Scholtens, S., Bemelmans, W. J., *et al.*, *BMC Public Health*, 2010; 10:184. Publicado el 9 de abril de 2010.

15. «Obesity as a risk factor for urinary tract infection in children», Grier, W. R., Kratimenos, P., Singh, S., Guaghan, J. P., Koutroulis, I., *Clin Pediatr*, 24 de enero de 2016; SAGE Publications (Phila), 55:952e6.

16. «Obesity and dental caries in children: a systematic review and meta-analysis», Hayden, C., Bowler, J. O., Chambers, S., Freeman, R., Humphris, G., Richards, D., Cecil, J. E., *Community Dent Oral Epidemiol*, agosto de 2013; 41(4):289-308.

17. «Is obesity associated with depression in children? Sys-

tematic review and meta-analysis», Sutaria, S., Devakumar, D, Yasuda, S. S., *et al.*, *Arch Dis Child*, 2018;0:1-11. doi:10.1136/archdischild-2017-314608.

18. «The association of obesity and school absenteeism attributed to illness or injury among adolescents in the United States, 2009», Pan, L., Sherry, B., Park, S., Blanck, H. M., *J Adolesc Health*, 2012;52(1):64-69, doi:10,1016/j, jadohealth,2012, 04,003.

19. «Body Mass Index and Incident type 1 and type 2 diabetes in children and young adults: a retrospective cohort study», Abbasi, A., Juszczyk, D., van Jaarsveld, C. H. M., Gulliford, M. C., *J Endocr Soc*, 2017;1(5):524-537, 2017 Apr 25.

20. «Childhood obesity quadruples risk of developing type 2 diabetes», Abbasi, Ali, *Endocrine society*, 2017.

21. «Viewing as little as 1 hour of TV daily is associated with higher change in BMI between kindergarten and first grade», Peck, T., Scharf, R. J., Conaway, M. R., DeBoer, M. D., *Obesity*, agosto de 2015 (Silver Spring);23(8):1680-6.

22. «Lower protein content in infant formula reduces BMI and obesity risk at school age: follow-up of a randomized trial», Weber, M., Grote, V., Closa-Monasterolo, R., *et al.*, *Am J Clin Nutr*, 2014; 99:1041-1051.

23. «Lower protein in infant formula is associated with lower weight up to age 2 y: a randomized clinical trial», Koletzko, B., von Kries, R., Closa R., *et al.*, *Am J Clin Nutr*, 2009; 89:1836-1845.

24. «Effect of lower versus higher protein content in infant formula through the first year on body composition from 1 to 6 years: follow-up of a randomized clinical trial», Martina Totzauer, Veronica Luque, Joaquín Escribano, *Obesity* (2018) 26, 1203-1210, doi: 10, 1002/oby, 22203.

25. «Milk protein intake, the metabolic-endocrine respon-

se, and growth in infancy: data from a randomized clinical trial», Piotr Socha, *et al., Am J Clin Nutr*, 2011; 94(supl.):1776S-84S.

26. «Dietary Intake of Protein in Early Childhood Is Associated with Growth Trajectories between 1 and 9 Years of Age», Kim V. E. Braun, *et al., The Journal of Nutrition*, 12 de octubre de 2016;doi:10,3945/jn,116,237164.

27. «A longitudinal study of the growth of matched pairs of vegetarian and omnivorous children, aged 7-11 years, in the north-west of England», Nathan, I., Hackett, A. F., Kirby, S., Eur, J., *Clin Nutr,* enero de 1997;51(1):20-5.

28. «Sign of impaired cognitive function in adolescents with marginal cobalamin status», Louwman, M. W., van Dusseldorp, M., van de Vijver, F. J., *et al., Am J Clin Nutr*, 2000; 72:762.

29. «Nutritional Considerations for Vegetarian Athletes», Susan I. Barr, *et al., Nutrition*, 2004;20:696-703.

30. «Dietary protein is associated with musculoskeletal health independently of dietary pattern: the Framingham Third Generation Study 1, 2», Kelsey M. Mangano, *et al., Am J Clin Nutr*, 2017, vol. doi: 10, 3945/ ajcn, 116, 136762.

31. «Relation between consumption of sugar-sweetened drinks and childhood obesity: a prospective, observational analysis», David S. Ludwig, Karen E. Peterson, Steven L. Gortmaker, *Lancet*, 2001; 357: 505-08.

32. «Childhood obesity: public-health crisis, common sense cure», Cara B. Ebbeling, Dorota B. Pawlak, David S. Ludwig, *Lancet*, 2002, 360: 473-82.

33. «Sugar-sweetened beverages and BMI in children and adolescents: reanalyses of a meta-analysis», Malik, V. S., Willett, W. C., Hu, F. B., *Am J Clin Nutr*, 2009; 89(1):438-9. author reply 9-40. [PubMed: 19056589].

34. «Sugar-Sweetened Beverage, Obesity, and Type 2 Diabetes in Children and Adolescents: Policies, Taxation, and Pro-

grams», E. J. Simoes, Yilin Yoshida, y Eduardo J., *Curr Diab Rep*, 2018; 18(6): 31, doi:10,1007/s11892018-1004-6.

35. «Dietary sugars intake and cardiovascular health: a scientific statement from the American Heart Association», Johnson, R. K., Appel, L. J., Brands, M., Howard, B. V., Lefevre, M., Lustig, R. H., *Circulation*, 2009; 120(11):1011-20.

36. «Dietary Sources of Energy, Solid Fats, and Added Sugars Among Children and Adolescents in the United States», Reedy, Jill, *J Am Diet Assoc*, octubre de 2010; 110(10): 1477-1484, doi:10,1016/j.jada.2010.07.010.

37. «Sugar-Sweetened Beverages and Weight Gain in Children and Adults: A Systematic Review from 2013 to 2015 and a Comparison with Previous Studies», Luger, M., Lafontan, M., Bes-Rastrollo, M., Winzer, E., Yumuk, V., Farpour-Lambert, N., *Obes Facts*, 2017; 10:674-693.

38. «Sugar-sweetened beverages and risk of metabolic syndrome and type 2 diabetes A Meta-Analysis», Malik, V. S., Popkin, B. M., Bray, G. A., Després, J. P., Willett, W. C., Hu, F. B., *Diabetes Care*, noviembre de 2010; 33(11): 2477-2483.

39. «Sucrose-sweetened beverages increase fat storage in the liver, muscle, and visceral fat depot: a 6-mo randomized intervention study», Maersk, M., Belza, A., Stødkilde-Jørgensen, H., *J Clin Nutr*, 2012; 95:283-289.

40. «Serum uric acid concentrations and fructose consumption are independently associated with NASH in children and adolescents», Antonella Mosca, Valerio Nobili, Rita De Vito, Annalisa Crudele, Eleonora Scorletti, Alberto Villani, Anna Alisi, y Christopher D. Byrne, *Journal of Hepatology*, vol. 66, n.º 5 (mayo de 2017).

41. «Long-term association between dairy consumption and risk of childhood obesity: a systematic review and meta-analysis of prospective cohort studies», L. Lu, P. Xun, *et al.*, *European Journal of Clinical Nutrition* (2016), 1-10.

42. «Obesity, Eurekalert Diary Consumption Children. [Online] <https://www.eurekalert.org/pub_releases/2018-05/eaft-mad052318.php.

43. children, AHA diary consumption. [Online] <https://www.heart.org/en/healthy-living/healthy-eating/eat-smart/nutrition-basics/dietary-recommendations-for-healthy-children>.

44. WHO, World Health Organization. [Online] <https://www.who.int/mediacentre/news/releases/2015/sugar-guideline/en/>

45. FDA, Food and Drug Administration. [Online] <https://www.fda.gov/food/food-labeling-nutrition/changes-nutrition-facts-label>

46. «Ancient wheat species and human health: Biochemical and clinical implications», Monica Dinua, Anne Whittakerc, Giuditta Pagliaia, Stefano Benedettellic, Francesco Sofia, *Journal of Nutritional Biochemistry* (2018) 52, 1-9.

47. «Ancient Wheat Diet Delays Diabetes Development», Anne Cathrine Thorup, Søren Gregersen, y Per Bendix Jeppesen, *The Review of Diabetic Studies*, vol. 11, No 3-4 2014/15.

48. «Dietary Fats and Cardiovascular Disease-A Presidential Advisory From the American Heart Association», Frank M. Sacks, *et al.*, *Circulation*, 2017; 136:e1-e23, DOI: 10, 1161/CIR,0000000000000510.

49. «Dietary fat and cholesterol and risk of cardiovascular disease in older adults: The Health ABC study», D. K. Houston, *et al.*, *Nutrition, Metabolism & Cardiovascular Diseases* (2011) 21, 430e437.

50. «Dietary linoleic acid and risk of coronary heart disease: a systematic review and meta-analysis of prospective cohort studies», Farvid, M. S., Ding, M., Pan, A., Sun, Q., Chiuve, S. E., Steffen, L. M., *et al.*, *Circulation*, 2014; 130:1568±78. <https://

doi.org/10.1161/CIRCULATIONAHA.114.010236>PMID: 25161045.

51. «Reduction in saturated fat intake for cardiovascular disease», Hooper, L., Martin, N., Abdelhamid, A., Davey Smith, G., *The Cochrane Database Syst Rev*, 2015.

52. «Atherosclerosis of the aorta and coronary arteries and cardiovascular risk factors in persons aged 6 to 30 years and studied at necropsy (The Bogalusa Heart Study)», Berenson, G. S., Wattigney, W. A., Tracy, R. E., Newman, W. P. 3rd, Srinivasan, S. R., Webber, L. S., *et al.*, *The American Journal of Cardiology*, 1992; 70(9):851±8. Epub 1992/10/11. PMID: 1529936.

53. «Prevalence and extent of atherosclerosis in adolescents and young adults: implications for prevention from the Pathobiological Determinants of Atherosclerosis in Youth Study», Strong, J. P., Malcom, G. T., McMahan, C. A., Tracy, R. E., Newman, W. P. III, Herderick, E. E., *et al.*, *JAMA*, 1999; 281(8):727±35, PMID: 10052443.

54. «Utility of childhood non-Dhigh-density lipoprotein cholesterol levels in predicting adult dyslipidemia and other cardiovascular risks: The Bogalusa Heart study», Srinivasan, S. R., Frontini, M. G., Xu, J., Berenson, G. S., *Pediatrics,* 2006; 118(1):201±6, <https://doi.org/10.1542/peds.2005-1856> PMID: 16818566.

55. «Prediction of clinical cardiovascular events with carotid intima-media thickness: a systematic review and meta-analysis», Lorenz, M. W., Markus, H. S., Bots, M. L., Rosvall, M., Sitzer. M., *Circulation*, 2007; 115(4):459 67. Epub 2007/01/24. <https://doi.org/10.1161/CIRCULATIONAHA.106.628875> PMID: 17242284.

56. «Nutrient intake: relationships with lipids and lipoproteins in 6-19-year-old children the Princeton School District study», Morrison, J. A., Larsen, R., Glatfelter, L., Boggs, D.,

Burton, K., Smith, C., *et al., Metabolism Clinical and Experimental*, 1980; 29(2):133±40. Epub 1980/02/01. PMID: 7354721.

57. «Health effects of saturated and trans-fatty acid intake in children and adolescents: Systematic review and meta-analysis», Lisa Te Morenga, Jason M. Montez, *PLoS ONE*, 2017 12(11): e0186672.

58. «Omega 3 fatty acids for the primary and secondary prevention of cardiovascular disease», Abdelhamid, A. S., Brown, T. J., Brainard, J. S., *et al., Cochrane Database of Systematic Reviews*, 2018, n.° 7. Art. No.: CD003177.

59. «Effects of total fat intake on bodyweight in children (Review)», Naude, C. E., Visser, M. E., Nguyen, K. A., Durao, S., Schoonees, A., *Cochrane Database of Systematic Reviews*, 2018, n.° 2. Art. No.: CD012960.

60. «Prospective study of the association of changes in dietary intake, physical activity, alcohol consumption, and smoking with 9-y gain in waist circumference among 16 587 US men», P. Koh-Banerjee, N. F. Chu, D. Spiegelman, Am J. Clin, *Nutr*, 2003.

61. «Diet and risk of Type II diabetes: the role of types of fat and carbohydrate», F. B. Hu, R. M. van Dam, S. Liu, *Diabetologia*, 2001.

62. «Apolipoprotein A-IV binds IIbβ3 integrin and inhibits thrombosis», Xiaohong Ruby Xu, Yiming Wang, Heyu Ni, *Nature Communications*, vol. 9, artículo n.°: 3608 (2018).

63. «Intersalt: an international study of electrolyte excretion and blood pressure Results for 24 hour urinary sodium and potassium excretion», Intersalt Cooperative Research Group, *Br Med J*, 1988;297:319e28.

64. «Salt intake, stroke, and cardiovascular disease: meta-analysis of prospective studies», Strazzullo, P., D'Elia, L., Kandala, N. B., Cappuccio, F. P., *BMJ*, 2009; 339:b4567.

65. «Importance of salt in determining blood pressure in children: meta-analysis of controlled trials», He, F. J., Mac Gregor, G. A., *Hypertension*, 2006; 48:861e9.

66. «A randomized trial of sodium intake and blood pressure in newborn infants», Hofman, A., Hazelbrock, A., Valkenburg, H. A., *J Am Med Assoc*, 1983; 250:370e3.

67. «Long-term effects of neonatal sodium restriction on blood pressure», Geleijnse, J. M., Hofman, A., Witteman, J. C. M., Hazebroek, A. A. J. M., Valkenburg, H. A., Grobbee, D. E., *Hypertension*, 1997;29:913e7.

68. «What has made the population of Japan healthy?», Nayu Ikeda, Eiko Saito, Naoki Kondo, *et al., Lancet*, 2011; 378: 1094-105.

69. «Quality of diet and mortality among Japanese men and women: Japan Public Health Center based prospective study», Kayo Kurotani, Shamima Akter, Ikuko Kashino, *et al., BMJ, 2016; 352:i1209.*

70. *Idem.*

71. Naomi Moriyama, William Doyle, *Secrets of the World's Healthiest Children: Why Japanese children have the longest, healthiest lives – and how yours can too,* Londres, Little, Book Group, 2015

72. «Quality of Diet and mortality... art. cit., doi: <https://doi.org/10.1136/bmj.>i1209 (2016). BMJ 2016; 352:i1209.

73. «Identification of a geographic area characterized by extreme longevity in the Sardinia island: the AKEA study», Poulain, M., Pes, G. M., Grasland, C., Carru, C., Ferrucci, L., *et al., Exp Gerontol* (2004) 39: 1423-1429.

74. ISTISAN, *Okkio alla SALUTE: sistema di sorveglianza su alimentazione e attività fisica nei bambini della scuola primaria, Risultati, Rapporti.*

75. «The Eating Habits of School Children from the Lon-

gevity Blue Zone of Sardinia: a Positive Model», Pes, G. M., Tolu, F., Poulain, M., Canelada, A., Errigo, A., y Dore, M.P., *Nutr Food Sci*, 2015, 5:5.

Capítulo 10. El binomio para vivir mucho tiempo y con salud: alimentación correcta y actividad física

1. *Carta Europea del Deporte*. CDDS Comité para el Desarrollo del Deporte, 7.ª Conferencia de Ministros Europeos responsables del deporte. Rodas, 1992.

2. Ministero della Salute. [Online] <http://www.salute.gov.it/portale/home.html>.

3. «The effect of physical activity on mortality and cardiovascular disease in 130 000 people from 17 high-income, middle-income, and low-income countries: the PURE study», Scott A. Lehar, *et al.*, *The Lancet*, 16 de diciembre de 2017, vol. 390, n.° 10113, P2643-2654, .

4. [Online] <https://www.cdc.gov/healthyschools/physicalactivity/facts.htm>.

5. «Improvement of obesity-linked skeletal muscle insulin resistance by strength and endurance training», Di Meo, S., Iossa, S., Venditti, P., *Journal of Endocrinology*, 3 de septiembre de 2017, vol. 234, pp. R159-R181.

6. «Exercise for obese youth: refocusing attention from weight loss to health gains», Shaibi, G. Q., Ryder, J. R., Kim, J. Y., Barraza, E., *Exercise and Sport Sciences Reviews*, enero de 2015, vol. 43, pp. 41-47.

7. «The Benefits of physical activity in childhood», Harsha, David W., *The American Journal of the Medical Sciences*, vol. 310, S109 S113. .

8. Heijnen, S., *et. al.*, *Frontiers in Psychology*, 2015.

9. «Physical activity in childhood may be the key to optimizing lifespan skeletal health», Gunter, K. B., Almstedt, H. C., Janz, K. F., *Exerc Sport Sci Rev*, 2012;40(1):13-21.

10. «An exercise-induced messenger boosts memory in Alzheimer's disease», Gan Li, y Chen Xu, *Nature Medicine* | vol. 25 | enero de 2019 | 20-23 |.

11. «Involvement in sports, hippocampal volume, and depressive symptoms in children», Lisa S. Gorham, Terry Jernigan, Jim Hudziak, Deanna M. Barch, *Biological Psychiatry*, 2019.

12. World Health Organization, *Who 2010 — Global recommendations on physical activity for health*. [Online] <https://www.who.int/dietphysicalactivity/factsheet_recommendations/en/>.

13. «Influence of a School-based physical activity intervention on cortical bone mass distribution: a 7-year intervention study», Jesper Fritz, Rachel L. Duckham, Timo Rantalainen, Bjorn E. Rosengren, Magnus K. Karlsson, Robin M. Daly, *Calcifide Tissue International*, 12 de julio de 2016, 5, vol. 99, pp. 443-453.

14. World Health Organization, *Guidelines on physical activity, sedentary behaviour and sleep for children under 5 years of age*, 2019.

15. «Diet or exercise, or both, for preventing excessive weight gain in pregnancy», Benja Muktabhant, Theresa A. Lawrie, Pisake Lumbiganon, Malinee Laopaiboon, *Cochrane Database Syst Rev*, 15 de enero de 2015, vol. 6.

16. «A systematic review and meta-analysis of dropout rates in youth soccer», Nina Elise Møllerløkken, HåvardLorås, Arve-Vorland Pedersen, 1 de diciembre de 2015.

17. «Sports Dietitians Australia position statement: sports nutrition for the adolescent athlete», Desbrow, B., McCormack

J., Burke, L. M., Cox, G. R., Fallon, K., Hislop, M., Logan, R., Marino, N., Sawyer, S. M., Shaw, G., Star, A., Vidgen, H., Leveritt, M., *International Journal of Sport Nutrition and Exercise Metabolism*, 5 de octubre de 2014, vol. 24, pp. 570-84.

18. Meleleo, Domenico (ed.), *Nutrizione per lo sport in età evolutiva,* Castello D'Argile (BO), Nonsolofitness Editore, 2015.

19. Meleleo, Domenico (ed.), *Attività fisica: fisiologia, adattamenti all'esercizio, prevenzione, sport-terapia e nutrizione,* Milán, Poletto Editore. 2019.

Capítulo 11. La alimentación en la prevención y terapia de la obesidad, y diabetes en los niños y adolescentes

1. «Fasting-Mimicking Diet promotes Ngn3-Driven β-cell regeneration to reverse diabetes», Chia-Wei Cheng, Valentina Villani, Roberta Buono, Min Wei, Sanjeeve Kumar, Omer H. Yilmaz, Pinchas Cohen, Julie B. Sneddon, Laura Perin, Valter D. Longo, *Cell*, 23 de febrero de 2017, 5, vol. 168, pp. 775-788.

2. «Metabolic slowing and reduced oxidative damage with sustained calorie restriction supports the rate of living and oxidative damage theories of aging», Leanne M. Redman, Steven R. Smith, Jeffrey H. Burton, Corby K. Martin, Dora Il'yasova, Eric Ravussin. *Cell Metabolism*, 3 de abril de 2018, pp. 805-815.

3. *«Carbohydrates — the good, the bad and the wholegrain»,* Brand-Miller, J., McMillan-Price, J., Steinbeck, K., Caterson I., *Asia Pac J Clin Nutr*, 2008.

4. «Fasting-Mimicking Diet promotes Ngn3-Driven p-Cell regeneration to reverse diabetes», Cheng, C. W., Villani, V., Buono, R., Wei, M., Kumar, S., Yilmaz, O. H., Cohen, Sneddon,

J. B., Perin, L., Longo, V. D., *Cell*, 23 de febrero de 2017, 5, vol. 168, pp. 775-788.

5. Diabetes and Obesity. [Online] <https://www.diabetes. co.uk/news/2017/apr/obese-children-four-times-more-likely-to-develop-type-2-diabetes-98663587.html>.

6. «Longitudinal multicenter analysis on the course of glucose metabolism in obese children», Korner, A., Wiegand, S., Hungele, A., *et al., Int J Obes*, 2013 (Lond); 37:931-6.

Capítulo 12. Microbiota y enfermedades intestinales y autoinmunes

1. «Diet rapidly and reproducibly alters the human gut microbiome», Lawrence A. David, Corinne F. Maurice, Rachel N. Carmody, *et al., Nature,* 2014, vol. 505 doi: 10.1038/nature12820.

2. «Circulating trimethylamine N-oxide and the risk of cardiovascular diseases: a systematic review and meta-analysis of 11 prospective cohort studies», Qi, J., You, T., Li, J., *et al., J Cell Mol Med*, 2017; 22 (1):185-194. doi:10.1111/jcmm.13307.

3. «Trimethylamine N-oxide, a gut microbiota-dependent metabolite of choline, is positively associated with the risk of primary liver cancer: a case-control study», Liu Z. Y., Tan X. Y., Li Q. J., *et al., Nutr Metab*, 2018 (Lond);15:81. Publicado el 20 de noviembre de 2018. doi: 10.1186.

4. «Impact of diet in shaping gut microbiota revealed by a comparative study in children from Europe and rural Africa», Carlotta De Filippo, Duccio Cavalieri, Monica Di Paola, *PNAS*, | 17 de agosto de 2010 | vol. 107 | no. 33 | 14691-14696.

5. «Dietary emulsifiers impact the mouse gut microbiota promoting colitis and metabolic syndrome», Chassaing, B., Ko-

ren O., Goodrich, J. K., Poole, A. C., Srinivasan, S., Ley, R. E., Gewirtz, A. T., *Nature*, 5 de marzo de 2015;519(7541):92-6.

6. «Assessing the Influence of Vegan, Vegetarian and Omnivore Oriented Westernized Dietary Styles on Human Gut Microbiota: A Cross Sectional Study», Losasso, C., Eckert, E. M., Mastrorilli, E., *et al.*, *Front Microbiol*, 2018; 9:317. Published 2018 Mar 5. doi: 10.3389/fmic.

7. «Personalized nutrition by prediction of glycemic responses», David Zeevi *et. al.*, *Cell*, 2015.

8. «The effects of antibiotics on the microbiome throughout development and alternative approaches for therapeutic modulation», Amy Langdon, Nathan Crook, y Gautam Dantas, *Genome Medicine*, 20168:39.

9. «Short-term effect of antibiotics on human gut microbiota», Suchita Panda, Ismail El khader, Francesc Casellas, Josefa López Vivancos, Montserrat García Cors, Alba Santiago, Silvia Cuenca, Francisco Guarner, Chaysavanh Manichanh, *PLoS One*, 2014.

10. «Association of antibiotics in infancy with early childhood obesity», L. Charles Baile, *et al.*, *JAMA Pediatrics*, noviembre de 2014.

11. «Antibiotics, obesity and the link to microbes what are we doing to our children?», Turta, Olii, *BMC Medicine*, 201614:57.

12. «Antibiotic use in childhood alters the gut microbiota and predisposes to overweight», Katri Korpela, y Willem M. de Vos, *Microbial Cell*, 2016, vol. 3, No. 7, pp. 296-298.

13. «The world incidence and prevalence of autoimmune diseases is increasing», Aaron Lerner, Patricia Jeremias, Torsten Matthias, *International Journal of Celiac Disease*, 2015, vol. 3, No. 4, pp. 151-155.

14. «Current global trends in the incidence of pediatric-onset inflammatory bowel disease», Sýkora, J., Pomahacová, R.,

Kreslová, M., Cvalínová, D., Štych, P., Schwarz, J., World, J., *Gastroenterol*, 2018; 24(25):2741-2763.

15. «The role of the gut microbiome in systemic inflammatory disease», Jose C. Clemente, *et al.*, *BMJ*, 2018; 360:j5145.

16. «The 'hygiene hypothesis' for autoimmune and allergic diseases: an update», Okada, H., Kuhn, C., Feillet, H., Bach, J. F., *Clin Exp Immunol*, 2010; 160(1):1-9.

17. «Nutritional therapy in inflammatory bowel disease», Chen Sarbagili-Shabat, *et al.*, *Curr Opin Gastroenterol*, 2015, 31:303-308.

18. «Long-term intake of dietary fat and risk of ulcerative colitis and Crohn's disease», Ananthakrishnan, A. N., Khalili, H., Konijeti, G. G., *et al.*, *Gut*, 2013; 63(5):776-84.

19. «Animal protein intake and risk of inflammatory bowel disease: The E3N prospective study», Jantchou, P., Morois, S., Clavel-Chapelon, F., Boutron-Ruault, M. C., Carbonnel, F., *Am J. Gastroenterol*, octubre de 2010; 105(10):2195-201.

20. «Dietary arachidonic and oleic acid intake in ulcerative colitis etiology: a prospective cohort study using 7-day food diaries», de Silva, P. S., Luben, R., Shrestha, S. S., Khaw, K. T., Hart, A. R., *Eur J Gastroenterol Hepatol*, enero de 2014;26(1):11-8.

21. «ESPEN guideline: Clinical nutrition in inflammatory bowel disease», Alastair Forbes, *et al.*, *Clinical Nutrition*, (2017) 36, 321e347.

22. «Lifestyle-related disease in Crohn's disease: relapse prevention by a semi-vegetarian diet», Chiba, M., Abe, T., Tsuda, H., Sugawara, T., Tsuda, S., *et al.*, *World J Gastroenterol*, 2010; 16: 2484-2495.

23. «Fasting-Mimicking Diet modulates microbiota and promotes intestinal regeneration to reduce inflammatory bowel disease pathology», Priya Rangan, Inyoung Choi, Min Wei, *et al.*, *Cell Reports*, 26, 2704-2719.

24. «New-found link between microbiota and obesity», Chakraborti, C. K., *World J Gastrointest Pathophysiol*, 2015; 6(4):110-9.

25. «Sex differences in major depression and comorbidity of cardiometabolic disorders: impact of prenatal stress and immune exposures», Goldstein, Jill M., *Neuropsychopharmacology* (2018) 0:1-12; <https://doi.org/10.1038/s41386-018-0146-1>.

Apéndice A. Evaluación del estado nutricional

1. *WHO STEPS surveillance manual: the WHO STEPwise approach to chronic disease risk factor surveillance. Organization, World Health, Ginebra: s.n., 2005.*

2. *CDC. (NHANES) Anthropometry Procedures Manual. 2007.*

3. World Health Organization. *Growth reference 5-19 years.* [Online] <https://www.who.int/growthref/who2007_bmi_for_age/en/>

4. *«Relation of circumferences and skinfold thicknesses to lipid and insulin concentrations in children and adolescents: the Bogalusa Heart Study», Berenson, David S., Freedman, Mary, K., Serdula, Sathanur R., Srinivasan, Gerald S., The American Journal of Clinical Nutrition,* 2 de febrero de 1999, vol. 69, pp. 308-317.

5. *«Waist-to-height ratio, a useful index to identify high metabolic risk in overweight children», Diabetology, Claudio Maffeis MDa, Claudia Banzato, MD, Giorgio Talamini, MD. Obesity Study Group of the Italian Society of Pediatric Endocrinology, The Journal of Pediatrics, 2 de febrero de 2008, vol. 152, pp. 207-213.*

6. *«Waist circumference to height ratio in children and adolescents»,* Sudhir Ken Mehta. *Clinical Pediatrics,* 2015, 7, vol. 54, pp. 652-658.

Apéndice B. Indicaciones nutricionales

1. Catassi, Carlo, *Manuale SIGENP di nutrizione pediatrica*, Roma, Il Pensiero Scientifico, 2016.

2. «A Systematic review of the association of skipping breakfast with weight and cardiometabolic risk factors in children and adolescents. What should we better investigate in the future?», Monzani, A., *et al.*, *Nutrients*, 13 de febrero de 2019;11(2).

3. «Effect of breakfast on weight and energy intake: systematic review and meta-analysis of randomised controlled trials», Katherine Sievert, *et al.*, *BMJ*, 2019; 364:142.

4. Fabio Franchini, Carlo Calzolari, Sara Ciacci, *Nutrizione pediatrica*, Roma, Piccin-Nuova Libraria, 2005.

5. «Skipping breakfast and risk of mortality from cancer, circulatory diseases and all causes: findings from the japan collaborative cohort study», Yokoyama, Y., Onishi, K., Hosoda, T., Amano, H., Otani, S., Kurozawa, Y., Tamakoshi, A., *Yonago Acta Medicine*, marzo de 2016, 59, pp. 55-60.

6. «Associations between questionnaires on lifestyle and atherosclerotic cardiovascular disease in a Japanese general population: A cross-sectional study», Hayato Tada, Masa-aki Kawashiri, Kenji Yasuda, Masakazu Yamagishi, *PLoS One*, 2018, 11, vol. 13.

7. World Health Organization, Food and Agriculture Organization of the United Nations, *Carbohydrates in human nutrition Report of a Joint FAO/WHO Expert Consultation.* [Online] <https://www.who.int/nutrition/publications/nutrientrequirements/9251041148/en/>.

8. «Dietary fiber, glycemic load, and risk of non-insulin-dependent diabetes mellitus in women», Salmerón, J., Manson, J. E., Stampfer, M. J., Colditz, G. A., Wing, A. L., Willett, W. C., *JAMA*, 12 de febrero de 1997, 6, vol. 277, pp. 472-477.

9. *Idem.*

10. «A prospective study of dietary glycemic load, carbohydrate intake, and risk of coronary heart disease in US women», Liu, S., Willett, W. C., Stampfer, M. J., Hu, F. B., Franz, M., Sampson, L., Hennekens, C. H., Manson, J. E., *American Journal of Clinical Nutrition*, 6 de junio de 2000, vol. 71, pp. 1455-1461.

11. «High glycemic index foods, overeating, and obesity». Ludwig, D. S., Majzoub, J. A., Al-Zahrani, A., Dallal, G. E., Bianco, I., Roberts, S. B., *Pediatrics*, 3 de marzo de 1999, vol. 103.

12. «Dietary glycemic load and colorectal cancer risk», Franceschi, S., Dal Maso, L., Augustin, L., Negri, E., Parpinel, M., Boyle, P., Jenkins, D. J., La Vecchia, C., *Annals of Oncology*, 2 de febrero de 2001, vol. 12, pp. 173-178.

13. «International Tables of Glycemic Index and Glycemic Load Values: 2008», Fiona S. Atkinson, Kaye Foster-Powell, y Jennie C. Brand-Miller, *Diabetes Care*, 12 de diciembre de 2008, vol. 31, pp. 2281-2283.

14. «International table of glycemic index and glycemic load values: 2002», Brand-Miller, Kaye Foster-Powell Susanna H. A. Holt, Janette C., *The American Journal of Clinical Nutrition*, 1 de julio de 2002, vol. 76, pp. 5-56.

15. Mondohonline, *Indice e carico glicemico degli alimenti.* [Online] <http://mondohonline.com/wpApage_idM2675>.

16. Società Italiana di Diabetologia. [Online] <http://www.siditalia.it/divulgazione/alimentazione-e-diabete>.